Unfälle durch Blitzschlag

Fred Zack

Unfälle durch Blitzschlag

Medizinische Aspekte

2. Auflage

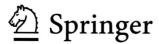 Springer

Fred Zack
Institut für Rechtsmedizin
Universität Rostock
Rostock, Deutschland

ISBN 978-3-662-68864-9   ISBN 978-3-662-68865-6   (eBook)
https://doi.org/10.1007/978-3-662-68865-6

Die Deutsche Nationalbibliothek verzeichnet diese Publikation in der Deutschen Nationalbibliografie; detaillierte bibliografische Daten sind im Internet über https://portal.dnb.de abrufbar.

Planung/Lektorat: Dr. Anna Krätz
Springer ist ein Imprint der eingetragenen Gesellschaft Springer-Verlag GmbH, DE und ist ein Teil von Springer Nature.
Die Anschrift der Gesellschaft ist: Heidelberger Platz 3, 14197 Berlin, Germany

Wenn Sie dieses Produkt entsorgen, geben Sie das Papier bitte zum Recycling.

Für meine Frau Sabine, meine Tochter Tabea und meine Enkelkinder Elmar und Marla

Geleitwort

Unfälle durch Blitzschläge sind häufiger als allgemein angenommen und doch ein seit Jahren nicht hinreichend beachtetes Thema. Das überaus sachkundige, sprachlich präzise und gut gegliederte Buch des Rechtsmediziners Fred Zack vereint medizinisches Wissen vor dem Hintergrund meteorologischer und elektrotechnischer Fakten sowie rechtlicher Aspekte.

Ein Rückblick mit kompetent ausgewählten Zitaten aus der Literatur zur Erforschung von Blitzunfällen wird ergänzt durch die Darlegung notfallmedizinischer Maßnahmen und der klinischen Diagnostik bei Blitzschlagopfern im Überlebensfall. Das weite Spektrum gesundheitlicher Blitzschlagfolgeschäden wird eindrucksvoll erläutert unter Heranziehung von Beispielen. Hinzu kommt die postmortale Befunderhebung von der Leichenschau bis zu Obduktionsbefunden, deren Kenntnis von Rechtsmedizinern und Pathologen erwartet werden darf, die aber auch für andere medizinische Disziplinen wichtiges Hintergrundwissen bedeutet. Abgerundet werden die Ausführungen durch ein jeweils kapitelbezogenes Literaturverzeichnis, Abbildungen und Tabellen.

Damit wird allen Leserinnen und Lesern – nach Jahrzehnten erstmals wieder – ein neues, aktuelles, faktenreiches Buch geboten, mit dem mehr als eine Wissenslücke geschlossen wird. Ein Werk, unverzichtbar für die fachliche Begutachtung durch technische und medizinische Sachverständige, ein Werk, dem über engere Fachkreise hinaus weitere Verbreitung zu wünschen ist.

Gießen   Reinhard Dettmeyer
im Sommer 2023

Vorwort

Seit Jahrzehnten ist die Anzahl der Unfälle durch Blitzschlag mit Todesfolge für Menschen, die in Deutschland oder anderen Industrienationen leben, rückläufig.

Warum dann ein Buch über Unfälle durch Blitzschlag aus humanmedizinischer Sicht?

- Weil der festgestellte Rückgang der Anzahl an letalen Blitzunfällen noch nichts über die Anzahl von überlebenden Opfern aussagt, die sowohl frühe als auch späte gesundheitliche Folgen eines Blitzschlags entwickeln können.
- Weil das letzte Fachbuch über dieses Thema in Deutschland vor mehr als 60 Jahren und nur aus der Sicht der Fachrichtungen Neurologie und Psychiatrie erschienen ist.
- Weil von zahlreichen Opfern eines Unfalles durch Blitzschlag, die beispielsweise in der in den USA gegründeten internationalen Gesellschaft „Lightning Strike & Electric Shock Survivors International" (LS&ESSI, Inc.) organisiert sind, fehlendes ärztliches Fachwissen bei der Diagnostik und Therapie, insbesondere von Spätschäden, beklagt wird.
- Weil das Fachwissen selbst unter erfahrenen Rechtsmedizinern, die in ihrem Berufsleben von allen Ärzten wahrscheinlich am ehesten mit dieser Thematik in Berührung kommen, offensichtlich lückenhaft ist.
- Weil durch die zahlreichen überlebenden und getöteten Opfer durch Blitzschlag in den Entwicklungsländern der Erde das Thema nach wie vor – auch unter Berücksichtigung der weltweiten Mobilität und der internationalen Aktivitäten ärztlicher Hilfsorganisationen – aktuell ist.

Als ich meinen ersten letalen Blitzunfall auf der 75. Jahrestagung der Deutschen Gesellschaft für Rechtsmedizin 1996 in Zürich vorstellte – es war ein 27-jähriger Mann, der 5 Tage nach dem Unfall verstarb und eine akute blitztraumatische Myokardnekrose aufwies –, fragte mich ein erfahrener Oberarzt, wie denn die Koronararterien des Mannes ausgesehen hätten. „Ohne pathologischen Befund", antwortete ich. „Das glaube ich Ihnen nicht", erwiderte er. Mein Kollege hatte noch nie davon gehört, dass unmittelbar nach einem Blitzunfall, unabhängig vom Koronarstatus, myokardinfarktähnliche Befunde folgen können.

In meinem weiteren Berufsleben blieb das nicht der einzige Fall, in dem erfahrene Rechtsmediziner in persönlichen Gesprächen Lücken in ihrem Fachwissen in Bezug auf Unfälle durch Blitzschlag offenbarten.

Aus den genannten Gründen entstand das vorliegende Fachbuch über Blitzschlagverletzungen, das zahlreiche Aspekte dieser außergewöhnlichen Unfallart aus interdisziplinärer humanmedizinischer Sicht beinhaltet.

Rostock   Fred Zack
im Sommer 2023

Danksagungen

Mein Dank gilt:

Andreas Büttner für seine unermüdliche Unterstützung meiner gesamten wissenschaftlichen Tätigkeit nicht nur auf dem Gebiet der Blitzforschung,

Ryan Blumenthal, Michael Rock und Reinhard Dettmeyer für ihre fachspezifische Unterstützung bei der Klärung spezieller Fragen,

Charlotte Börngen für ihre kreativen Anregungen und Unterstützung bei der Erstellung zahlreicher Abbildungen,

Larissa Bremer für ihre Beteiligung bei der Auswertung von Unfällen durch Blitzschlag,

Sabine Gadewoll für ihre Unterstützung bei der Auswertung statistischer Erhebungen,

Anna Kraetz und Meenakshi Rajenthiran vom Springer Nature Verlag für ihre Geduld und Mühe im Rahmen der Entwicklung und Fertigstellung des Buches und

„last, but not least" danke ich meiner Familie, insbesondere Sabine, Tabea, Tobias, Elmar und Marla, die mit Geduld und großem Verständnis meine Abwesenheit ertragen haben.

Rostock   Fred Zack
im Sommer 2023

Gendererklärung

Aus Gründen der besseren Lesbarkeit wurde bei Personenbezeichnungen und personenbe-
zogenen Hauptwörtern im Buch die männliche Form verwendet. Entsprechende Begriffe
gelten im Sinne der Gleichbehandlung grundsätzlich für alle Geschlechter. Die verkürzte
Sprachform beinhaltet keine Wertung.

Inhaltsverzeichnis

Abkürzungsverzeichnis

ABB	Ausschuss für Blitzschutz und Blitzforschung
AV-Block	Atrioventrikulärer Block
AWMF	Arbeitsgemeinschaft der Wissenschaftlichen Medizinischen Fachgesellschaften e. V.
CAB	Chromotrop-Anilinblau-Färbung
CK	Kreatinkinase
CK-MM	Kreatinkinase – Isoenzym Skelettmuskulatur
CK-MB	Kreatinkinase – Isoenzym Herzmuskulatur
CRPS	Complex Region Pain Syndrome, dt. komplexes regionales Schmerzsyndrom
CT	Computertomogramm
EEG	Elektroenzephalogramm
EKG	Elektrokardiogramm
EMG	Elektromyografie
ENG	Elektroneurografie
GOT	Glutamat-Oxalacetat-Transaminase
HE	Hämatoxylin-Eosin-Färbung
HNO	Hals-Nasen-Ohren
ICD	International Statistical Classification of Diseases and Related Health Problems, dt. internationale Klassifikation der Krankheiten
MRT	Magnetresonanztomogramm
PKW	Personenkraftwagen
QST	Quantitative Sensorische Testung
ROSC	Return of Spontaneous Circulation, dt. Wiederherstellung eines Spontankreislaufs
SSR	Sympathetic Skin Response, dt. sympathische Hautreaktion
USA	United States of America
UV	Ultraviolett
VDE	Verband der Elekrotechnik Elektronik Informationstechnik e. V.

Abbildungsverzeichnis

Tabellenverzeichnis

Auf unserem Planeten gibt es zu jeder Zeit etwa 2000 Gewitter. Aufgrund von Boden- und Satellitenmessungen wurde geschätzt, dass jede Sekunde zwischen 30 und 100 Blitze auf der Erde auftreten. Im Laufe eines Tages gibt es auf der Erdkugel bis zu 9 Mio. Blitze (Uman 2008). Dabei ist die geografische Verteilung der Blitze nicht homogen. Die Häufigkeit von Gewittern nimmt vom Äquator bis zu den Polregionen kontinuierlich ab (Heidler und Stimper 2009).

Auf der Erde entstehen die meisten Blitze über dem Land, da die Erwärmung des Landes durch die Sonne die häufigste Quelle der aufsteigenden erwärmten feuchten Luft ist, die benötigt wird, um entgegengesetzte Ladungen innerhalb einer Wolke hervorzurufen. Im Allgemeinen gilt: Je heißer und feuchter die lokale Atmosphäre ist, desto mehr Gewitter und Blitze kommen vor (s. Kap. 3).

In Teilen des tropischen Afrikas und Indonesiens treten an manchen Orten mehr als 200 Gewittertage im Jahr auf. An den Küsten von Oregon und Washington in den Vereinigten Staaten von Amerika (USA) gibt es praktisch keine Blitze, da der Pazifische Ozean die Luft kühl hält und die Aufwärtsbewegung der Luft unterdrückt. Dagegen haben die zentralen und südwestlichen Teile von Florida, die in den meisten Jahren die höchste Anzahl von Blitzen pro Quadratkilometer in den USA aufweisen, an etwa 90 Tagen pro Jahr Gewitter.

Für die Bundesrepublik Deutschland gibt es keine verfügbaren statistischen Häufigkeiten von Blitzeinschlägen pro Quadratkilometer Fläche und Zeiteinheit. In einer Statistik für das Jahr 2016, bezogen auf die gesamte Fläche der Bundesländer, traten mit 131 die meisten Gewittertage in Bayern auf, gefolgt von Baden-Württemberg mit 123 Tagen (UBIMET 2017).

Blitzschläge können Menschen und ihrem Lebensraum auf vielfältige Art und Weise Schaden zufügen. So können die Blitze eines Gewitters die Gesundheit von Personen schädigen oder ihren Tod verursachen. Bei den primären Energieübertragungsmechanismen gibt es Unfälle mit Verletzungen einzelner Personen oder auch von Personengruppen (s. Kap. 4). Wird jedoch durch einen Blitzschlag ein großes Feuer entfacht, eine Explosion ausgelöst oder ein Flugzeugabsturz verursacht, so gibt es auch sekundäre Schädigungen, die sehr hohe Opferzahlen aufweisen können. So schlug beispielsweise am 18. August 1769 ein Blitz in die Bastion San Nazaro in Brescia in Norditalien ein und entfachte ein Feuer, das etwa 90.000 kg dort gelagertes Schießpulver entzündete und zu einer folgenschweren Explosion führte. Dabei wurden im Umkreis von etwa einem Kilometer riesige Gesteinsbrocken auf Menschen, Häuser und Kirchen geschleudert. Diese blitzschlagbedingte Explosion tötete etwa 3000 Menschen und zerstörte ein Sechstel der Stadt (Uman 2008). Aber auch von Abstürzen großer Flugzeuge, nach durch Blitzschlag verursachten Explosionen der Tanks, mit dem Tod aller an Bord befindlicher Personen wurde 1959 in Italien (nahe Mailand) und 1963 in den USA (Maryland) berichtet (Uman 1986).

Weiterhin können Blitzschläge in die von Menschenhand geschaffenen Objekte der Gemeinschaft große Schäden zufügen. Am frühen Abend des 13. Juli 1977 schlugen beispielsweise Blitze in mehrere 345.000-V-Übertragungsleitungen ein, die sich etwa 30 Meilen nördlich von New York City befanden und den Großraum dieser Stadt mit Strom versorgten. Es folgte eine Kettenreaktion von elektrischen Ereignissen mit dem Ergebnis, dass die gesamte Stadt um 21:34 Uhr von der Stromversorgung abgeschnitten war. Erst nach etwa 24 h konnte die Versorgung mit elektrischem Strom wiederhergestellt werden. Ungefähr 9 Mio. Menschen verbrachten dort eine Nacht und einen Tag ohne Elektrizität. Bis zum Ende des Stromausfalls waren nahezu 2000 Geschäfte geplündert oder beschädigt und mehr als 3500 Menschen festgenommen worden. Die Kosten dieses blitzschlagbedingten Stromausfalls wurden auf etwa 350 Mio. US$ geschätzt (Sugarman 1978).

Gewitter mit Wolke-Erde-Blitzen können aber auch große Schäden im Pflanzen- und Tierreich anrichten. So verbrannten beispielsweise durch blitzschlagbedingte Feuer in einem trockenen Sommer 1988 im Yellowstone Nationalpark der USA etwa 320.000 Hektar, d. h. 36 % der Fläche des ersten Nationalparks der Erde, mit unzähligen Tieren und Pflanzen. Bis zum ersten Schneefall des Winters kämpften etwa 25.000 Personen gegen zahlreiche Brandherde. Dabei wurden insgesamt ungefähr 150 Mio. US$ für die Brandbekämpfung ausgegeben (Renkin und Despain 1992; Uman 2008).

Aufgrund des relativ seltenen Auftretens von Blitzunfällen mit Personenschäden und der stark begrenzten Möglichkeiten der Nachstellung von derartigen Ereignissen in Tierversuchen ist die Erforschung von Verletzungen des Menschen nach einem Blitzschlag bis heute mit Problemen behaftet. Das aktuelle Fachwissen über die gesundheitlichen Folgen von Unfällen durch Blitzschlag für den Menschen stammt bevorzugt aus retrospektiven Analysen von einzelnen Unfällen oder aus Studien, bei denen mehrere derartige

Unfälle ausgewertet wurden. Daher umfasst auch die aktuelle medizinische Blitzforschung, im Gegensatz zu zahlreichen anderen Forschungsgebieten der Humanmedizin, einen relativ großen zeitlichen Rahmen. Dabei ist jedoch in den letzten Jahrzehnten eine deutliche Entwicklung auffällig. Während im vorigen Jahrhundert noch zahlreiche Mediziner ihre Untersuchungsergebnisse für ihr Fachgebiet als alleinige Autoren präsentierten (Cooper 1980; Jellinek 1903; Krauland 1951; Panse 1925; Peters 1983; Wetli 1996), gab es danach zunehmend Publikationen von Autorenteams unterschiedlicher medizinischer Fächer (Andrews et al. 1989; Cherington et al. 1998, 2001; Cooray et al. 2007; Jonas et al. 2002; Ritenour et al. 2008; Tadler et al. 2017; Zack et al. 1997).

In den letzten Jahren ist nun der Trend zu beobachten, dass Mediziner zunehmend auch mit Wissenschaftlern aus nichtmedizinischen Fachbereichen, beispielsweise Elektrotechnikern, Meteorologen oder Statistikern, kooperieren und ihre Ergebnisse gemeinsam publizieren. Für die Analyse von Blitzunfällen mit Beteiligung von Personen kann dieser Weg nur begrüßt werden, da zu erwarten ist, dass diese interdisziplinäre Kooperation zu einem besseren Verständnis der Unfälle und ihrer Folgen für die Gesundheit der Menschen führen wird (Cooper und Holle 2019; Cooper et al. 2017; Hunt et al. 2020; Navarrete-Aldana et al. 2014; Zack et al. 2013).

Literatur

Andrews CJ, Darveniza M, Mackerras D (1989) Lightning injury a review of clinical aspects, pathophysiology and treatment. Adv Trauma 4:241–252

Cherington M, Wachtel H, Yarnell PR (1998) Could lightning injury be magnetically induced? Lancet 351:1788

Cherington M, Kurtzman R, Krider EP, Yarnell PR (2001) Mountain medical mystery. Unwitnessed death of a healthy young man, caused by lightning. Am J Forensic Med Pathol 22:296–298

Cooper MA (1980) Lightning injuries: prognostic signs for death. Ann Emerg Med 9:134–138

Cooper MA, Holle RL (2019) Reducing lightning injuries worldwide. Springer, Cham

Cooper MA, Andrews CJ, Holle RL, Blumenthal R, Navarette-Aldana N (2017) Lightning-related injuries and safety. In: Auerbach P, Cushing T, Harris N (Hrsg) Auerbach's wilderness medicine. 7. Aufl. Elsevier, Philadelphia, S 71–117

Cooray V, Cooray C, Andrews CJ (2007) Lightning caused injuries in humans. J Electrostatics 65:386–394

Heidler F, Stimper K (2009) Blitz und Blitzschutz. VDE, Berlin Offenbach

Hunt HGP, Blumenthal R, Nixon KJ, Gomes C (2020) A multidisciplinary forensic analysis of two lightning deaths observed in South Africa. Int J Disaster Risk Reduct 51:101814

Jellinek S (1903) Elektropathologie: Die Erkrankungen durch Blitzschlag und elektrischen Starkstrom in klinischer und forensischer Darstellung. Enke, Stuttgart

Jonas L, Fulda G, Nizze H, Zimmermann R, Gross G, Zack F, Kröning G, Holzhüter G, Haas HJ (2002) Detection of gold particles in the neck skin after lightning stroke with evaporation of an ornamental chain. Ultrastruct Pathol 26:153–159

Krauland W (1951) Schäden und Todesfälle durch Blitzschlag. Dtsch Zeitschr Gerichtl Med 40:298–312

Navarrete-Aldana N, Cooper MA, Holle RL (2014) Lightning fatalities in Colombia from 2000 to 2009. Nat Hazards 74:1349–1362

Panse F (1925) Über Schädigungen des Nervensystems durch Blitzschlag. Mschr Psychiat Neurol 59:323–338

Peters WJ (1983) Lightning injury. Can Med Assoc J 128:148–150

Renkin RA, Despain DG (1992) Fuel moisture, forest type, and lightning caused fire in Yellowstone National Park. Can J Forest Res 22:37–45

Ritenour AE, Morton MJ, McManus JG, Barillo DJ, Cancio LC (2008) Lightning injury: a review. Burns 34:585–594

Sugarman R (1978) New York City's blackout: a $350 million drain. IEEE Spectr 15:44–46

Tadler M, Rüegg E, Niquille M, Gencer B, Gautschi OP, Pittet-Cuénod MA (2017) Multi-organ injuries due to a lightning strike: a case report highlighting the importance of a multi-disciplinary approach. Case Reports Plast Surg Hand Surg 4:1–4

UBIMET (2017) Blitzdatenreport Deutschland 2016. https://www.ubimet.com/blitzdatenreport-deutschland-2016/Zugegriffen. Zugegriffen: 22. Febr. 2023

Uman MA (1986) All about lightning. Dover Publications, New York

Uman MA (2008) The art and science of lightning protection. Cambridge University Press, Cambridge New York Melbourne Madrid Kapstadt Singapur Sao Paulo Delhi

Wetli CV (1996) Keraunopathology. An analysis of 45 fatalities. Am J Forensic Med Pathol 17:89–98

Zack F, Hammer U, Klett I, Wegener R (1997) Myocardial injury due to lightning. Int J Legal Med 110:326–328

Zack F, Raphael T, Kupfer J, Jokuszies A, Vogt PM, Büttner A, Püschel K, Schalke B, Todt M, Dettmeyer R (2013) Vier Todesopfer nach einem Blitzunfall auf einem Golfplatz. Rechtsmedizin 23:114–118

Historisches

Die Wetterphänomene Gewitter, Blitz und Donner haben die Menschheit seit jeher in Angst und Schrecken versetzt. Im alten Griechenland galten Blitze als ein Ausdruck für den Zorn des Gottes Zeus (Ravitch et al. 1961). Im Gegensatz dazu war bei den alten Germanen auch die Vorstellung verbreitet, dass Gewitter mit der Wiederherstellung von Recht und Frieden einhergehen. Der außergewöhnlich starke Gott Donar soll die Menschen vor Angriffen feindlicher Ungeheuer beschützt haben, indem er diese mithilfe einer steinernen Wurfaxt, die er mit einem Blitzstrahl wegschleuderte, niederschlug (Golther 2003). Ferner hatten zahlreiche Völker Ehrfurcht vor dem vom Blitz getroffenen Boden und sahen diesen danach als heilig an (Cooper 1980).

In der Mitte des 18. Jahrhunderts begann sich die Sichtweise der Menschheit auf das Naturphänomen Gewitter zu ändern. Einen wesentlichen Anteil daran hatte der Amerikaner Benjamin Franklin, dem mit seinen lebensgefährlichen Experimenten mit einem präparierten fliegenden Drachen bei Gewitterlagen zwischen 1746–1753 der Nachweis gelang, dass Gewitterblitze natürliche elektrische Entladungen sind (Uman 1986).

Die Geschichte der im deutschsprachigen Schrifttum festgehaltenen und heute noch verfügbaren medizinischen Befunde bei Blitzunfällen mit Schädigungen von Personen geht auf ein Ereignis vom 25. Juni 1785 zurück und ist insbesondere die Geschichte der Lichtenberg-Figuren. Nach Angaben des Königlichen Geheimrats und Leibarztes Mayer schlug an diesem Tag ein Blitz in die Gubener Torwache in Frankfurt an der Oder ein, beschädigte das Gebäude und verletzte vier auf einer Bank vor der Wache sitzende Soldaten. Nachfolgend wurden Abbildungen der Befunde von zwei Unfallopfern durch die Lithographische Anstalt von Kraatz in Berlin erstellt. Geheimrat Mayer (1795) beschrieb in den von Theden herausgegebenen *Neue Bemerkungen und Erfahrungen*

© Der/die Herausgeber bzw. der/die Autor(en), exklusiv lizenziert an Springer-Verlag GmbH, DE, ein Teil von Springer Nature 2024
F. Zack, *Unfälle durch Blitzschlag*, https://doi.org/10.1007/978-3-662-68865-6_2

zur Bereicherung der Wundarzneykunst und Arzneygelahrtheit: „Unter den merkwürdigen Erscheinungen, welche durch die Bewegung der elektrischen Materie hervorgebracht werden, verdienen gewiß elektrische Figuren, oder, wie andere sie nennen, elektrische Blumen, welche auf dem von Volta erfundenen Elektrophor sich bilden, vorzüglich unsere Bewunderung.“ Mayer kannte die Ergebnisse der Experimente des deutschen Physikers Lichtenberg von 1777 möglicherweise nicht, denn sonst wäre wohl er der Erste gewesen, der einen Zusammenhang zwischen den sternförmigen Mustern im Staub einer Isolierplatte des Elektrophors Lichtenbergs und den 1785 an den beiden Blitzopfern in Frankfurt an der Oder beobachteten Befunden hergestellt hätte.

So war diese Assoziation dem Kieler Mediziner Pfaffe (1825) vorbehalten, der in *Gehlers physikalisches Wörterbuch* unter dem Artikel „Blitz“ schrieb: *„Merkwürdig sind die mit den Lichtenbergischen Figuren auf dem Elektrophor ganz übereinstimmenden Zeichnungen, welche der Blitz bisweilen auf der Haut zurücklässt. Brandis … erzählt einen solchen Fall, wo sich auf der Brust eines vom Blitze erschlagenen Frauenzimmers Flecken von der Größe eines Guldens, mitten weiss und rund umher in strahlige Ramificationen sich verlaufend zeigten.“*

In der Mitte des 19. Jahrhunderts begann der Frankfurter Arzt Stricker (1861, 1863, 1872) als erster Mediziner im deutschsprachigen Raum Fallberichte über Blitzunfälle mit Personenschäden zu sammeln und auszuwerten (Abb. 2.1 und 2.2). Bei einem Defizit an wissenschaftlichen Publikationen in dieser Zeit und seinem großen Interesse am Thema verwundert es nicht, dass er 78 Jahre später auch ausführlich auf den Blitzunfall der Soldaten der Gubener Torwache zurückkam. Dabei beschrieb Stricker unter Bezugnahme auf Mayer, dass zumindest ein Opfer neben den elektrischen Figuren auch verbranntes Haar und in Blasen abgehobene Haut aufwies. Hinsichtlich der mittlerweile häufiger beschriebenen Lichtenberg-Figuren bei Blitzopfern vertrat Stricker, vom Berliner Langerhans (1862) unterstützt, die Auffassung, dass diese durch Injektion baumartig verzweigter Blutgefäße der Haut verursacht wurden (Stricker 1861). Dem widersprach der Prosektor der Pathologie in Zürich, Rindfleisch (1862), denn er hatte einen durch Blitzschlag getöteten Mann untersucht und seine Ergebnisse sprachen gegen die Hypothese von Stricker und Langerhans. Die von Rindfleisch festgestellten Erytheme passten anatomisch nicht zu Blutgefäßverläufen. Außerdem beschrieb er als Erster ein in sich unterbrochenes Erythem, verursacht durch Faltenbildungen der Haut aufgrund des Tragens eines *„straff angezogenen Ledergürtels“*. Bis zur Mitte des 19. Jahrhunderts waren bereits zahlreiche Befunde bei Opfern von Blitzunfällen bekannt, wie z. B. zerrissene oder durchlöcherte Kleidung, geschmolzene Metallstücke, versengte Haare, bandförmige Verbrennungen, baumartige Figuren auf der Haut, Wunden unter den Füßen oder Schwarzverfärbung des Halses bei getragener Kette. Bei überlebenden Opfern wurden u. a. Symptome und Schädigungen wie fehlendes Bewusstsein, brennende Schmerzen, konvulsivische Zuckungen der Muskeln, Müdigkeit, Schwäche, Empfindlichkeit, Beklemmung, beschleunigter Puls und Steifigkeit der Gliedmaßen beschrieben. Auch das Verschwinden der Verästelungen auf der Haut

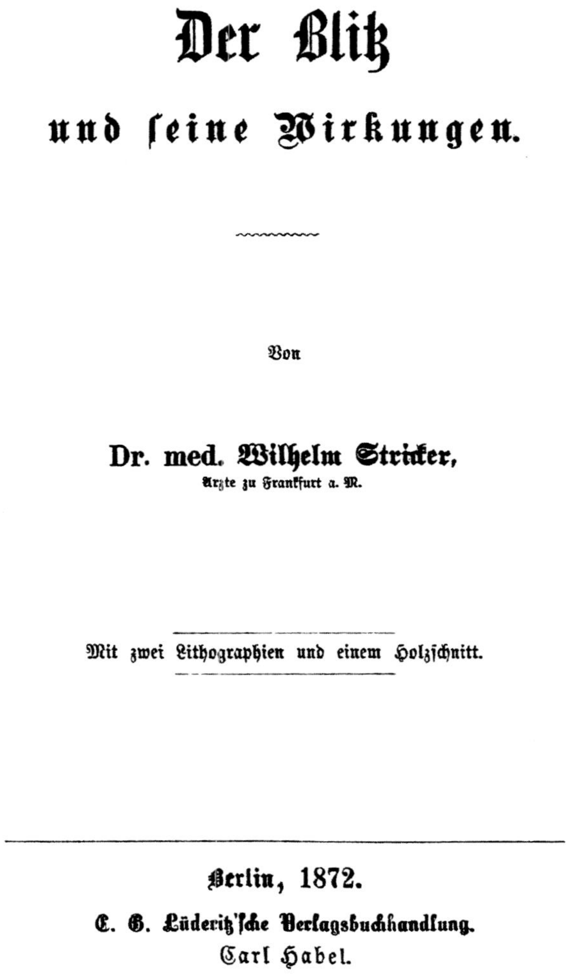

Abb. 2.1 Titelblatt des ersten deutschsprachigen Buches über Verletzungen durch Blitzschlag von Wilhelm Stricker. (Stricker 1872)

Der Blitz

und seine Wirkungen.

Von

Dr. med. Wilhelm Stricker,
Ärzte zu Frankfurt a. M.

Mit zwei Lithographien und einem Holzschnitt.

Berlin, 1872.

C. G. Lüderitz'sche Verlagsbuchhandlung.

Carl Habel.

wurde bereits erwähnt (Stricker 1872). Als Therapie führte man Aderlässe bei Personen, die einen Blitzunfall überlebt hatten, durch.

Auf der anderen Seite setzte sich Stricker (1861, 1872) überaus kritisch mit folgenden Angaben des französischen Mediziners Boudin auseinander: *„Bald tödtet der Blitz, bald heilt er. Hier bedingt er Verlust des Gesichtes, des Gehörs, der Bewegung, dort heilt er einen Gelähmten, einen Tauben, einen Blinden. Er entkleidet seine Opfer, zerstört die Kleider und schont den Körper oder er zerstört den Leichnam und schont die Kleider. Hier tödtet er plötzlich, auf der Stelle, sodass der Todte aufrecht bleibt, sitzend oder reitend, dort dagegen wird der Getroffene 20 m weit fortgeschleudert und man findet ihn im Laube von Kastanienbäumen."* (Stricker 1861). Von geheilter Blindheit oder Taubheit hatte Stricker

Abb. 2.2 Wilhelm Stricker
am 1. Januar 1892. (Aus der
Datenbank Tripota in der
Wissenschaftlichen Bibliothek
der Stadt Trier/Stadtarchiv,
Autor unbekannt)

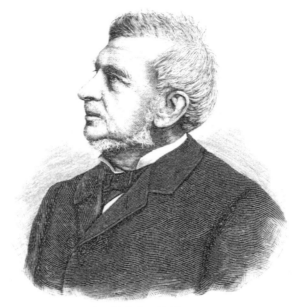

Dr. Wilhelm Stricker.

in seiner für damalige Verhältnisse umfangreichen Sammlung (27 Blitzunfälle mit Personenschäden aus der Fachliteratur) *„keine verbürgte Mitteilung auffinden können"* und verwies *„die Heilkraft des Blitzes ins Reich der Fabeln"*.

Nahezu 20 Jahre später, 1891, wurde aus der Nähe von Tübingen ein Blitzunfall mit 2 getöteten und 18 verletzten Personen berichtet. Das Besondere der Publikation ist, dass sie das *„Sectionsprotokoll über die am 15. August 1888 vom Blitz erschlagene … aus Pfrondorf, 27 Jahre alt, 24 h nach dem Tode"* enthält. Den Hauptbefund beschreibt der Obduzent wie folgt: *„Rechts … an dem Rippenpfeilerrand und etwas abwärts ihn überschreitend in einer Längsausdehnung von 11 cm und einer Querausdehnung von 5 cm eine blassviolette, nicht erhabene fleckige Verfärbung der Haut, die bei Fingerdruck verschwindet. Die Verfärbung setzt sich aus Flecken, namentlich aber aus Streifen zusammen, die deutlich baumförmig verzweigt erscheinen, oder auch dem Aussehen eines groben Korallenbaums entsprechen … Beim Einschneiden etwas Besonderes nicht zu sehen."* Der Zusammenfassung: *„Das Ergebnis der Leichenöffnung ist kaum dazu angethan, eine Erklärung des jähen Todes zu geben"* ist eine gewisse Ratlosigkeit des Obduzenten anzumerken (Ebertz 1891). Nahezu zeitgleich bekannte sich der Wiener Gerichtsmediziner Haberda (1891) zur Auffassung Rindfleischs in Bezug auf die Pathogenese der Blitzfiguren: *„Die Röte hält sich auch entschieden nicht an bestimmte Zweige eines Gefäßes, stellt also keine Injektion dieses Gefäßes dar, sondern gehört verschiedenen Nachbargebieten an und ihre verästelte Anordnung kann einzig und allein mit der Art und Weise in Zusammenhang gebracht werden, wie der Blitz an der Oberfläche hinfährt und seitlich ausstrahlt."*

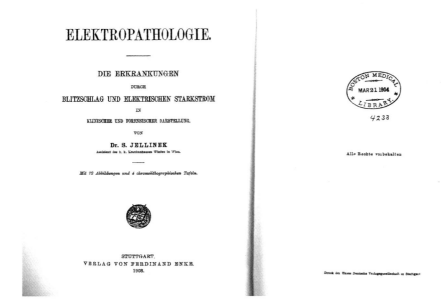

Abb. 2.3 Stefan Jellineks Meilenstein *Elektropathologie* mit einem Stempel der „Boston Medical Library" vom 21. März 1904. (Jellinek 1903)

Zu Beginn des 20. Jahrhunderts erschien Jellineks (1903) Fachbuch *Elektropathologie: Die Erkrankungen durch Blitzschlag und elektrischen Starkstrom in klinischer und forensischer Darstellung* in Stuttgart, ein Meilenstein in der Geschichte der medizinischen Untersuchungen von Blitz- und Stromopfern. Dass Jellineks Werk von erheblicher Relevanz war, zeigt auch die Tatsache, dass die Ausgabe, die man aktuell 2024 käuflich erwerben kann, eine Reproduktion des Originalwerks ist und den Stempel der „Boston Medical Library" mit dem Datum „Mar 21 1904" trägt (Abb. 2.3). Mehrere Beispiele belegen, wie wertvoll Jellineks vor 120 Jahren publizierten Ergebnisse für die Medizin noch heute sind. Zum einen sah er die schon lange bekannten Lichtenberg-Figuren als pathognomonisch für einen Blitzschlag an. Zum anderen ordnete Jellinek die nach Blitzschlägen festgestellten, versengten Körperhaare ebenfalls als einen sehr charakteristischen Befund ein. Mit diesem Wissen am Sektionstag im August 1888 hätte der Obduzent des Blitzopfers aus Pfrondorf sicher eine Erklärung für den „*jähen Tode*" der 27-jährigen Frau gehabt. Weiterhin machte Jellinek schon damals auf die Möglichkeit eines spurenarmen oder spurenfreien Tötungsdeliktes durch elektrischen Strom aufmerksam.

Der Stand des medizinischen Fachwissens zu Beginn des vorherigen Jahrhunderts wurde unter dem Stichwort „Blitzschlag" in Platens *Die Neue Heilmethode. Lehrbuch der naturgemäßen Lebensweise, der Gesundheitspflege und der naturgemäßen Heilweise*

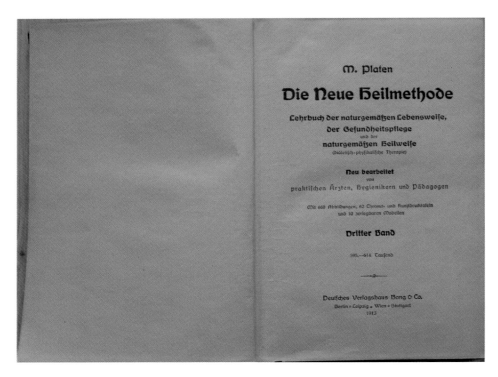

Abb. 2.4 In Platens *Die Neue Heilmethode* wurde als Erstbehandlung empfohlen, dass Opfer eines Blitzschlags mit Ausnahme des Kopfes in die Erde eingegraben werden sollten. (Platen 1913)

zusammengefasst (Abb. 2.4). Dabei finden sich auch zahlreiche Hinweise zur Behandlung von Blitzschlagopfern, wie beispielsweise das Verbringen an einen kühlen Ort, das an Ammoniak riechen lassen, das Übergießen mit Wasser oder das 2–3 Fuß tiefe Eingraben des zuvor völlig entkleideten Verunglückten mit erhobenem Kopf am Unfallort (Platen 1913).

Zwei Jahrzehnte später nahm Nippe (1932) aus Königsberg in Preußen das Thema der Lichtenberg-Figuren in Form von histologischen Untersuchungen wieder auf. Er fand uncharakteristische Befunde wie Epithelläsionen und Hyperämie der Hautkapillaren.

Aus Innsbruck berichtete der gerade nach Münster gewechselte Gerichtsmediziner Krauland (1951) von 3 Blitzunfällen, von denen 2 tödlich verliefen. Im Fall eines verstorbenen 16-jährigen Mädchens, das auf einem Baum bei der Kirschernte war, zeigten sich außergewöhnlich großflächige Hautverbrennungen an Brust und Bauch. Da alle 3 Blitzopfer nach den Unfällen charakteristische Befunde aufwiesen, äußerte er Zweifel an der Existenz von Unfällen durch Blitzschlag, bei denen keine charakteristischen Befunde am Opfer nachweisbar gewesen wären. Spätere Fallberichte zeigten, dass Kraulands

Bedenken unbegründet waren (Khartade et al. 2023; Wetli 1996). Die in unregelmäßigen Abständen erschienenen Lehrbücher des Faches Gerichtsmedizin/Rechtsmedizin enthielten neben zusammenfassenden Darstellungen zur Thematik mitunter auch außergewöhnliche Einzelfälle. So beschrieb Mueller (1953) aus Heidelberg die Folgen von Blitzunfällen noch unter der Überschrift „Kosmische Elektrizität" und berichtete von einem Blitzunfall aus Bremen, bei dem zunächst aufgrund des Ortes der Auffindung, eine Straße in der Großstadt, die Mordkommission ermittelt hatte. Das Fach Gerichtliche Medizin wurde bei der Erforschung und Wissensvermehrung der Folgen von Einwirkungen elektrischen Stroms, einschließlich der Blitzschläge, von zahlreichen anderen Fachgebieten der Humanmedizin unterstützt. So war die Veröffentlichung des Werkes *Klinische Elektropathologie* durch den Internisten Koeppen aus Wolfsburg und den Neurologen und Psychiater Panse aus Bonn ein weiterer Meilenstein in der Geschichte der medizinischen Untersuchungen von Opfern eines Blitz- oder Stromunfalls. Insbesondere der Blitzunfall vom 13. April 1925 auf der Festung Königsstein mit 29 Opfern wird dabei ausführlich dargestellt (Panse 1925, 1955). Zahlreiche rechtsmedizinische Publikationen griffen in der Folgezeit auf das von Koeppen und Panse zusammengetragene fächerübergreifende Wissen zurück. Herold (1960) aus Leipzig kritisierte in dem von Prokop herausgegebenen *Lehrbuch der gerichtlichen Medizin* den Begriff „*kosmische Elektrizität*" und betonte, dass die ein Gewitter begleitenden, optisch und akustisch als Blitze imponierenden, luftelektrischen Entladungsvorgänge „*irdischer Natur*" sind.

Auch wenn Iranyi et al. (1962) aus Budapest stammten, so nahm die Medizin im deutschsprachigen Raum die Ergebnisse über die akute Symptomatik bei Überlebenden von 156 Blitzunfällen aus Ungarn, die in der Münchener Medizinischen Wochenschrift publiziert wurden, mit großem Interesse zur Kenntnis (Radam 1975). Weimann und Prokop (1963) zeigten in einem *Atlas der gerichtlichen Medizin* das erste Mal eine Lichtenberg-Figur auf dem Schuh eines Mannes, der durch einen Blitzschlag getötet worden war. Neben dem Befund war auch die Nomenklatur „*Lichtensteinsche Blitzfigur*" bemerkenswert.

Koeppen (1965) meldete sich noch einmal mit einem Review über Personenschäden durch Blitzeinwirkung und 9 Fallvorstellungen zu Wort. Es ist bei der Retrospektion auf das Thema schon erstaunlich, dass selbst die 3. Auflage des Lehrbuches der Gerichtlichen Medizin für Mediziner und Juristen von Ponsold (1967) aus Münster, das immerhin 645 Seiten umfasste, keinen Beitrag über Blitzunfälle beinhaltete. Diese Nichtbeachtung ist auch vor dem Hintergrund, dass es in der Zeit nach 1950 bis zu 100 Todesfälle pro Jahr in Deutschland gegeben hatte, bemerkenswert (Harms 1956; Koeppen 1965; Schniers 2005).

Im Gegensatz zum genannten Lehrbuch von Ponsold beschrieb Sellier (1975) in der 2. Auflage von Muellers *Gerichtliche Medizin* die Folgen von Blitzeinwirkungen über 4 Seiten. Dabei beschrieb er auch einen außergewöhnlichen Unfall, bei dem ein Feldarbeiter während der Arbeitszeit verstorben war. Die zuständige Berufsgenossenschaft ordnete eine Obduktion an, die in einem Institut für Pathologie durchgeführt wurde. Die Autopsie, die 3 Tage nach dem Ereignis erfolgte, erbrachte fortgeschrittene Leichenveränderungen.

Der Obduzent notierte als Diagnose einen Herztod. Daraufhin lehnte die Berufsgenossenschaft die Zahlung einer Unfallrente ab. Die Ehefrau, die sich zur Unfallzeit in der unmittelbaren Nähe des Unfallortes aufgehalten und einen anderen Schutzort vor dem Gewitter als der Ehemann gewählt hatte, behauptete in allen Instanzen, dass ihr Mann vom Blitz erschlagen worden sei. Vier Jahre nach dem Ereignis wurde die Bekleidung des Mannes, die die Ehefrau aufbewahrt hatte, von einem erfahrenen Gerichtsmediziner untersucht. Dabei fand er charakteristische Zeichen einer Einwirkung durch Blitzschlag in Form von Zerreißungen der Hose und eines Sockens sowie der Perforation des Obermaterials eines Lederschuhs. Nach Erstattung seines Gutachtens wurde der Witwe die Unfallrente zuerkannt.

Sellier (1975) schlussfolgerte daraus, dass bei einem Verdacht auf einen Tod durch Blitzschlag die Kleidung des Opfers genau inspiziert werden sollte, da sie mitunter den einzigen Anhalt für die richtige Diagnose bietet. Diese Auffassung wurde u. a. auch von Schaidt (1977) mit seiner Publikation „Spuren an Kleidungsstücken beim Blitzunfall" gestützt. In dieser Arbeit beschrieb er einen Unfall, bei dem ein 63-jähriger Mann am 12. August 1975 in einem Wald in Nürnberg-Langwasser unter einer Eiche tot aufgefunden worden war. Neben ihm lag sein ebenfalls lebloser Schäferhund. Die ersten Überlegungen beinhalteten, dass der Hund die festgestellten Beschädigungen der Bekleidung des Mannes verursacht haben sollte oder könnte. Eine Obduktion erfolgte nicht.

Als ein weiterer medizinischer Blitzforscher, der mit seinen Experimenten und Literaturrecherchen wesentlich zum heutigen interdisziplinären Fachwissen beitrug, soll an dieser Stelle der Wiener Arzt Karobath (1977) genannt werden. Insbesondere sein Beitrag zur Pathophysiologie des Todesmechanismus durch Blitzschlag aus klinischer Sicht war und ist nicht nur für die Rechtsmedizin von erheblicher Relevanz.

In der Zeit nach dem Fall aus Nürnberg-Langwasser von Schaidt (1977) wurden in der Geschichte des Faches Rechtsmedizin wiederholt seltene Befunde nach Blitzunfällen allein aufgrund von Leichenschauergebnissen publiziert. Ein Grund dafür ist sicherlich, dass Befunde der äußeren Leichenschau beim Tod durch Blitzschlag diagnoseführender als die Ergebnisse der inneren Leichenschau sind (Zack und Büttner 2020b). Eine andere Ursache liegt aber auch in der seit vielen Jahren beobachteten Tendenz der Abnahme der behördlichen Sektionsanordnungen, zumindest in der Bundesrepublik Deutschland (Madea und Weckbecker 2020). Die Anzahl an Publikationen von letalen Blitzunfällen ohne durchgeführte Obduktionen hat in der jüngeren Geschichte des Faches Rechtsmedizin zugenommen (König und Pedal 1982; Püschel et al. 2009; Zack et al. 2010, 2013).

Nachdem Nippe (1932) und Krauland (1951) sich bei ihren histologischen Untersuchungen von Blitzopfern auf die Lichtenberg-Figuren der Haut konzentrierten, wurde mit nachfolgenden Publikationen das Spektrum der untersuchten Organe und Gewebe erweitert und betraf neben der Haut insbesondere das Myokard (Dettmeyer 2018; Janssen 1977; Möhle et al. 2015; Pollak et al. 1988; Zack et al. 1997).

Pollak (2000) griff in seiner Publikation „Verkennung von tödlichen Hochspannungs- und Blitzunfällen" Probleme bei der Diagnosestellung auf. Auch er berichtete, wie bereits Sellier (1975), dass im Rahmen der ärztlichen Leichenschau am Unfallort charakteristische, wenn mitunter auch nur geringgradig ausgeprägte Befunde nach Blitzschlag verkannt oder fehlgedeutet wurden. Pollak zog daraus die Schlussfolgerung, dass für die Stellung der richtigen Diagnose eine ganzheitliche Einbeziehung der Auffindungssituation, der Kleidungsbefunde und der Leichenschau der gesamten Körperoberfläche notwendig sind.

Auch wenn die Anzahl der letalen Blitzunfälle in den führenden Industrieländern in den letzten Jahrzehnten erheblich zurückgegangen ist, hat das fachliche Interesse an dieser seltenen Verletzungsart und Todesursache, wie es zahlreiche aktuelle Publikationen in Fachzeitschriften und Fachbüchern aufzeigen, keinesfalls abgenommen (Blumenthal et al. 2022; Cooper und Holle 2019; Gomes 2021; Zack und Büttner 2020a, b). Dabei sollte das hinterlassene Fachwissen der letzten 150 Jahre, auch aufgrund der in zahlreichen Ländern abgenommenen Fallzahlen, keinesfalls außer Acht gelassen, sondern mit einer gebotenen kritischen Zurückhaltung berücksichtigt werden (Medvei 1975).

Literatur

Blumenthal R, Noxon KJ, Gomes C, Hunt HGP (2022) Lightning metallization injury. Am J Forensic Med Pathol 43:e93–e95

Cooper MA (1980) Lightning injuries: prognostics signs for death. Ann Emerg Med 9:134–138

Cooper MA, Holle RL (2019) Reducing lightning injuries worldwide. Springer, Cham

Dettmeyer RB (2018) Forensic Histopathology. Fundamentals and Perspectives. Springer, Heidelberg

Ebertz M (1891) Ueber Blitzverletzungen. Dtsch Med Wochenschr 36:1048–1051

Golther W (2003) Handbuch der Germanischen Mythologie. Fourier, Wiesbaden

Gomes C (2021) Lightning. Science, engineering, and economic implications for developing countries. Springer, Singapore

Haberda A (1891) Ein Fall von Tötung durch Blitzschlag. Wien Klin Wochenschr 82:588

Harms W (1956) Personenblitzschäden. Elektromedizin 1:153–158

Herold K (1960) Der Elektrotod. In: Prokop O (Hrsg) Lehrbuch der gerichtlichen Medizin. Volk und Gesundheit, Berlin, S 127–141

Iranyi J, Orovecz B, Somogyi E, Iranyi K (1962) Das Blitztrauma in neuer Sicht. Münch Med Wochenschr 104:1496–1500

Janssen W (1977) Forensische Histologie. Schmidt-Römhild, Lübeck

Jellinek S (1903) Elektropathologie: Die Erkrankungen durch Blitzschlag und elektrischen Starkstrom in klinischer und forensischer Darstellung. Enke, Stuttgart

Karobath H, Redtenbacher M, Hofecker G, Walde I, Syré G (1977) Zur Frage der Todesursache beim Blitzunfall. Münch Med Wochenschr 119:29–32

Khartade HK, Shrivastava S, Vashisht J, Phukan A, Palazhy PP, Meshram VP (2023) Delayed death due to lightning: an autopsy case report highlighting diagnostic and medicolegal issues. J Burn Care Res 44:996–999

König HG, Pedal I (1982) Analyse eines Blitzunfalls. In: Barz J, Bösche J, Frohberg H, Joachim H, Käppner R, Mattern R (Hrsg) Fortschritte der Rechtsmedizin. Springer, Berlin Heidelberg New York, S 77–88

Koeppen S (1965) Personenschäden durch Blitzeinwirkung. Med Klin 60:1390–1393

Krauland W (1951) Schäden und Todesfälle durch Blitzschlag. Dtsch Z Gerichtl Med 40:298–312

Langerhans P (1862) Zwei Fälle von Blitzschlag. Arch Path Anat Physiol Klin Med 24:200–201

Madea B, Weckbecker K (2020) Todesfeststellung und Leichenschau für Hausärzte. Springer, Berlin

Mayer R (1795) Neue Bemerkungen und Erfahrungen zur Wundarzneikunst und Arzneigelahrtheit. III. Theil, Berlin, S 166

Medvei VC (1975) Lightning. Br Med J 1:208

Möhle F, Preuss J, Madea B, Doberentz E (2015) Vier Tage überlebter Blitzschlag nach zunächst erfolgreicher Reanimation. Rechtsmedizin 25:561–565

Mueller B (1953) Gerichtliche Medizin. Springer, Berlin Göttingen Heidelberg

Nippe M (1932) Zur Genese und Histologie von Blitzfiguren und elektrischen Strommarken. Virchows Arch 285:1–11

Panse F (1925) Über Schädigungen des Nervensystems durch Blitzschlag. Mschr Psychiat Neurol 59:323–338

Panse F (1955) Die Neurologie des elektrischen Unfalls und des Blitzschlags. In: Koeppen S, Panse F (Hrsg) Klinische Elektropathologie. Thieme, Stuttgart, S 139–414

Pfaffe M (1825) Blitz. In: Gehler JST (Hrsg) Gehlers physikalisches Wörterbuch. Schwickert, Leipzig, S 1016

Platen M (1913) Die neue Heilmethode. Bd 1. Deutsches Verlagshaus Bong & Co, Berlin Leipzig Wien Stuttgart

Pollak S (2000) Verkennung von tödlichen Hochspannungs- und Blitzunfällen. Arch Kriminol 206:168–179

Pollak S, Stellwag-Carion C, Binder R (1988) Zur Pathomorphologie tödlicher Blitzunfälle. In: Bauer G (Hrsg) Gerichtsmedizin – Festschrift für Wilhelm Holczabek. Deuticke, Wien, S 139–153

Ponsold A (1967) Lehrbuch der Gerichtlichen Medizin, 3. Aufl. Thieme, Stuttgart

Püschel K, Kalka R, Schulz F, Zack F (2009) Tod durch Blitzschlag. Fahrrad als „(Faraday'sche) Falle". Rechtsmedizin 19:102–104

Radam G, Strauch H (1975) Der Blitzschlag. In: Prokop O, Göhler W (Hrsg) Forensische Medizin. 3. Aufl. Volk und Gesundheit, Berlin, S 163–164

Ravitch MM, Lane R, Safar P (1961) Lightning stroke: report of a case with recovery after cardiac massage and prolonged artificial respiration. N Engl J Med 264:36–38

Rindfleisch E (1862) Ein Fall von Blitzschlag. Arch Path Anat Physiol Klin Med 25:417–419

Schaidt G (1977) Spuren an Kleidungsstücken beim Blitzunfall. Arch Kriminol 159:93–96

Schniers E (2005) Schädigungen und Tod nach Blitzschlag – eine Synopsis aus rechtsmedizinischer Sicht. Universität Rostock, Rostock, Med Diss

Sellier K (1975) Schäden und Tod durch Elektrizität. In: Mueller B (Hrsg) Gerichtliche Medizin, 2. Aufl. Teil 1. Springer, Berlin Heidelberg New York, S 538–563

Stricker W (1861) Die Wirkung des Blitzes auf den menschlichen Körper. Arch Path Anat Physiol Klin Med 20:45–79

Stricker W (1863) Neue Untersuchungen und Beobachtungen über die Wirkung des Blitzes auf den menschlichen Körper. Arch Path Anat Physiol Klin Med 28:552–555

Stricker W (1872) Der Blitz und seine Wirkungen. Lüderitz'sche Verlagsbuchhandlung, Berlin

Uman MA (1986) All about lightning. Dover Publications, New York

Weimann W, Prokop O (1963) Atlas der gerichtlichen Medizin. Volk und Gesundheit, Berlin

Wetli CW (1996) Keraunopathology. An analysis of 45 fatalities. Am J Forensic Med Pathol 17:89–98

Zack F, Büttner A (2020a) Blitzunfall Teil 1: Physikalische und epidemiologische Aspekte, Energie-übertragung und Schädigungen nach überlebten Ereignissen. Rechtsmedizin 30:267–278

Zack F, Büttner A (2020b) Blitzunfall Teil 2: Pathophysiologische und diagnostische Aspekte bei tödlichen Ereignissen. Rechtsmedizin 30:345–353

Zack F, Hammer U, Klett I, Wegener R (1997) Myocardial injury due to lightning. Int J Legal Med 110:326–328

Zack F, Rammelsberg JO, Graf B, Büttner A (2010) Tod durch Blitzschlag – und wieder unter einem Baum. Rechtsmedizin 20:108–110

Zack F, Raphael T, Kupfer J, Jokuszies A, Vogt PM, Büttner A, Püschel K, Schalke B, Todt M, Dettmeyer R (2013) Vier Todesopfer nach einem Blitzunfall auf einem Golfplatz. Rechtsmedizin 23:114–118

Meteorologische und elektrotechnische Grundlagen

3

3.1 Gewitter

Gewitter sind weit verbreitete Wettererscheinungen, bei denen es zu elektrischen Entladungen in Form von Blitzen und Schallwellen in Form von Donner kommt. Dabei treten häufig kräftige Niederschläge und böige Winde, die auch Sturmstärke erreichen können, auf. Gewitter entstehen, wenn warme feuchte Luftmassen in große Höhen aufsteigen und es dabei zu einer Temperaturdifferenz zwischen der ruhenden und der aufsteigenden Luft kommt (Heidler und Stimper 2009). Auf der Erde gibt es ständig und gleichzeitig etwa 2000 Gewitter (Rakov und Uman 2006).

In der Meteorologie werden die vier Gewitterarten Kaltfrontgewitter, Wärmegewitter, orografische Gewitter und Warmfrontgewitter voneinander unterschieden.

Für Europa sind die tageszeitunabhängigen *Kaltfrontgewitter*, die das ganze Jahr über auftreten können, die häufigste Gewitterart. Dabei schieben sich große Kaltluftmassen unter die vorhandene Warmluft und drücken diese nach oben. Dabei entstehen ausgedehnte Gewitterfronten und erhebliche Zuggeschwindigkeiten, sodass relativ große Gebiete von diesen Gewittern betroffen sind.

Die zweithäufigste Gewitterart in Deutschland und zahlreichen europäischen Ländern sind die *Wärmegewitter*. Sie entstehen durch intensive Sonneneinstrahlung des Erdbodens und der bodennahen Luftschichten und treten am häufigsten am Nachmittag oder in den Abendstunden eines Sommertages auf.

Orografische Gewitter können unabhängig von der Jahreszeit in den Übergangsregionen vom Flachland zum Gebirge entstehen. Der Aufstieg der feuchtwarmen Luft erfolgt hierbei durch den Windstrom gegen das Gebirge.

Warmfrontgewitter sind selten und werden durch ein Aufgleiten von warmen Luftmassen auf vorhandene kalte Luft verursacht. In Europa kommen Warmfrontgewitter bevorzugt im Winter vor, wenn feuchtwarme Meeresluft auf kontinentale Kaltluft stößt.

F. Zack, *Unfälle durch Blitzschlag*, https://doi.org/10.1007/978-3-662-68865-6_3

Die Tropen weisen mit 100–200 Tagen pro Jahr und Ort die höchste Gewitterhäufigkeit auf. Von hier aus nimmt die Gewitterhäufigkeit mit steigenden Breitengraden bis zu den Polen hin ab. Diese Tendenz findet sich auch in Deutschland wieder. Während im Süden Deutschlands etwa 20–35 Gewittertage pro Jahr und Ort festgestellt werden, sind es in Norddeutschland etwa halb so viele.

In Mitteleuropa finden sich die meisten Gewittertage pro Monat in der warmen Jahreszeit, insbesondere in den Monaten Mai bis August. Dabei treten die Gewitter am häufigsten in den Nachmittags- und Abendstunden auf (Heidler und Stimper 2009).

3.2 Blitze

Blitze werden durch die Trennung von elektrischen Ladungsträgern in Gewitterwolken (Cumulonimbus, Abb. 8.1) verursacht. Dabei können Spannungen zwischen verschiedenen Wolken oder zwischen Wolke und Erde von mehreren 10 Mio. V auftreten (Hasse et al. 2006). Wenn es zur Entladung kommt, fließen elektrische Ströme mit bis zu 200.000 A. Dabei erfolgt eine schlagartige Erhitzung der Luft durch den Blitzstrom, der zu einer Explosion des Blitzkanals führt (Heidler und Stimper 2009). Nicht selten folgen einem extrem kurzen, aber heftigen Ladungsaustausch weitere Entladungen im selben Blitzkanal als Folgeblitze mit Stromstärken von mehreren tausend Ampere (Heidler und Stimper 2009). Ferner treten auch sog. Langzeitströme mit vergleichsweise geringeren Stromstärken von einigen hundert Ampere, aber längerer Zeitdauer von bis zu 500 ms auf. Diese transportieren große Ladungsmengen und sind damit auch für Brände und Gesundheitsschädigungen des Menschen von hoher Relevanz. Der heiße Plasmakern des Blitzkanals, der im Durchmesser einige Millimeter bis einige Zentimeter aufweist, kann Temperaturen bis über 30.000 °C erreichen (Heidler und Cvetic 2002; Rakov und Uman 2006).

Es werden Wolke-Erde-Blitze („cloud-to-ground"), Wolke-Wolke-Blitze („cloud-to-cloud"), Wolke-Luft-Blitze („cloud-to-air") und Blitze innerhalb einer Wolke („intra-cloud") voneinander unterschieden (Abb. 3.1). Abgesehen von der Luft- und Raumfahrt sind nur die Wolke-Erde-Blitze für das Leben und die Gesundheit eines Menschen gefährlich. Insbesondere durch die Weltraumforschung wurde bekannt, dass es auch oberhalb der Gewitterwolken verschiedene Entladungsformen gibt (Heidler und Stimper 2009; Rakov 2021).

Hinsichtlich der Ladungen werden positive und negative Wolke-Erde-Blitze voneinander unterschieden, wobei die negativ geladenen Blitze am häufigsten auftreten und technische Parameter aufweisen, die das menschliche Vorstellungsvermögen übersteigen.

Ein typisches kleines Gewittersystem erzeugt alle 20–30 s für 40–60 min einen Blitz zur Erde und bedeckt eine Fläche von typischerweise etwa 100–300 km^2. Dies entspricht ungefähr einem Kreis auf dem Boden mit einem Radius zwischen 6 und 10 km. Große

Abb. 3.1 Die
unterschiedlichen Arten von
Blitzen sind Wolke-Erde-Blitze
(1), Blitze innerhalb einer
Wolke (2),
Wolke-Wolke-Blitze (3) und
Wolke-Luft-Blitze (4). (Eigene
Darstellung)

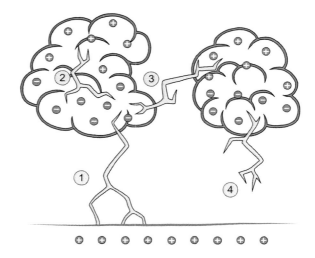

Sturmsysteme können mehr als einen Erdblitz pro Sekunde über Gebiete erzeugen, die
100-mal größer sind (Uman 2008).

Blitze können einen Menschen bei Regen oder Schneefall, aber auch im nieder-
schlagsfreien Bereich unter einem wolkenlosen Himmel schädigen. Die letztgenannten
Blitzschläge werden „bolt from the blue phenomenon" genannt und haben ihre Ursache
in einem nichtvertikalen Austreten der elektrischen Entladung aus der Gewitterzelle (Blumenthal 2022; Cherington et al. 1997; Kleiter et al. 2007). In der Fachliteratur findet sich
ein derartiger Unfall, der sich nachweislich in einem Abstand von 16 km von der nächsten
registrierten Gewitterzelle ereignete (Cherington et al. 1997). Etwa 10 % der Wolke-Erde-
Blitze erreichen den Erdboden in einem Bereich, der niederschlagsfrei ist (Walsh et al.
2013; Uman 1986). Die meisten Wolke-Erde-Blitze weisen jedoch etwa eine Länge von
3–4 km auf (Uman 1986).

3.3   Blitzortungssysteme

Mithilfe von Blitzortungssystemen können Zeitpunkt, Einschlagsort und Intensität der
Blitze erfasst werden. Die registrierten Daten dienen bevorzugt wissenschaftlichen und
wirtschaftlichen Interessen, z. B. in den Fach- bzw. Wirtschaftsbereichen Meteorologie,
Flugverkehr, Energieversorgung, Telekommunikation und Versicherungswesen. Aber auch
für Ärzte, andere Naturwissenschaftler, Ermittlungsbeamte sowie anderweitig interessierte
Personen sind Blitzortungssysteme bei der Diagnosestellung oder Rekonstruktion eines
Unfalls eine relevante Unterstützung.

Die Blitzortungssysteme werden in die Kategorien lokal, regional und global eingeteilt,
die sich durch ihre Reichweiten unterscheiden:

a) **Lokale Blitzortungssysteme**

Die Reichweite der lokalen Blitzortungssysteme beträgt maximal 100 km. Da ein direkter Sichtkontakt zwischen den Sensoren und dem Blitzkanal besteht, ist die Reichweite allein durch die Erdkrümmung beschränkt.

b) **Regionale Blitzortungssysteme**

Die Reichweite der regionalen Blitzortungssysteme beträgt bis etwa 1000 km. Die Blitzortungssysteme bestehen aus mindestens sechs Messstationen und einer Zentralstation, die die übermittelten Messdaten auswertet und speichert.

Diese Systemform besitzt die größte praktische Relevanz, da mit der möglichen Reichweite häufig die Fläche eines ganzen Landes erfasst wird. Die regionalen Blitzortungssysteme heißen z. B. für Deutschland BLIDS, für Österreich ALDIS und für die Schweiz MeteoSchweiz. Um die Leistungsfähigkeit der regionalen Blitzortungssysteme zu verbessern, haben sich mittlerweile 32 europäische Länder in der 2001 gegründeten „European Cooperation for Lightning Detection" (EUCLID) zusammengeschlossen (s. Kap. 7). Aber auch zahlreiche andere Länder der Erde, die z. T. auch miteinander kooperieren, verfügen über regionale Blitzortungssysteme (Guha et al. 2021).

c) **Globale Blitzortungssysteme**

Die Reichweite der globalen Blitzortungssysteme beträgt mehrere Tausend km. Bei dieser Art der Ortungssysteme werden die regionalen Systeme von Satelliten unterstützt. Die globalen Blitzortungssysteme geben einen Überblick über die überregionale Gewittertätigkeit und die Zugrichtung der Gewitterfronten. Sie dienen bevorzugt der Meteorologie und der Klimaforschung (Heidler und Stimper 2009).

Literatur

Blumenthal R (2022) Lightning metallization injury. Am J Forensic Med Pathol 43:e93–e95
Cherington M, Krider EP, Yarnell PR, Breed DW (1997) A bolt from the blue: lightning strike to the head. Neurology 48:683–686
Guha A, Liu Y, Williams E, Schumann C, Hunt H (2021) Lightning, detection and warning. In: Gomes C (Hrsg) Lightning. Science, engineering, and economic implications for developing countries. Springer, Singapore, S 37–77
Hasse P, Wiesinger J, Zischank W (2006) Handbuch für Blitzschutz und Erdung, 5. Aufl. Pflaum, München
Heidler F, Cvetic J (2002) A class of analytical functions to study the lightning effects associated with the current front. ETEP 12:141–150
Heidler F, Stimper K (2009) Blitz und Blitzschutz. VDE, Berlin Offenbach

Kleiter I, Luerding R, Dienhofer G, Rek H, Bogdahn U, Schalke B (2007) A lightning strike to the head causing a visual cortex defect with simple and complex visual hallucinations. J Neurol Neurosurg Psychiatry 78:423–426

Rakov VA (2021) Lightning, the science. In: Gomes C (Hrsg) Lightning. Science, engineering, and economic implications for developing countries. Springer, Singapore, S 1–36

Rakov VA, Uman MA (2006) Lightning. Physics and effects. Cambridge University Press, Cambridge New York Melbourne Madrid Cape Town Singapore Sao Paulo

Uman MA (1986) All about lightning. Dover Publication, New York

Uman MA (2008) The art and science of lightning protection. Cambridge University Press, Cambridge New York Melbourne Madrid Cape Town Singapore Sao Paulo Delhi

Walsh KM, Cooper MA, Holle R, Rakov VA, Roeder WP, Ryan M (2013) National athletic trainers' association safety for athletics and recreation. J Athl Train 48:258–270

Mechanismen der Energieübertragung

4

Blitzunfälle sind im Gegensatz zu Unfällen mit technischer Hochspannung durch eine extrem hohe Stromstärke und eine sehr kurze Expositionsdauer charakterisiert. Verletzungen resultieren dabei aus der Einwirkung der elektrischen Energie, hoher Temperaturen, mechanischer Energie in Form der explosiven Ausdehnung der Luft nach Erhitzung oder des grellen Lichtscheins (Blumenthal 2021; Pollak und Thierauf 2015; Rakov und Uman 2006; Uman 1986, 1992; Zack et al. 2007). Die Energie des Blitzes kann dabei auf verschiedene Art und Weise auf eine Person oder Personengruppen übertragen werden und auch in Form eines Magnetfeldes zu Verletzungen führen. Bei zahlreichen Unfällen kommt es zu einer Kombination der unterschiedlichen Mechanismen (Blumenthal et al. 2012; Cherington et al. 1998; Cooper 2000; Pollak und Thierauf 2015; Ritenour et al. 2008; Verband der Elektrotechnik Elektronik Informationstechnik 2012; Zack et al. 2007; Zack und Büttner 2020a). Nachfolgend werden die einzelnen Mechanismen der Energieübertragung auf den Menschen vorgestellt (Tab. 4.1).

▶ **Merke** Blitzschlagverletzungen des Menschen können aus der Einwirkung von elektrischer, mechanischer und/oder thermischer Energie sowie durch grellen Lichtschein resultieren.

F. Zack, *Unfälle durch Blitzschlag*, https://doi.org/10.1007/978-3-662-68865-6_4

Tab. 4.1 Mechanismen der möglichen Energieübertragungen bei einem Unfall durch Blitzschlag. (Eigene Darstellung)

Mechanismus	Kurzbeschreibung
Direkter Treffer	Stromfluss durch den Körper
Berührungsspannung	Blitzschlag in ein Objekt, das vom Opfer berührt wird
Seitenüberschlag	Blitzschlag in ein Objekt, z. B. Baum, mit „Überspringen" der Energie
Schrittspannung	Schädigung durch abgenommene Schrittspannung in der Nähe des Blitzeinschlags
Leitervermittelter Blitzunfall	Stromfluss zum Opfer über elektrische Leitungen, eine Berührung ist keine Voraussetzung
Aufwärtsblitz	Schädigung durch Stromfluss vom Boden in Richtung Himmel
Barotrauma	Schädigung durch explosionsartige Stoß-/Druckwelle
Blendung	Schädigung durch grellen Lichtschein des Blitzkanals
Sekundärer Unfallmechanismus	Schädigung durch blitzschlagbedingtes Feuer, herabfallende Äste oder Ähnliches

4.1 Direkter Treffer

Bei einem direkten Treffer („direct strike", „direct hit"), die Energieübertragung mit dem größten Gefährdungspotenzial für den Menschen, passiert der Hauptteil des Stromes den Körper. Häufig findet man Blitzeintrittsstellen am Kopf und gelegentlich Blitzaustrittsmarken in Form von lochartigen Stromdurchschlägen an den Füßen (Abb. 4.1). Die Letalität derartiger Unfälle ist relativ hoch (Blumenthal et al. 2012; Cooper 2000; Pollak und Thierauf 2015; Ritenour et al. 2008; Verband der Elektrotechnik Elektronik Informationstechnik 2012; Whitcomb 2002; Zack et al. 2007, 2016).

Fallbeispiel

Ein 13-jähriger Junge erhielt auf dem Spielplatz einer Schule in England einen direkten Treffer in die linke Halsseite mit Austrittsverbrennungen an beiden Füßen. Ein offenbar unverletzt gebliebener Freund beobachtete, wie das Opfer zu Boden fiel und regungslos liegen blieb. Als er ihn berührte, fühlte sich dieser heiß an. Ein Mitarbeiter der Schule erfasste die Situation und begann bei dem nicht ansprechbaren Jungen mit sofortigen kardiopulmonalen Wiederbelebungsmaßnahmen. Alarmierte Rettungssanitäter („paramedic crew") brachten den Geschädigten unter ständiger Fortführung der Reanimationsbehandlung in die Notaufnahme einer Klinik, die 18 min nach dem Blitzschlag erreicht wurde.

Abb. 4.1 Bei einem direkten Treffer ist der Einschlagsort häufig im Kopf-Hals-Bereich und der Austrittsort im Fußbereich. Dabei fließt der elektrische Strom durch den Körper. (Eigene Darstellung)

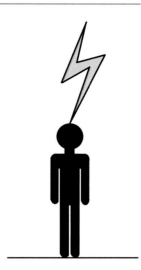

Befunde am Aufnahmetag: Glasgow Coma Scale 3, Sinustachykardie (140 Schläge/min), Trommelfellruptur links, schwache Atmung, kalte Extremitäten, respiratorische und metabolische Azidose (pH 6,9), Erhöhung der Kreatinkinase im Serum (CK) bis max. 1164 IU/L (Referenzbereich: 0–120 IU/L), in der Echokardiografie und im Elektrokardiogramm (EKG) keine pathologischen Befunde, oberflächliche Verbrennungen des Halses, der Brustregion und des Abdomens jeweils links, oberflächliche Verbrennungen am linken und tiefreichende am rechten Fuß, offene Wunde am Kinn durch Sturz, Zerreißungen der Jacke und Hose jeweils links sowie des linken Schuhs.

Therapie und klinischer Verlauf auf der Intensivstation: Intubation, mechanische Beatmung, Volumensubstitution, forcierte Diurese, Versorgung der Hautverbrennungen mit trockenen Mullverbänden, chirurgische Naht der Kinnwunde, am 3. Tag Extubation und Normalisierung der CK. Am 4. Tag Verlegung auf eine Normalstation bei bestehender Dysphasie und Muskelschwäche rechts. Über den weiteren Verlauf wurde nicht berichtet (Courtman et al. 2003). ◄

4.2 Seitenüberschlag

Ein Seitenüberschlag oder auch Seitenschlag („side splash", „side flash") liegt vor, wenn der Blitz zuerst in ein anderes Objekt einschlägt, z.B. in einen Baum, und ein Teil der Energie auf einen in der Nähe befindlichen Menschen übertragen wird (Abb. 4.2). Auch beim Seitenüberschlag wird die Letalität als relativ hoch eingeschätzt (Ritenour et al. 2008; Whitcomb 2002; Zack et al. 1997, 2016).

Abb. 4.2 Bei einem
Seitenüberschlag trifft der Blitz
auf ein anderes Objekt, in den
meisten Fällen einen Baum,
und ein Teil der Energie wird
auf das in der Nähe befindliche
Opfer übertragen. (Eigene
Darstellung)

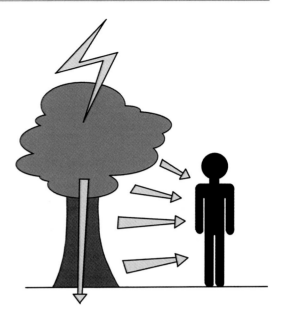

Fallbeispiel

An einem Tag im Mai 1995 wurden zahlreiche Teilnehmer eines Sportfestes in Ras-
tow, Mecklenburg-Vorpommern (Deutschland), von einem Gewitter mit Starkregen
überrascht. Ein Großteil der beteiligten Personen lief in ein neben dem Sportplatz
aufgebautes Versorgungszelt. Ein Blitz schlug dann in eine Pappel, die Teil einer
Baumreihe am Rand des Sportplatzes war, und hinterließ eine senkrecht verlaufende Verbrennungsspur der Baumrinde bis zur Grasnarbe. Im Zelt, das 1,50 m von
dem getroffenen Baum entfernt stand, wurde ein 27-jähriger Mann schwer verletzt.
Nach sofortigem Bewusstseinsverlust und Herzkammerflimmern wurde er zunächst
erfolgreich reanimiert, intubiert, künstlich beatmet und in eine Klinik gebracht, in
der er 5 Tage nach dem Unfall aufgrund einer irreversiblen hypoxischen Hirnschädigung verstarb. Bei der Obduktion wies das Opfer keine Schädigungen der Haut
oder der Körperbehaarung auf. Nach der Präparation der Weichteile zeigten die linke
Brustmuskulatur und das Herz ausgedehnte thermische Schädigungen in Form von Verkochungen. Den direkten Treffer hatte der Baum erhalten, jedoch stand das Opfer zu
nahe am Baum und der Luftwiderstand sowie die Zeltbahn waren nicht geeignet, den
Mann vor der hohen Energie in der Umgebung des direkten Treffers zu schützen. Es
war der erste Fall einer Schädigung durch einen Seitenüberschlag, der in der deutschen
Fachliteratur beschrieben wurde (Zack et al. 1997). ◄

4.3 Schrittspannung

Bei einem Unfall durch abgenommene Schrittspannung („ground strike", „stride potenzial", „step voltage", „grounding", „ground current effect", „ground current electrocution") befindet sich die betroffene Person in einer Entfernung bis 50 m vom Blitzeinschlagsort entfernt mit den Beinen auf dem Erdboden. Der Blitzkanal gibt seine elektrische Spannung am Auftreffpunkt in den Erdboden. Dabei entsteht ein sog. Spannungstrichter, bei dem die Spannung kontinuierlich mit zunehmender Entfernung vom Blitzeinschlag abnimmt. Zwischen beiden Füßen entsteht, insbesondere bei einem erheblichen Abstand, eine Potenzialdifferenz. Dabei tritt der Strom über einen Fuß in den Körper ein und über den anderen wieder aus (Abb. 4.3). Die Gesundheitsschädigung durch eine abgenommene Schrittspannung wird beim Menschen regelhaft überlebt, weil der Stromweg nicht über das Herz führt. Bei größeren Säugetieren kann eine abgenommene Schrittspannung aufgrund der größeren Abstände der Beine jedoch zum Tod führen (Cooper 2000; Panse 1925; Rakov und Uman 2006; Ritenour et al. 2008; Sellier 1975; VDE 2012; Whitcomb et al. 2002; Zack et al. 2007, 2016).

Es konnte in der Fachliteratur kein Fallbericht gefunden werden, bei dem ein menschliches Opfer, im Gegensatz zu großen Säugetieren, nachweislich allein durch eine abgenommene Schrittspannung verstorben war (Blumenthal 2021; Cooper et al. 2017; Zack und Büttner 2020b).

Von den in einer nichtmedizinischen Studie aus Deutschland angegebenen 10 Todesfällen durch Schrittspannung wurde kein einziger Verstorbener obduziert oder von einem Experten postmortal untersucht. Die Einschätzung war eine vorläufige und beruhte auf Angaben von Zeugen, die z. T. selbst verletzt worden waren und muss retrospektiv angezweifelt werden (Bremer 2024; Harms 1956).

Abb. 4.3 Bei einer abgenommene Schrittspannung befindet sich das Opfer gehend oder stehend in der unmittelbaren Nähe zu einem Blitzschlag in den Boden. (Eigene Darstellung)

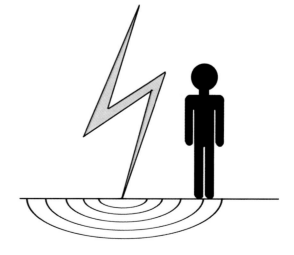

Lichtenberg et al. (1993) berichteten über 12 Patienten, die eine Verletzung durch abgenommene Schrittspannung erlitten hatten. Alle Opfer wiesen Parästhesien der unteren Extremitäten mit Taubheit, Brennen, Kribbeln und/oder Muskelschwäche auf. Kein Patient hatte bei einem abgeleiteten EKG eine ST-Elevation oder QTc-Verlängerung. Bei 3 der 12 Opfer zeigte das EKG unspezifische ST-T-Wellenveränderungen. Die Krankheitsverläufe waren unkompliziert und die kardiologischen Nachuntersuchungen ergaben keine Auffälligkeiten.

Zahlreiche Opfer eines Blitzunfalls durch abgenommene Schrittspannung müssen jedoch gar nicht erst stationär behandelt werden, da die Symptome und Beschwerden oftmals in kurzer Zeit regredient sind (Diehl 2008; Dollinger 1985; Duppel et al. 2009; Zack et al. 1997, 2009).

Fallbeispiel

Nach einem Unfall durch einen Blitzschlag in eine Baumgruppe eines öffentlichen Schwimmbades in Baden-Württemberg (Deutschland) war ein 35-jähriger Mann am Ereignisort leicht verwirrt. Er hatte einen stabilen Kreislauf und klagte über Taubheit in beiden Beinen. Die Oberschenkel- und Fußpulse waren nicht tastbar. Weiterhin bestanden eine symmetrische motorische Schwäche sowie Dysästhesien bei der Palpation im linken Lenden- und Kreuzbeinbereich. Es folgte eine rasche Regredienz der Symptomatik innerhalb der ersten 2 h nach dem Unfall mit Ausnahme der Dysästhesien. Der weitere Verlauf war komplikationslos. Zwei Jahre nach dem Unfall litt das Unfallopfer immer noch an zeitweise auftretenden Schmerzen in beiden Beinen (Graber et al. 1996).◄

4.4   Berührungsspannung

Eine Berührungsspannung („contact voltage", „contact injury") ist dann gegeben, wenn der Blitz in ein Objekt einschlägt, das sich in direktem Kontakt zu einem Blitzopfer befindet. Der Strom fließt dann über ein Opfer, wenn diese Person den Weg des geringsten Widerstands darstellt (Abb. 4.4). In Einzelfällen wurden auch tödliche Unfälle berichtet (Cooper 2000; Ritenour et al. 2008; VDE 2020, Whitcomb et al. 2002; Zack et al. 2007, 2016).

Fallbeispiel

In dem Moment, als ein 24-jähriger Kraftfahrer in Minnesota (USA) einen Anhänger an eine Zugmaschine kuppelte, schlug ein Blitz in den Truck ein. Dabei wurde der Mann mehrere Meter weggeschleudert, blieb aber bei Bewusstsein. Er erlitt eine

Abb. 4.4 Bei einem
Kontakteffekt berührt das
Opfer ein Objekt, z. B. einen
Regenschirm, der vom Blitz
getroffen wird. (Eigene
Darstellung)

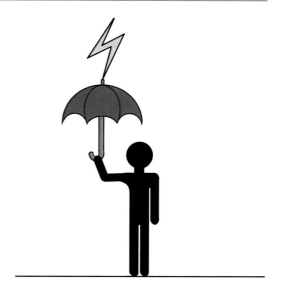

Verbrennung der linken Hand und war danach desorientiert, sodass er in die Notaufnahme einer Klinik gebracht wurde. Dort wies er eine permanente Sinustachykardie auf. Weitere pathologische Befunde wurden beim Opfer nicht festgestellt.

Nach 1,5 Monaten entwickelte das Opfer des Blitzunfalls Palpitationen, episodenhafte Schmerzen der oberen Extremitäten (5–10 s andauernd), eine verstärkte Diaphorese und eine arterielle Hypertonie (mindestens 160/115 mmHg).

Nach 3 Monaten trat eine posttraumatische Belastungsstörung in Form von Angstzuständen, Schlaflosigkeit, allgemeiner Unruhe, Störungen der Feinmotorik und des Gedächtnisses sowie Kopfschmerzen auf. Nach traditioneller Physio- und Ergotherapie erfolgte keine Besserung der Beschwerden. Daraufhin wurde 4,5 Monate nach dem Unfall eine Änderung des Therapiemanagements mit Beginn einer Psychotherapie, funktioneller Rehabilitationsbehandlung und Gabe von Clonidin vorgenommen. Als Folge stellte sich eine deutliche Besserung der Symptomatik ein (Parsaik et al. 2013).◄

4.5   Leitervermittelter Blitzunfall

Bei einem leitervermittelten Blitzunfall („wire mediated lightning injury") kann eine Person verletzt oder getötet werden, nachdem die elektrische Energie eines Blitzes in eine Telefon- oder elektrische Leitung gelangt ist und das Unfallopfer ein Schnurtelefon oder Geräte mit Schnurverbindung zum elektrischen Netz benutzt. Dabei ist ein direkter

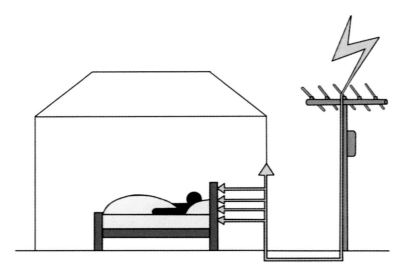

Abb. 4.5 Bei einem leitervermittelten Blitzunfall kann eine Person, auch ohne Berührung der elektrischen Leitung, von einem Blitz, der in die elektrischen Anlagen eines Hauses gelangt ist, an der Gesundheit geschädigt werden. (Eigene Darstellung)

Kontakt zur Stromleitung keine Voraussetzung für eine Schädigung (Abb. 4.5) (Blanco-Pampin et al. 1997; Dinakaran et al. 1998; Pollak und Thierauf 2015; Zack und Büttner 2020a).

Fallbeispiel

In den Morgenstunden eines Tages im Juli 1995 wurde in Spanien ein 55-jähriger Mann, in seinem Bett liegend, tot aufgefunden. Der Leichenschauarzt vermutete zunächst einen natürlichen Tod. Das isoliert gelegene Haus wurde 2 Jahre zuvor von einem Blitzschlag getroffen. Gegen 4 Uhr der zurückliegenden Nacht hatte es in dieser Region wieder ein Gewitter gegeben. Mit diesem Wissen erfolgte eine zweite postmortale Untersuchung des Verstorbenen, die dieses Mal von Rechtsmedizinern durchgeführt wurde. Dabei stellten sie fest, dass der Mast der Fernsehantenne des Grundstücks, der etwa 8 m hoch war und das Dach des eingeschossigen Landhauses überragte, von einem Blitz getroffen worden war. Die elektrische Energie des Blitzes war daraufhin über Kabelleitungen in das Haus gelangt und hatte das Fernsehgerät, einen Wassererhitzer sowie zahlreiche Elektroleitungen zerstört bzw. beschädigt. Im Schlafzimmer des Hauses durchschlug der Blitz eine Überputzleitung, die sich etwa 10 cm vom Kopfende des Holzbettes befand, in dem der Mann verstorben war. Die Untersucher fanden thermische Schädigungen am Kopfteil des Bettgestells, das aus 2 cm dickem Holz bestand, sowie Verbrennungen am Kopfkissen, Laken und an der

Matratze. Die Haut des verstorbenen Mannes wies oberflächliche Verletzungen an der rechten Schulter und Lichtenberg-Figuren am Oberkörper auf. Diese Befunde führten die Rechtsmediziner zur korrekten Diagnose „Tod durch Blitzschlag".

Die Energie des Blitzes erreichte das Opfer des Fallbeispiels über die Antenne und die über Putz gelegten Elektroleitungen, ohne dass der Mann mit seinem Körper eine Leitung berührte. Demnach kommt für diesen tragischen Unfall die Berührungs-spannung (Kontakteffekt) als Art der Energieübertragung nicht in Betracht, sodass die leitervermittelte Energieübertragung als eigenständiger Mechanismus der Schädigung einer Person angesehen werden sollte und in die Aufzählung aufgenommen wurde (Blanco-Pampin et al. 1997; Zack et al. 2007).◄

4.6   Aufwärtsblitz

Bei einem Aufwärtsblitz oder einer Fangentladung („upward streamer") wird ein Unfall-opfer von entgegengesetzt gerichteten Ladungen, die von der Erdoberfläche oder vom Kopf des Unfallopfers in Richtung Wolke verlaufen, verletzt (Abb. 4.6). Diese Form der Energieübertragung wurde in der Fachliteratur bisher erst einmal beschrieben. Das Unfallopfer verstarb am Ereignisort (Cooper 2000).

Fallbeispiel

An einem Tag im September 1998 beschäftigte sich ein vierköpfiges Team in North Carolina (USA) mit der Erweiterung einer Energiestation. Die Männer arbeiteten an einer Straßengabelung unter Bäumen. Als es zu donnern begann, ordnete der Schichtleiter, gegen den Willen der anderen drei Männer, das Weiterarbeiten an. Der Verantwortliche selbst kniete zwischen einer Transformatorbox und einer Telefoninstal-lationssäule, als ein Mitarbeiter ein Kribbeln in seiner linken Körperhälfte verspürte.

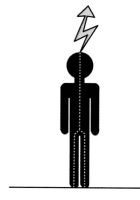

Abb. 4.6 Bei einem Aufwärtsblitz („upward streamer") kann eine Person durch elektrische Ladungen, die von der Erdoberfläche oder vom Kopf des Opfers in Richtung Wolke gerichtet sind, verletzt oder getötet werden. (Eigene Darstellung)

Während es einen lauten Knall gab, beobachtete ein anderer Mitarbeiter ein weißliches Aufleuchten im Bereich des Kopfes und der rechten Schulter des Schichtleiters. Daraufhin sagte dieser noch, dass es ihm nicht gut ginge und sank zusammen. Zwei Mitarbeiter begannen sofort mit der Beatmung. Ob auch gleichzeitig mit einer Herzdruckmassage begonnen wurde, findet in dem Bericht keine Erwähnung. Die 7 min später eingetroffenen Rettungssanitäter stellten ein Kammerflimmern des Herzens fest und führten die Reanimationsmaßnahmen fort, jedoch ohne Erfolg (Cooper 2002).◄

4.7 Barotrauma

Unabhängig von der elektrischen Ladung kann ein Opfer bei einem blitzschlagbedingten Unfall auch durch andere Energieformen gesundheitliche Schäden erleiden. Dabei kommt ein Barotrauma („lightning barotrauma") häufig vor (Abb. 4.7) (Angerer et al. 2009; Blumenthal 2021; VDE 2012).

Eine detaillierte Betrachtung der Mechanismen eines blitzschlagbedingten Barotraumas existiert in der medizinischen Fachliteratur bisher nicht. Eine daraufhin erfolgte Nachfrage beim Leiter des Fachgebiets Blitz- und Überspannungsschutz an der Technischen Universität Ilmenau, Deutschland, ergab folgende, auch aus medizinischer Sicht nachvollziehbare Erklärung für die bei Unfallopfern häufig beobachteten Trommelfellrupturen und Zerreißungen der getragenen Kleidungsstücke.

Das Barotrauma entsteht durch die schlagartige Erhitzung der Luft, die eine Stoß-/Druckwelle um den Plasmakanal des Blitzes verursacht. Aus dieser Welle wird dann in einigen Metern Entfernung eine intensive Schallwelle, die in noch weiterer Entfernung als Donner zu hören ist. Diese Stoß- und Druckwelle breitet sich in der Luft allseitig um den Blitzkanal aus. Beim Auftreffen der Welle auf eine nahestehende Person kann diese

Abb. 4.7 Bei einem Barotrauma kann eine Person durch die Stoß-/Druckwelle, die auf eine schlagartige Erhitzung der Luft im Plasmakanal zurückgeht, durch die Luft geschleudert und/oder am Hörorgan verletzt werden. (Eigene Darstellung)

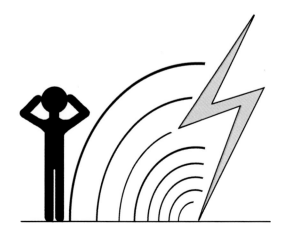

durch den hohen Flächendruck umgeworfen oder sogar weggeschleudert werden, wobei die Bekleidung dabei nicht zwingend zerrissen wird.

Anders sieht es aus, wenn ein Mensch entweder durch einen direkten Treffer oder einen Seitenüberschlag verletzt wird. Dabei tritt die Plasma-/Gleitentladung aufgrund des hohen Widerstandes des Menschen an der Körperoberfläche entweder an der Haut, zwischen Haut und Bekleidung oder an der Bekleidung auf. Die Plasma-/Gleitentladung entspricht der Fortsetzung des Blitzkanals unmittelbar auf der Oberfläche eines Menschen. Auch hierbei kommt es zu einer schlagartigen Erwärmung der Luft um den Blitzkanal und zur Ausbildung einer Stoß-/Druckwelle. Bei diesem Vorgang werden die Trommelfelle des Opfers häufig verletzt und die getragene Bekleidung des Opfers nahezu immer zerrissen. Die Beschädigungen können sowohl dann auftreten, wenn der Blitz zwischen Haut und Kleidung verläuft, als auch in Fällen der Gleitentladung an der Außenseite der Bekleidung. Im ersten Fall ruft die Stoß-/Druckwelle, die sich vom Blitzkanal wegbewegt, die Zerreißungen hervor. Im Fall der Entladung an der Außenseite der Kleidung verursacht der nach außen gerichtete Druckstoß in die Luft hinter sich, an der Bekleidung, einen starken Unterdruck bzw. Sog („Saugkraft"). Ist nun auch noch durch Regen oder Schweiß Feuchtigkeit vorhanden, welches bei einem Wärmegewitter wahrscheinlich ist, werden die genannten Effekte noch verstärkt. Das flüssige Wasser der Feuchtigkeit wird durch die extreme Erwärmung schlagartig verdampft, also in den gasförmigen Zustand umgewandelt, was einer starken Volumenvergrößerung entspricht. Dadurch werden die Amplitude und die mechanische Wirkung größer. Vermutlich können deshalb bei vorhandener Feuchtigkeit auch bei Blitzen mit vergleichsweise geringer Energie bereits deutliche Zerreißungen beobachtet werden. Ob Beschädigungen auftreten oder nicht, hängt auch vom Material der Bekleidung ab. Insbesondere die anatomischen und physiologischen Eigenschaften der Haut dürften dafür verantwortlich sein, dass sie in Relation zur Bekleidung des Menschen keine gleichartigen Zerreißungen aufweist (M. Rock, persönliche Mitteilung, 12. Januar 2023).

Fallbeispiel

Während einer Autofahrt in Bayern (Deutschland) 2007 wurde der PKW eines 44-jährigen Fahrers von einem Blitz getroffen. Der PKW, der als Faradayscher Käfig den Fahrer vor einer Schädigung durch die elektrische Energie schützte, wies danach einen Ausfall der gesamten Fahrzeugelektronik, Lackschäden am Dach sowie thermische Schädigungen an den Radabdeckungen auf. Der Fahrer erlitt bei diesem Unfall ein schweres akustisches Trauma (Barotrauma) mit beidseitiger Otalgie, Tinnitus und Hörminderung jeweils rechts. Nach einer Infusionstherapie besserte sich die Innenohrschwerhörigkeit nach 2 Wochen, während der Tinnitus über mehr als 6 Monate persistierte (Angerer et al. 2009).◄

4.8   Blendung

Durch die Blendung des Lichtscheins des Blitzkanals können die Augen eines Unfallopfers geschädigt werden (Kleiter et al. 2007; Mason und Crocett 2000).

Fallbeispiel

Auf dem Heimweg von der Schule sah ein 14-jähriges Mädchen in Kanada einen hellen Lichtschein und befand sich im selben Moment sitzend auf dem Erdboden. Sie erschien in der Notaufnahme einer Klinik mit Schmerzen in den Augen, der linken Schulter und beiden Beinen. Weiterhin klagte sie über Missempfindungen (Taubheit, Kribbeln) in den Beinen.

Untersuchungsbefunde: Verminderte Kraft (4/5) und sensorische Störungen des rechten Unterschenkels, hinkendes Gangbild, im EKG atrioventrikulärer Block (AV-Block) 1. Grades.

Überwachung. Ein augenärztliches Konsil erbrachte einen unauffälligen Untersuchungsbefund.

Entlassung nach 2 Tagen mit Persistieren von hellen Lichterscheinungen in beiden Augen, Parästhesien in den unteren Extremitäten und einem AV-Block 1. Grades. Entlassungsmedikation: Amitriptylin (Mason und Crocett 2000).◄

4.9   Sekundärer Unfallmechanismus

Desweiteren können Personen durch unterschiedliche Folgen eines Blitzeinschlags sekundär geschädigt werden. Die Verletzungen oder der Tod können beispielsweise durch ein durch die extremen Temperaturen des Blitzkanals verursachtes Feuer (Abb. 4.8) oder auch durch abgesplitterte Teile eines getroffenen Baums hervorgerufen werden (Blumenthal 2021; Bremer 2024; Harms 1956; Holle 2010; Holle et al. 2005; Ritenour et al. 2008).

Fallbeispiel

Am Vormittag eines Augusttages 1955 ereignete sich an einem See in Schleswig-Holstein (Deutschland) ein Unfall mit einer sekundären Schädigung. Unter einem Vordach eines Zeltes saßen sechs Personen bei einem Gewitter an einem Tisch, als ein Blitz in eine etwa 4 m entfernte und nahezu 30 m hohe Pappel einschlug. Der Baum war Teil einer Pappelreihe und hatte einen Stammdurchmesser von etwa 1 m. Der Blitz zersplitterte den Stamm, sodass Stammteile und Äste in einem Umkreis von 15 m zu Boden gingen. Ein 35-jähriger Mann wurde sitzend von einem etwa 1,50 m langen und 8 kg schweren abgesplitterten Baumteil am Kopf getroffen und verstarb am Unfallort. Bei Blutungen aus Mund, Nase und Ohren diagnostizierte der Leichenschauarzt als Todesursache ein schweres Schädel-Hirn-Trauma. Von den anderen 5 Personen

Abb. 4.8 Ein Blitzschlag
kann die Gesundheit von
Personen auch sekundär, z. B.
durch einen ausgelösten Brand,
schädigen. (Eigene
Darstellung)

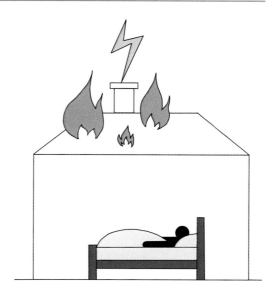

wiesen 4 gesundheitliche Schädigungen wie Verwirrtheit, Paralysen, eine Armfraktur
sowie Schmerzen auf und wurden in einem Krankenhaus behandelt (Bremer 2024).◄

4.10   Magnetfeld

Weiterhin existiert die Hypothese, dass das bei einem Blitzschlag auftretende Magnetfeld elektrische Ströme mit der Folge von Asystolie oder Herzkammerflimmern beim
Opfer verursachen kann. Dies soll insbesondere für die Schwerverletzten gelten, die nach
dem Unfall äußerlich keine charakteristischen Befunde durch den Blitzschlag aufweisen
(Cherington et al. 1998; Wetli 1996).

Fallbeispiel

Vier Golfspieler befanden sich während eines Gewitters in den USA unter einem
Baum, als ein Blitz in den Baum einschlug. Zwei Männer waren kurzzeitig bewusstlos, ein Spieler klagte über Verbrennungen an den Stellen, an denen er Schläger und
andere Objekte aus Metall trug, und ein 32-jähriger Mann erlitt einen Herzstillstand.
Ein Arzt, der sich in der Nähe befand, begann umgehend mit kardiopulmonalen Reanimationsmaßnahmen. Der Mann wurde in eine Klinik gebracht, verblieb aber komatös
und verstarb 18 Tage später aufgrund einer hypoxischen Hirnschädigung. Da er keine
äußeren Verletzungen durch elektrischen Stromfluss aufwies, stellten Cherington et al.
(1998) die Hypothese auf, dass eine Person auch durch das Magnetfeld, das in der

Umgebung eines Wolke-Erde-Blitzes existiert, so stark geschädigt werden kann, dass ein Herzstillstand auftritt.◄

Für einen Blitzunfall mit gesundheitlicher Schädigung eines Menschen kann eine einzige Form der Energieübertragung oder eine Kombination verschiedener Mechanismen verantwortlich sein (Johnstone et al. 1986; Zack et al. 1997).

Bei der Auswertung der in der Fachliteratur publizierten Unfälle durch Blitzschlag mit gesundheitlichen Schädigungen von Personen fand sich häufig keine Angabe des festgestellten oder angenommenen Energieübertragungsweges. Möglicherweise gibt es aus den genannten Gründen in der Fachliteratur über Unfälle mit Personenschädigungen keine verlässlichen Statistiken über die Häufigkeiten des Auftretens der unterschiedlichen Energieübertragungsmechanismen.

Bei einem *Oberflächeneffekt* („skin effect", „flashover phenomenon") wird davon ausgegangen, dass der Hauptteil der elektrischen Energie des Blitzkanals in Form einer Gleitentladung längs der Körperoberfläche in den Boden abgeführt wird. Als Ursachen gelten der Abfall der elektrischen Spannung infolge des Hautwiderstands und die extrem kurze Expositionszeit. Der Skin-Effekt ist ein bedeutsamer Grund dafür, dass Blitzschläge überlebt werden können. Er ist jedoch kein eigenständiger Energieübertragungsmechanismus (Abb. 4.9) (Reimann und Prokop 1980; Weimann und Prokop 1963; Zack et al. 2007). Der Oberflächeneffekt soll bevorzugt bei durchnässten Personen auftreten (Blumenthal 2021).

► **Merke** Bei einem Unfall durch Blitzschlag kann die elektrische Energie eine Person durch verschiedene Mechanismen schädigen. Dabei werden Unfälle durch einen direkten Treffer, einen Seitenschlag, eine Berührungsspannung,

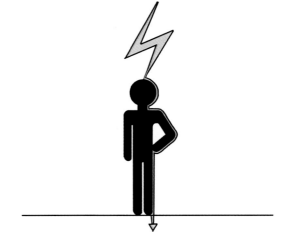

Abb. 4.9 Bei einem Oberflächeneffekt („skin effect") wird der Hauptteil des elektrischen Blitzstroms in Form einer Gleitentladung längs der Körperoberfläche in den Boden abgeführt. (Eigene Darstellung)

eine abgenommene Schrittspannung, eine leitervermittelte Energieübertragung oder einen Aufwärtsblitz beschrieben. Die verschiedenen Formen können auch kombiniert auftreten. Weiterhin können Menschen bei derartigen Ereignissen auch durch thermische oder/und mechanische Energie sowie durch die Blendung des Lichtscheins gesundheitliche Schäden erleiden.

Literatur

Angerer F, Hoppe U, Schick B (2009) Blitzeinschlag in einen PKW mit Schädigung des Hörorgans. HNO 57:1081–1084

Blanco-Pampin JM, Suarez-Penaranda JM, Rico-Boquete R, Concheira-Carro L (1997) An unusual case of death by lightning. J Forensic Sci 42:942–944

Blumenthal R (2021) Injuries and deaths from lightning. J Clin Pathol 74:279–284

Blumenthal R, Jandrell IR, West NJ (2012) Does a sixth mechanism exist to explain lightning injuries? Investigating a possible new injury mechanism to determine the cause of injuries related to close lightning flashes. Am J Forensic Med Pathol 33:222–226

Bremer L (2024) Retrospektive Analyse einer historischen Fallsammlung von letalen Unfällen durch Blitzschlag in der Bundesrepublik Deutschland im Zeitraum 1951–1965 aus rechtsmedizinischer Sicht. Universität Rostock, Rostock im Druck, Med Diss

Cherington M, Wachtel H, Yarnell PR (1998) Could lightning injury be magnetically induced? Lancet 351:1788

Cooper MA (2002) A fifth mechanism of lightning injury. Acad Emerg Med 9:172–174

Cooper MA, Andrews CJ, Holle RL, Blumenthal R, Navarette-Aldana N (2017) Lightning-related injuries and safety. In: Auerbach P, Cushing T, Harris N (Hrsg) Auerbach's wilderness medicine. 7. Aufl. Elsevier, Philadelphia, S 71–117

Courtman SP, Wilson PM, Mok Q (2003) Case report of a 13-year-old struck by lightning. Paediatr Anaesth 13:76–79

Diehl J (2008) Eine Meldung und ihre Geschichte – warum ein Blitz 19 Fußballtrainer gleichzeitig traf. Spiegel 27:55

Dinakaran S, Desai SP, Elsom DM (1998) Telephone-mediated lightning injury causing cataract. Injury 29:645–646

Dollinger SJ (1985) Lightning-strike disaster among children. Br J Med Psychol 58:375–383

Duppel H, Löbermann M, Reisinger EC (2009) Aus heiterem Himmel vom Blitz getroffen. Dtsch Med Wochenschr 134:1214–1217

Graber J, Ummenhofer W, Herion H (1996) Lightning accident with eight victims: a case report and brief review of the literature. J Trauma 40:288–290

Harms W (1956) Personenblitzschäden. Elektromedizin 1:153–158

Holle RL (2010) Lightning-caused casualities in and near dwellings and other buildings. https://www.vaisala.com/sites/default/files/documents/9.Holle-Lightning-Caused.pdf. Zugegriffen: 14. Dez. 2022

Holle RL, Lopez RE, Navarro BC (2005) Deaths, injuries, and damages from lightning in the United States in the 1890s in comparison with the 1990s. J Appl Meteorol 44:1563–1573

Johnstone BR, Harding DL, Hocking B (1986) Telephon-related lightning injury. Med J Aust 144:707–708

Kleiter I, Luerding R, Dienhofer G, Rek H, Bogdahn U, Schalke B (2007) A lightning strike to the head causing a visual cortex defect with simple and complex visual hallucinations. J Neurol Neurosurg Psychiatry 78:423–426

Lichtenberg R, Dries D, Ward K, Marshall W, Scanlon P (1993) Cardiovascular effects of lightning strikes. J Am Coll Cardiol 21:531–536

Mason AD, Crocett RK (2000) When lightning strikes … a case report and review of the literature. Int Pediatr 15:174–179

Panse F (1925) Über Schädigungen des Nervensystems durch Blitzschlag. Mschr Psychiat Neurol 59:323–338

Parsaik AK, Ahlskog JE, Singer W, Gelfman R, Sheldon SH, Seime RJ, Craft JM, Staab JP, Kantor B, Low PA (2013) Central hyperadrenergic state after lightning strike. Clin Auton Res 23:169–173

Pollak S, Thierauf A (2015) Elektrotraumen, Blitzschlag. In: Madea B (Hrsg) Rechtsmedizin. 3. Aufl. Springer, Berlin Heidelberg New York, S 324–332

Rakov VA, Uman MA (2006) Lightning physics and effects. Cambridge University Press, Cambridge New York Melbourne Madrid Cape Town Singapore Sao Paulo

Reimann W, Prokop O (1980) Vademecum Gerichtsmedizin, 3. Aufl. Volk und Gesundheit, Berlin

Ritenour AE, Morton MJ, McManus JG, Barillo DJ, Cancio LC (2008) Lightning injury: a review. Burns 34:585–594

Sellier K (1975) Schäden und Tod durch Elektrizität. In: Mueller B (Hrsg) Gerichtliche Medizin, 2. Aufl. Teil 1. Springer, Berlin Heidelberg New York, S 538–563

Uman MA (1986) All about lightning. Dover Publications, New York

Uman MA (1992) Physics of lightning. In: Andrews CJ, Cooper MA, Darvenzia M, Mackerras D (Hrsg) Lightning Injuries: electrical, medical, and legal aspects. CRC Press, Boca Raton Ann Arbor London Tokio, S 5–21

Verband der Elektrotechnik Elektronik Informationstechnik e. V. (VDE) (2012) Unfälle durch Blitzeinwirkung. https://www.vde.com/resource/blob/936982/0f4076543f8f7ec91e3774536ca17ee0/merkblatt-blitzunfaelle-download-data.pdf. Zugegriffen: 27. Jan. 2020

Weimann W, Prokop O (1963) Atlas der gerichtlichen Medizin. Volk und Gesundheit, Berlin

Wetli C (1996) Keraunopathology. An analysis of 45 fatalities. Am J Forensic Med Pathol 17:89–98

Whitcomb D, Martinez JA, Daberkow D (2002) Lightning injuries. South Med J 95:1331–1334

Zack F, Büttner A (2020a) Blitzunfall. Teil 1: Physikalische und epidemiologische Aspekte, Energieübertragung und Schädigungen nach überlebten Ereignissen. Rechtsmedizin 30:267–275

Zack F, Büttner A (2020b) Blitzunfall. Teil 2: Pathophysiologische und diagnostische Aspekte bei tödlichen Ereignissen. Rechtsmedizin 30:345–356

Zack F, Hammer U, Klett I, Wegener R (1997) Myocardial injury due to lightning. Int J Legal Med 110:326–328

Zack F, Rothschild MA, Wegener R (2007) Blitzunfall – Energieübertragungsmechanismen und medizinische Folgen. Dtsch Ärztebl 104:A3545–A3549

Zack F, Rummel J, Püschel K (2009) Blitzschläge auf Fußballplätzen. Eine unterschätzte Gefahr. Rechtsmedizin 19:77–82

Zack F, Puchstein S, Büttner A (2016) Letalität von Blitzunfällen. Rechtsmedizin 26:9–11

Erste Hilfe und präklinische Notfallmedizin 5

Wie bei nahezu jeder Unfallart besitzen auch bei einem Unfall durch Blitzschlag die erste Hilfe und die präklinische Notfallmedizin am Unfallort eine enorme Relevanz für den weiteren klinischen Verlauf und die Folgen der blitzschlagbedingten Verletzungen. Dabei weist diese Unfallart hinsichtlich des Eigenschutzes, der Triage, der Laienhilfe und der präklinischen Notfallmedizin einige Besonderheiten auf, die es zu beachten gilt.

5.1 Eigensicherung

Sicherheitsleitlinien bei Gewitter (Lightning Safety Guidelines) wurden in verschiedenen Ländern durch interdisziplinäre Expertenteams publiziert (Mackerras 1992; Verband der Elektrotechnik Elektronik Informationstechnik 2012; Zafren et al. 2005; Zimmermann et al. 2002). Im Unterschied zu einem Elektrounfall an Nieder- oder Hochspannungsanlagen besteht bereits unmittelbar nach einem Blitzschlag am Ereignisort Spannungsfreiheit. Eine andauernde Durchströmung des Opfers oder der zur ersten Hilfe eilenden Personen ist damit, im Gegensatz zu Unfällen im Bereich der technischen Elektrizität, ausgeschlossen. Jedes Opfer eines Blitzunfalls kann sofort berührt werden, ohne dass dabei die eigene Gesundheit durch Berührungsspannung gefährdet ist (Hinkelbein et al. 2013; Verband der Elektrotechnik Elektronik Informationstechnik 2012).

Dennoch steht nach einem Blitzunfall mit Personenschaden für alle Ersthelfer bei noch bestehender Blitzschlaggefahr zunächst der Eigenschutz im Vordergrund. Dies gilt insbesondere bei Unfällen unter freiem Himmel. Der Mythos, dass Blitze niemals ein zweites Mal in einen bereits getroffenen Ort, z. B. den Einsatzort der Ersthelfer, einschlagen, ist seit langem widerlegt. So wird beispielsweise das Empire State Building in New York

F. Zack, *Unfälle durch Blitzschlag*, https://doi.org/10.1007/978-3-662-68865-6_5

City (USA) durchschnittlich etwa 23 Mal pro Jahr von einem Blitz getroffen. Während eines einzigen Gewitters schlugen die Blitze in das einschließlich Antennenspitze 443 m hohe Gebäude innerhalb von 24 min 8 Mal ein (Uman 1986) (Abb. 5.1). Für Menschen gibt es keinen absolut sicheren Ort vor einer Schädigung durch Blitzschlag, jedoch sind einige Orte sicherer als andere (Holle et al. 1999; Rakov und Uman 2006). Letztlich muss jeder Ersthelfer das Risiko für eine eigene Verletzung durch einen Blitztreffer so klein wie möglich halten. Bei einem Unfall mit einer verletzten Person könnte das, sofern möglich, durch ein nahes Heranfahren an das Opfer und eine rasche Bergung der Person in den Rettungswagen oder in ein geschlossenes Gebäude erfolgen. Bei einem Massenanfall an Verletzten werden die Rettungskräfte die Vorgehensweise situativ, je nach den Gegebenheiten vor Ort, unter absoluter Priorität des Eigenschutzes zu entscheiden haben (Diepenseifen et al. 2009; Hinkelbein et al. 2013; Liebold et al. 2022; Verband der Elektrotechnik Elektronik Informationstechnik 2012). Die Helfer müssen am Unfallort entscheiden, ob eine sofortige Rettung der Betroffenen aufgrund der Anzahl verletzter Personen, z. B. im Rahmen einer Großveranstaltung, möglich ist. Weiterhin muss geklärt werden, ob eine sofortige Evakuierung bei potenzieller Eigengefährdung der Rettungskräfte überhaupt sinnvoll ist (Lederer und Kroesen 2005; Zafren et al. 2005; Zimmermann et al. 2002). Wird eine schnellstmögliche Evakuierung durchgeführt, sollten alle Opfer rasch an relativ sichere Orte gebracht werden (s. Kap. 8). Die geeignete Umgebung für die notfallmedizinische Behandlung muss mit Bedacht ausgewählt werden. Alle Orte mit einem erhöhten Risiko für Menschen, einen Blitzschlag zu erleiden, sollten unbedingt gemieden werden. Dazu gehören weitläufige Flächen, freistehende Bäume, Baumgruppen oder der Rand eines Waldes, hohe Objekte, die Nähe von Hochspannungsleitungen oder anderen Metallobjekten (Ausnahme: unterhalb von Brücken; s. Kap. 8), Gewässer, Hügel, Berge sowie auch Zelte. Somit können einige potenziell geeigneten Orte für die notfallmedizinische Behandlung von zahlreichen Unfallopfern nicht genutzt werden (Holle et al. 1995; Leikin et al. 1997; Stütz et al. 2006; Zimmermann et al. 2002). Im Gegensatz dazu stellen geschlossene Gebäude mit und ohne Blitzschutzanlagen, geschlossene Fahrzeuge aus Metall und ein Rettungshubschrauber am Boden bei Blitzschlaggefahr geeignete Behandlungsorte dar (Zimmermann et al. 2002). Hingegen sind Rettungshubschrauber bei aktuellen Gewitterlagen keine geeigneten Transportmittel, da sie vom Blitz getroffen werden und abstürzen können (Cherington 1995; Zafren et al. 2005). Als Kommunikationsmittel können Ersthelfer problemlos Mobiltelefone und andere schnurlose Telefone einsetzen. Dagegen sind Schnurtelefone grundsätzlich zu meiden, da es in der Vergangenheit bereits zu schweren Verletzungen beim Telefonieren gekommen ist (Andrews 1992; Dinakaram et al. 1998).

Wie ein Blitzschlagunfall, der sich 2016 in Kentucky (USA) ereignete und zwei Rettungssanitäter im Rahmen ihres Einsatzes bei einem Verkehrsunfall verletzte, aufzeigt, besteht die Notwendigkeit der Eigensicherung für Ersthelfer bei Gewitterlagen nicht nur bei der medizinischen Notfallversorgung von Blitzopfern, sondern für alle in Betracht kommenden Einsätze (Leitchfield 2016).

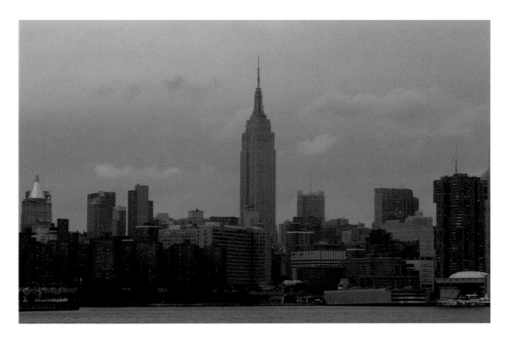

Abb. 5.1 In das einschließlich Antennenspitze 443 m hohe Empire State Building in New York City schlagen Blitze mehrmals pro Jahr ein. (Eigene Darstellung)

▶ **Merke** Bei der Rettung von Verunfallten durch Blitzschlag hat die Eigensicherung Priorität.

5.2 Triage

Bei etwa 30 % aller letalen Blitzunfälle gibt es weitere verletzte Personen, wobei die klinische Symptomatik und das Verletzungsmuster stark variieren können (Whitcomb et al. 2002). Die Besonderheit bei Blitzunfällen ist jedoch, dass die anerkannten Triageregeln für andersartige Traumapatienten nicht für Opfer eines Blitzschlags mit nachfolgendem Herz- und Atemstillstand gelten. Bei einem Blitzunfall haben die Reanimationsmaßnahmen von Verletzten ohne Vitalfunktionen absolute Priorität. Die medizinische Versorgung von Blitzopfern mit erhaltenen Vitalfunktionen erfolgt bei jedem Unfall durch Blitzschlag erst nach der Erstversorgung der scheinbar Leblosen (Cooper 1992; Hinkelbein et al. 2013; Lederer et al. 2002; Verband der Elektrotechnik Elektronik Informationstechnik 2012; Zafren et al. 2005). Diese Abweichung von den anerkannten Triageregeln für Traumapatienten ergibt sich u. a. aus den zahlreichen Fallberichten über auch langfristig erfolgreiche Reanimationen nach Blitzschlägen und dem Wissen, dass Verletzte ohne primären Atem- oder Herzstillstand in den nächsten Minuten bis Stunden in der Regel keine lebensbedrohlichen Zustände entwickeln (Cooper 1980; Diepenseifen et al. 2009; Duppel et al. 2009; Hey und Rieder 1983; Holle et al. 2021; Lederer et al. 2002; Roesener 1962; Thompson et al. 2017; Zack et al. 1997).

▶ **Merke** Während bei einem andersartigen Unfall mit einem Massenanfall von Verletzten den Opfern mit erkennbaren Lebenszeichen die erste Aufmerksamkeit gilt, sind die ersten Behandlungsmaßnahmen bei einer Gruppe von Blitzschlaggeschädigten immer an den scheinbar leblosen Opfern mit Atemoder/und Kreislaufstillstand vorzunehmen.

5.3   Laienhilfe und präklinische Notfallmedizin

5.3.1   Schweregrade der Verletzten

Die Folgen eines Blitzschlags können für Opfer sehr vielfältig sein. Nach einem Blitzunfall können Menschen entweder sofort oder nach einer Latenzzeit von Stunden, Tagen oder Wochen versterben oder aber den Blitzschlag überleben. Bei den Überlebenden kann es entweder zur Restitutio ad integrum, zu transienten oder zu persistierenden gesundheitlichen Schädigungen kommen (Backhaus et al. 2016; Cooper 1992; Ebertz 1891; Lichtenberg et al. 1993; Muehlberger et al. 2001; Umminger 2018; Zack et al. 2007, 2009, 2013). Die US-amerikanische Notärztin Cooper (1992) teilte die verletzten Opfer in drei Schweregrade ein und definierte diese bis heute nicht widersprochenen Grade folgendermaßen:

1. *Leichtverletzte* („mild injury")
   Der leichtverletzte Patient ist unmittelbar nach dem Blitzschlag wach, leicht verwirrt und kann auf Fragen antworten. Er kann für den Unfall eine Amnesie und noch für einige Stunden oder Tage nach dem Vorfall Schwierigkeiten mit dem Kurzzeitgedächtnis haben. Leichtverletzte klagen mitunter über vorübergehende Schwerhörigkeit oder Sehstörungen, zeigen jedoch selten Hautverbrennungen. Bei ihnen kann durch den explosionsartigen Knall eine zumeist einseitige Trommelfellruptur auftreten.
   Die Vitalfunktionen sind in der Regel stabil. Ein Opfer kann gelegentlich eine vorübergehende leichte Hypertonie aufweisen, die in den meisten Fällen keiner Behandlung bedarf. Die Genesung erfolgt in der Regel allmählich.
   Dabei klagen die Verletzten mitunter über Parästhesien und/oder Muskelschmerzen, die mehrere Wochen oder Monate persistieren können.

2. *Verletzte mittelschweren Grades* („moderate injury")

Der mittelschwer verletzte Patient kann desorientiert oder komatös sein. Die Opfer haben oft Paralysen der unteren und/oder oberen Extremitäten, die mehrere Stunden anhalten. Die betroffenen Extremitäten erscheinen zyanotisch, gesprenkelt, blass und pulslos. Die Differenzialdiagnose zum hypovolämischen Schock ist mitunter nicht einfach. Wenn eine Hypotonie vorliegt, sollte der Patient auf Wirbelsäulenverletzungen und andere Schockursachen wie stumpfe Bauchverletzungen oder Frakturen untersucht werden. Verbrennungen ersten und zweiten Grades können vorhanden sein. Verletzungen des Trommelfells sind häufig. Die Mittelschwerverletzten haben möglicherweise durch den Blitzschlag einen vorübergehenden kardiopulmonalen Stillstand erlitten und erholen sich spontan. Sie sollten EKG-Untersuchungen erhalten. In seltenen Fällen können bei diesen Opfern Krampfanfälle auftreten. Die Mittelschwerverletzten haben eine hohe Überlebenswahrscheinlichkeit. Sie können dabei aber auch dauerhafte Folgeerscheinungen wie z. B. Schlafstörungen, Parästhesien, allgemeine Schwäche, motorische Störungen, Persönlichkeitsveränderungen und/oder Denkstörungen entwickeln.

3. *Schwerverletzte* („severe injury")

Schwerverletzte Opfer erleiden meist einen Kreislaufstillstand mit Asystolie oder Kammerflimmern, sodass Reanimationsmaßnahmen erforderlich sind. Während in der Fachliteratur Fallberichte über das Überleben nach einer verlängerten Reanimation verbreitet sind, gibt es keinen Grund zu der Annahme, dass ein positiver Verlauf die Regel sei. Die Opfer dieser Gruppe können durch den Blitzschlag verursachte direkte Hirnschädigungen, hypoxisch bedingte Hirnschädigungen als Folge der Asystolie, des Kammerflimmerns oder des Atemstillstands, aber auch stumpfe Traumen mit intrakraniellen Verletzungen aufweisen. Die Prognose für eine Genesung der Opfer dieser Gruppe ist mit Ausnahme der Schwerverletzten, die schnell auf Reanimationsmaßnahmen ansprechen, eher ungünstig.

5.3.2 Ursachen von Atem- und/oder Kreislaufstillstand

Die Ursachen für einen Atem- und/oder Kreislaufstillstand nach einem Unfall durch Blitzschlag können sowohl eine Schädigung des medullären Atemzentrums oder des Herzens sein. Die unmittelbare Wirkung auf das Herz kann sich in Form einer Asystolie oder eines Kammerflimmerns zeigen. Dabei ist es möglich, dass nach dem Unfall die Herzaktion wieder spontan oder erst nach Reanimationsmaßnahmen einsetzt. Im Gegensatz zu der mitunter nur kurz auftretenden Asystolie kann ein Atemstillstand durch einen Blitzschlag länger andauern und somit auch sekundär zu einem hypoxischen Herzstillstand führen (Fontanorosa 1993). Das in der Fachliteratur beschriebene Phänomen, dass es bei Blitzschlagopfern mit Atem- und/oder Herzstillstand auch nach verzögert eingesetzten Reanimationsmaßnahmen (viele Minuten) zum Überleben ohne Folgeschädigungen gekommen ist bzw. sein soll, ist bis heute nicht geklärt. Dieses Phänomen führt jedoch zur Empfehlung, auch nach einer unbekannten Zeit des Atem- und/oder Herzstillstands und bei Abwesenheit von sicheren Todeszeichen (Totenflecke, Totenstarre) immer mit einer kardiopulmonalen Reanimationsbehandlung zu beginnen (Cooper et al. 2001; Cooper und Holle 2019; Hey und Rieder 1983; Holle et al. 2021; Lederer et al. 2002).

5.3.3   Basismaßnahmen durch Laienhelfer

Da es in der Vergangenheit wiederholt schwere Unfälle beim Telefonieren mit einem Schnurtelefon bei Gewitterlagen gab, sollten Unfallzeugen oder Auffindende beim Absetzen des Notrufes in jedem Fall ein Mobiltelefon oder ein schnurloses Telefon benutzen, da diese als ungefährlich gelten (Andrews 1992; Lederer et al. 2002; Mahajan et al. 2008).

Ein Großteil der Blitzunfälle ereignet sich im Freien außerhalb großer Städte, sodass bis zum Eintreffen des Notarztes und anderer Rettungskräfte durchaus viele Minuten, unter ungünstigen Umständen auch deutlich mehr als eine Stunde, vergehen können. Auch deshalb besteht die Chance einer erfolgreichen Reanimation meist nur durch einen frühzeitigen Beginn von Basic Life Support (Basismaßnahmen) durch Zeugen des Unfalls oder Auffindende (Hey und Rieder 1983; Lederer et al. 2002; Spano et al. 2015).

Das Opfer eines Blitzschlags kann eine Reihe von Verletzungen, von leichter Benommenheit bis hin zum sofortigen Atem- und/oder Kreislaufstillstand, erleiden. Die Laienhilfe vor Ort muss daher den Schweregrad der Verletzungen berücksichtigen (Cooper 1980). Bei Unfällen mit mehreren verletzten Personen gilt auch für die Ersthelfer, dass die Hilfe für die scheinbar leblosen Opfer absoluten Vorrang hat, wobei das Löschen einer stark brennenden Kleidung eines lebenden Opfers dem keinesfalls nachsteht (McCrady-Kahn und Kahn 1981).

Nach den Leitlinien des European Resuscitation Council zur kardiopulmonalen Reanimation beginnen die Basismaßnahmen mit dem Überprüfen von Reaktion und Atmung (ein fehlender Puls ist als Kriterium obsolet), gefolgt vom Alarmieren des Rettungsdienstes und dem Beginn der Thoraxkompressionen und Beatmungen im Verhältnis 30:2 („Prüfen – Rufen – Drücken"). Bei Vorhandensein eines Mobiltelefons soll der Lautsprecher und die Freisprechfunktion des Telefons aktiviert werden und die kardiopulmonale Reanimation mit Unterstützung der Notrufleitstelle erfolgen. Wenn die Möglichkeit besteht, sollte ein anderer Helfer einen automatisierten externen Defibrillator hinzuholen und anwenden. Dabei hat die ununterbrochene Herzdruckmassage höchste Priorität, denn jede noch so kurze Unterbrechung der Herzdruckmassage geht mit einem temporären Sistieren der Organdurchblutung und somit einer Verstärkung der Ischämie einher, welches in dieser Situation insbesondere für das Gehirn (Gefahr der hypoxischen Hirnschädigung) bedrohlich ist (Cherington 1995; Michels et al. 2022; Zack et al. 1997).

Der Ort des Beginns der kardiopulmonalen Reanimationsmaßnahmen bei einem Opfer eines Blitzschlags sollte nach Möglichkeit relativ sicher sein, z. B. ein geschlossenes Haus oder ein Fahrzeug mit Metallkarosse. Da ein Großteil der Blitzunfälle im Freien in ländlichen Regionen oder im Gebirge stattfindet, wird dies in der Praxis häufig nicht möglich sein (Elsom und Webb 2014; Harms 1956; Walsh et al. 2013).

Fallbeispiel

Im Juli 1982 wurde eine 36-jährige Frau in Baden-Württemberg (Deutschland) auf einem Grillplatz unter einem Baum vom Blitz getroffen. Der Ehemann, der nach diesem Blitzschlag nach Zeugenangaben nur kurzzeitig bewusstlos gewesen war, begann, unterstützt durch die Zeugen, bei der leblosen Frau mit Mund-zu-Mund-Beatmung und Herzdruckmassage. Beim Eintreffen der Rettungssanitäter etwa 15 min nach dem Blitzschlag bestanden bei der Frau Asystolie und weite, reaktionslose Pupillen. Nach Intubation, Fortführen der Herzdruckmassage, Infusionstherapie (Natriumbicarbonat und Dexamethason) wurde nach 10 min eine Sinustachykardie mit einem systolischen Blutdruck von 80 mmHg festgestellt. Nach Eintreffen des Notarztes Gabe von Dopamin und Transport in ein städtisches Krankenhaus.

Aufnahmebefunde: Verbrennungen 2. Grades an der rechten Schläfe, am Hals und am Thorax, Koma, keine Spontanatmung, Miosis, keine Kornealreflexe, Blutdruck: 140/70 mmHg, Herzfrequenz: 120/min, EKG: abgeflachte T-Welle in V5 und V6, Leukozytose, Hypokaliämie und Erhöhungen der Serumkonzentrationen von CK und Glutamat-Oxalacetat-Transaminase (GOT).

Klinischer Verlauf: Einsetzen der Spontanatmung nach einem Tag und Extubation nach 2 Tagen, stark schwankende Bewusstseinslage bis zum 5. Tag, danach bewusstseinsklar, örtlich orientiert, zeitlich desorientiert, retrograde Amnesie, Zeichen einer zerebellären Läsion (Ataxie, Dysmetrie, Dysdiadochokinese), Hypotonie der Skelettmuskulatur, Pneumonie, erfolgreiche Mobilisierung, Kooperation mit Neurologen, Besserung der meisten pathologischen Befunde.

Entlassungsbefunde etwa 4 Wochen nach dem Unfall: Störungen des Kurzzeitgedächtnisses, eigenes Gehen möglich bei noch bestehender Ataxie, EKG: T-Wellen-Inversion.

Fazit der Autoren: Es ist davon auszugehen, dass ohne sofortige Laienhilfe dieser relativ gute Verlauf nicht möglich gewesen wäre (Hey und Rieder 1983).◄

▶ **Merke** Bei den Rettungsmaßnahmen am Ereignisort gelten im Vergleich zu anderen Unfallarten bei einem Blitzschlag mit Personenschaden einige Besonderheiten (s. nachfolgende Übersicht).

5.3.4   Erweiterte Maßnahmen durch qualifiziertes Personal

Nach dem Eintreffen der qualifizierten Rettungskräfte muss unter Berücksichtigung der Eigensicherung bei mehreren Verletzten und einer Limitierung des Personals und der Ausrüstung die Überwachung der Vitalfunktionen auf die bewusstlosen Personen beschränkt und unverzüglich mit den erweiterten lebensrettenden Maßnahmen (Advanced Life Support) begonnen werden. Es ist davon auszugehen, dass bei allen nichtbewusstlosen Opfern eines Blitzschlags eine lebensbedrohliche Situation nicht zu erwarten ist (Cooper 1980; Lederer et al. 2002). Das Opfer eines Blitzschlags, das atmet und spricht, hat hinsichtlich des Überlebens des Unfalls eine sehr gute Prognose und sollte symptomabhängig in einer Klinik untersucht und behandelt werden, wenn kardiale, neurologische, otologische, ophthalmologische Schädigungen oder Verbrennungen augenscheinlich sind oder in Betracht kommen (Hinkelbein et al. 2013; Lederer et al. 2002; Zafren et al. 2005). Bei den Opfern, die bei laufenden Basismaßnahmen von den Laienhelfern unmittelbar übernommen werden, sind Pulsoxymetrie, EKG-Aufzeichnungen und bei entsprechender Indikation Defibrillation durchzuführen. Nach erfolgter Intubation zur Sicherung der Atemwege Beatmung. In diesem Zusammenhang muss erwähnt werden, dass mehrere Fallberichte über Aspiration von Erbrochenem kurze Zeit nach dem Unfall mit nachfolgender Aspirationspneumonie als Todesursache bei Opfern von Blitzschlägen beschrieben wurden (Hanson und McIllwraith 1973; McCrady-Kahn und Kahn 1981; Möhle et al. 2015). Dabei ist bei anhaltender Blitzgefahr die manuelle Beatmung der maschinellen vorzuziehen (Lederer et al. 2002).

Nach Legung eines intravenösen Zugangs soll mit der fallbezogenen medikamentösen Therapie (Vasopressoren, Antiarrhythmika, Analgetika, Sedativa, Flüssigkeitssubstitution etc.) begonnen werden. Falls keine unfallbedinge Hypovolämie vorliegt, ist die Volumensubstitution mit Zurückhaltung durchzuführen (Lederer et al. 2002). Bei entsprechender Indikation Einsatz eines externen Schrittmachers. Es ist bekannt, dass implantierte Herzschrittmacher nach einem Blitzschlag Fehlfunktionen aufweisen können (Obszanski 2019). Weiterhin soll eine fallbezogene Behandlung wie beispielsweise das Anlegen von Verbänden bei Verbrennungen und Blutungen, die Immobilisation von Frakturen und der Wärmeschutz erfolgen.

Aufgrund der besonderen Situation der Blitzschlagunfälle mit Personenbeteiligung soll ein Abbruch der Reanimationsmaßnahmen erst in Erwägung gezogen werden, wenn selbst nach einstündiger Wiederbelebungsbehandlung kein spontaner Kreislauf eingetreten ist (Lederer et al. 2002).

Besonderheiten bei der ersten und der erweiterten Hilfe nach einem Blitzunfall mit Personenschädigung

- Zuerst an Eigensicherung denken

- Bei mehreren Verletzten zuerst Opfern ohne Lebenszeichen helfen
- Notrufe mit schnurlosen Telefonen durchführen
- Bei anhaltender Blitzschlaggefahr manuelle Beatmung bevorzugen
- Ein Abbruch der Reanimationsbehandlung ohne Erfolg erst nach einer Stunde in Erwägung ziehen

5.4 Transport

Die sich anschließende Versorgung der Opfer eines Blitzschlags erfolgt nach Rücksprache mit der Leitstelle oder anderen Koordinationsstellen (Liebold et al. 2022). Der Zielort des Transports der Geschädigten ist dabei abhängig von der Art und der Schwere der Verletzungen. Bei Leichtverletzten ist eine ambulante Behandlung ausreichend (Diepenseifen et al. 2009; Cooper 1980). Bei den Mittelschwer- und Schwerverletzten sind eine stationäre Überwachung und Therapie indiziert. Dabei richtet sich der zielgerichtete Transport nach den Versorgungsmöglichkeiten der einzelnen Kliniken. Schwerverletzte sollten grundsätzlich in eine Klinik der Kategorie Maximalversorger, z. B. in Universitätskliniken, gebracht werden, um auf einer Intensivstation interdisziplinär behandelt werden zu können. Sobald Verbrennungen im Vordergrund stehen, ist ein Zentrum für Schwerbrandverletzte zu bevorzugen (Hinkelbein et al. 2013).

Fallbeispiel

Am 12. August 2015 gegen 16:45 Uhr verletzte ein Blitzschlag in einen Baum 44 Militärangehörige, die sich im Rahmen ihrer Ausbildung in Florida (USA) in der unmittelbaren Nähe aufhielten. Die Geschädigten wurden vor Ort durch den medizinischen Dienst, der nach sofortiger Alarmierung per Rettungshubschrauber eingetroffen war, triagiert. Dabei wurde eingeschätzt, dass von den betroffenen 44 Rekruten 20 Verletzte eine stationäre Überwachung bzw. Behandlung erhalten sollten. Ein Mann, der einen Herzstillstand erlitten hatte und zum Zeitpunkt der Triage einen Glasgow Coma Score von 6 aufwies, wurde mit zwei weiteren verletzten Rekruten per Rettungshubschrauber in die Notaufnahme der zuständigen Air Base transportiert, wo sie um 17:14 Uhr eintrafen. Alle anderen Verletzten wurden mit Rettungswagen, privaten Personenkraftwagen und dem zurückgekehrten Rettungshubschrauber in die selbe Notaufnahme gebracht. Der Mann mit dem überlebten Herzstillstand und 2 weitere Geschädigte kamen auf eine Intensivstation. Die anderen 17 Verletzten wurden zur Beobachtung, z. B. aufgrund von Herzrhythmusstörungen, auf eine Normalstation aufgenommen. Alle 44 Militärangehörige, auch die Patienten von der Intensivstation, wurden einen Tag nach dem Blitzschlag ohne Einschränkungen entlassen und durften unter verstärkter medizinischer Überwachung den Dienst wiederaufnehmen (Thompson et al. 2017).◄

Literatur

Andrews CJ (1992) Telephon related lightning injury. Med J Australia 157:823–828

Backhaus R, Kirzinger L, Platen S, Kreuzer PM, Kleiter I, Lürding R, Zack F, Schulte-Mattler W, Schalke B (2016) Blitzschlagverletzungen. Klin Neurophysiol 47:78–84

Cherington M (1995) Lightning and transportation. Semin Neurol 15:233–240

Cooper MA (1980) Lightning injuries: prognostic signs of death. Ann Emerg Med 9:134–138

Cooper MA (1992) Treatment of lightning injury. Introduction and first aid. In: Andrews CJ, Cooper MA, Darveniza M, Mackerras D (Hrsg) Lightning injuries: electrical, medical, and legal aspects. CRC Press, Boca Raton, S 117–119

Cooper MA, Holle RL (2019) Reducing lightning injuries worldwide. Springer, Cham

Cooper MA, Andrews CJ, Holle RL, Lopez RE (2001) Lightning injuries. In: Auerbach PS (Hrsg) Wilderness Medicine. 4. Aufl. Mosby, St. Louis, S 73–110

Diepenseifen CJ, Schewe JC, Malotki F, Conrad H (2009) Blitzunfall bei Flugschau. Notfall Rettungsmed 12:523–530

Dinakaran S, Desai SP, Elsom DM (1998) Telephone-mediated lightning injury causing cataract. Injury 29:645–646

Duppel H, Löbermann M, Reisinger EC (2009) Aus heiterem Himmel vom Blitz getroffen. Dtsch Med Wochenschr 134:1214–1217

Ebertz M (1891) Ueber Blitzschlagverletzungen. Dtsch Med Wochenschr 36:1848–1852

Elsom DM, Webb JDC (2014) Deaths and injuries from lightning in the UK, 1988–2012. Weather 69:221–226

Fontanorosa PB (1993) Electric shock and lightning strike. Ann Emerg Med 22:378–387

Hanson GC, McIlwraith GR (1973) Lightning injury: two case histories and a review of management. Br Med J 4:271–274

Harms W (1956) Personenblitzschäden. Elektromedizin 1:153–158

Hey D, Rieder W (1983) Erfolgreiche Laien-Reanimation nach Blitzschlag. Dtsch Med Wochenschr 108:1217–1218

Hinkelbein J, Spelten O, Wetsch WA (2013) Blitzschlag und Blitzunfälle in der präklinischen Notfallmedizin. Unfallchirurg 116:74–79

Holle RL, Lopez RE, Howard KW, Vavrek J, Allsopp J (1995) Safety in the presence of lightning. Semin Neurol 15:375–380

Holle RL, Lopez RE, Zimmermann C (1999) Update recommendations for lightning safety. Bull Am Meteor Soc 80:2035–2041

Holle RL, Cooper MA, Navarrete-Aldana N (2021) Lightning injury: occurrence and medical treatment. In: Gomes C (Hrsg) Lightning. Science, engineering, and economic implications for developing countries. Springer, Singapore, S 263–273

Lederer W, Kroesen G (2005) Notfallmedizinische Versorgung von Blitz- und Stromschlagverletzungen. Anaesthesist 54:1120–1128

Lederer W, Wiedermann FJ, Baubin MA, Kroesen G (2002) Blitzschlagverletzung und kardiopulmonale Reanimation. Notfall & Rettungsmedizin 5:474–479

Leikin JB, Aks SE, Andrews S, Auerbach PS, Cooper MA, Jacobsen TD, Krenzelok EP, Shicker L, Weiner SL (1997) Environmental injuries. Dis Mon 43:809–816

Leitchfield K (2016) Lightning strike injures paramedic, EMT. https://www.ems1.com/trauma/articles/lightning-strike-injures-paramedic-emt-VBi3m2uNF5HhldJf/. Zugegriffen: 13. Nov. 2022

Lichtenberg R, Dries D, Ward K, Marshall W, Scanlon P (1993) Cardiovascular effects of lightning strikes. J Am Coll Cardiol 21:531–536

Liebold F, Adams NB, Hinkelbein J (2022) Strom- und Blitzunfälle im Rettungsdienst. Notfallmedizin up2date. 17:423–440

Mackerras D (1992) Protection from lightning. In: Andrews CJ, Cooper MA, Darveniza M, Mackerras D (Hrsg) Lightning injuries: electrical, medical, and legal aspects. CRC Press, Boca Raton, S 145–156

Mahajan AL, Rajan R, Regan PJ (2008) Lichtenberg figures: cutaneous manifestation of phone electrocution from lightning. J Plast Reconstr Aesthet Surg 61:111–113

McCrady-Kahn VL, Kahn AM (1981) Lightning burns. West J Med 134:215–219

Michels G, Bauersachs J, Böttiger BW, Busch HJ, Dirks B, Frey N, Lott C, Rott N, Schöls W, Schulze PC, Thiele H (2022) Leitlinien des European Resuscitation Council (ERC) zur kardiopulmonalen Reanimation 2021: Update und Kommentar. Kardiologe 16:22–33

Möhle F, Preuss J, Madea B, Doberentz E (2015) Vier Tage überlebter Blitzschlag nach zunächst erfolgreicher Reanimation. Rechtsmedizin 25:561–565

Muehlberger T, Vogt PM, Munster AM (2001) The long-term consequences of lightning injuries. Burns 27:829–833

Obszanski B, Tulecki L, Kutarski A, Kleinrok A (2019) Lightning-induced pacing system malfunction: a case report. Eur Heart J Cas Rep 3:1–5

Rakov VA, Uman MA (2006) Lightning physics and effects. Cambridge University Press, Cambridge New York Melbourne Madrid Cape Town Singapore Sao Paulo

Roesener G (1962) Klinische und elektrokardiographische Beobachtungen an sechs durch Blitzschlag getroffenen Menschen. Elektromedizin 7:24–34

Spano SJ, Campagne D, Stroh G, Shalit M (2015) A lightning multiple casuality incident in Sequoia and Kings Canyon National Parks. Wilderness Environ Med 26:43–53

Stütz N, Weiss D, Reichert B (2006) Verletzungen durch Blitzschlag. Unfallchirurg 109:495–498

Thompson SN, Wilson ZW, Cole CB, Kennedy AR, Aycock RD (2017) Case report: mass casuality lightning strike at ranger training camp. Mil Med 182:e1803–e1806

Uman MA (1986) All about lightning. Dover Publications, New York

Umminger JM (2018) Neurologische Langzeitschäden bei Blitzopfern – vergleichende Literaturrecherche zu neurologischen, neuropsychologischen und psychiatrischen Langzeitschäden nach Blitzschlag, deren Behandlung und Prognose. Med Diss. Universität Regensburg, Regensburg

Verband der Elektrotechnik Elektronik Informationstechnik e. V. (2012) Unfälle durch Blitzeinwirkung. https://www.vde.com/resource/blob/936982/0f4076543f8f7ec91e3774536ca17ee0/merkblatt-blitzunfaelle-download-data.pdf. Zugegriffen: 27. Jan. 2020

Walsh KM, Cooper MA, Holle R, Rakov VA, Roeder WP, Ryan M (2013) National Athletic Trainers' Association position statement: lightning safety for athletics and recreation. J Athl Train 48:258–270

Whitcomb D, Martinez JA, Daberkow D (2002) Lightning injuries. South Med J 95:1331–1334

Zack F, Hammer U, Klett I, Wegener R (1997) Myocardial injury due to lightning. Int J Legal Med 110:326–328

Zack F, Rothschild MA, Wegener R (2007) Blitzunfall – Energieübertragungsmechanismen und medizinische Folgen. Dtsch Ärztebl 104:A3545–A3549

Zack F, Rummel J, Püschel K (2009) Blitzschläge auf Fußballplätzen. Eine unterschätzte Gefahr. Rechtsmedizin 19:77–82

Zack F, Raphael T, Kupfer J, Jokuszies A, Vogt PM, Büttner A, Püschel K, Schalke B, Todt M, Dettmeyer R (2013) Vier Todesopfer nach einem Blitzunfall auf einem Golfplatz. Rechtsmedizin 23:114–118

Zafren K, Durrer B, Herry JP, Brugger H, ICAR MEDCOM, UIAA MEDCOM (2005) Lightning injuries: prevention and on-site treatment in mountains and remote areas. Official guidelines of the International Commission for Mountain Emergency Medicine and the Medical Commission of the International Mountaineering and Climbing Federation. Resuscitation 65:369–372

Zimmermann C, Cooper MA, Holle RL (2002) Lightning safety guidelines. Ann Emerg Med 39:660–664

6.1 Diagnose

6.1.1 Diagnose der Unfallart Blitzschlag

Die Stellung der Diagnose *Verletzungen durch Blitzschlag* ist in der Mehrzahl der Fälle keine schwierige Aufgabe, da der Unfall entweder von Zeugen beobachtet worden ist oder aber mehrere verletzte Personen bei einem Ereignis aufgetreten sind. Dagegen können unbeobachtete Unfälle einzelner Personen hinsichtlich der Diagnosestellung durchaus Probleme bereiten (Cherington et al. 2001; Schaidt 1977; Sellier 1975). Im Gegensatz zum letalen Unfall, bei dem der Leichenschauarzt die gleichzeitig verstorbenen Tiere, den Krater im Erdboden oder beschädigte Objekte in der unmittelbaren Umgebung des Unfallortes für seine Gesamtbeurteilung berücksichtigen kann, bekommen behandelnde Ärzte in der Klinik häufig nur spärliche oder keine Angaben über den Auffindungsort des Patienten (s. Kap. 7). Erstbehandelnde Ärzte, die die zur Unfallzeit getragene Bekleidung des Verunglückten zu Gesicht bekommen, können z. B. aus Zerreißungen, verursacht durch die explosionsartige Druckwelle am Unfallort, wertvolle Hinweise für die richtige Diagnose gewinnen. Jedoch befinden sich die Befunde, die die höchste Relevanz für die Diagnose *Verletzungen durch Blitzschlag* aufweisen, an der Körperoberfläche und sind durch eine einfache Inspektion bei guten Lichtverhältnissen feststellbar. Dabei gelten Versengungen der Körperbehaarung als pathognomonisch für eine Einwirkung durch Blitzschlag (Blumenthal 2005; Jellinek 1903). Diese gekräuselten, zumeist schwärzlichen Haarveränderungen treten insbesondere am Kopf, an der Brust-, Bauch-, Schambehaarung und den Beinen auf (Abb. 6.1) und finden sich viel häufiger als Lichtenberg-Figuren (Blumenthal 2005; Bremer 2024). Die Lichtenberg-Figuren, die auch als pathognomonisch für die Diagnose Blitzschlagverletzung gelten, weisen im Gegensatz zu den versengten Haaren

F. Zack, *Unfälle durch Blitzschlag*, https://doi.org/10.1007/978-3-662-68865-6_6

zwei Nachteile auf. Zum einen persistieren sie nach dem Unfall nicht, sondern verblassen und verschwinden innerhalb von Stunden bis Tagen (Tab. 7.1) (Zack und Büttner 2016). Zum anderen sind sie bei dunkelhäutigen Opfern äußerst selten nachweisbar (Blumenthal 2005; Dutta 2016). Aber auch andere blitzschlagbedingte Veränderungen an der Körperoberfläche des Patienten, wie z. B. Verbrennungen verschiedener Arten oder Metallisationseffekte (s. Kap. 7) können die Ärzte zur richtigen Diagnose führen. In seltenen Fällen gab es jedoch auch Unfälle durch Blitzschlag, die keine charakteristischen äußeren Befunde verursachten. Für diese Fälle wird bevorzugt das um einen Blitz herum existierende Magnetfeld verantwortlich gemacht (Cherington et al. 1998; Zack et al. 1997). Bei der Klärung derartiger Unfälle können die zuständigen regionalen Blitzortungssysteme der Länder weiterhelfen (s. Kap. 3 und Tab. 7.3). Mit Unterstützung dieser modernen Systeme kann jede interessierte Person erfragen, ob für den Zeitraum kurz vor der Auffindung eines Opfers eines unbeobachteten Unfalls und den Ereignisort ein oder mehrere Blitze registriert worden sind (Cherington et al. 1997, 2001; Kleiter et al. 2007; Püschel et al. 2009; Zack et al. 2013).

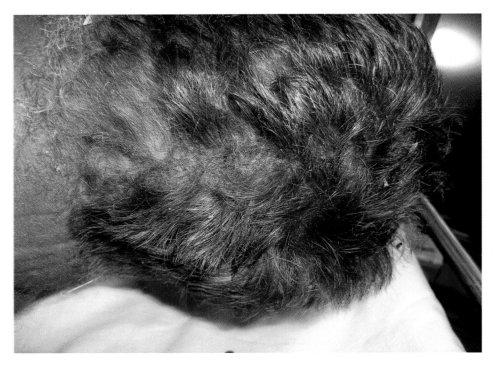

Abb. 6.1 Versengungen der Haare, hier am Hinterkopf eines Mannes, gelten als pathognomonisch für einen Unfall durch Blitzschlag. (Eigene Darstellung)

Bei der Stellung der richtigen Diagnose kann ein schwerverletztes Opfer (s. Kap. 5) nahezu nie aktiv unterstützen, da es in der Regel eine retrograde Amnesie aufweist, die die Unfallzeit mit einschließt.

Steht die Diagnose *Verletzungen durch Blitzschlag* fest, ist zunächst der erste Teil der Diagnostik erfolgt.

6.1.2 Grundsätze der Diagnostik der einzelnen Gesundheitsschädigungen

Im zweiten Teil der Diagnostik geht es um die Feststellungen der einzelnen Verletzungen der Patienten und der Folgeschäden. Diese Aufgabe kann für die behandelnden Ärzte ebenso problematisch sein, da es nach einem Blitzunfall kein uniformes Verletzungsmuster des Menschen gibt, sondern, im Gegenteil, die Gesundheitsschäden eine große Vielfalt aufweisen.

Aus diesem Fachwissen ergeben sich zwei Grundsätze für die Diagnostik und Therapie von schwerverletzten Blitzschlagopfern:

- Da Blitzschläge zahlreiche unterschiedliche Verletzungen der Organe oder Organsysteme verursachen können, sollten bei schwerverletzten Patienten Intensivmediziner frühzeitig Kollegen anderer Fachdisziplinen (z. B. Kardiologen, Neurologen, Augenärzte, HNO-Ärzte, Chirurgen, Psychologen) für die Diagnostik und Therapie hinzuziehen.
- Im Rahmen der Diagnostik sollte immer auch versucht werden, den Mechanismus der Energieübertragung auf das Opfer zu rekonstruieren, da dieser Weg einen Einfluss auf die zu erwartenden Verletzungen hat. So traten beispielsweise nach direkten Treffern (s. Kap. 4), die überlebt wurden, nicht selten blitztraumatische Myokardnekrosen auf (Hanson und McIlwraith 1973; van Ruler et al. 2022; Zack et al. 1997). Nach einer Schädigung durch ein Barotrauma wurden wiederholt Verletzungen des Hörorgans und der Schädel-Hirn-Region festgestellt (Angerer et al. 2009; Blumenthal 2021; Just et al. 2002; Murty 2009).

Die Diagnostik und Therapie sowie das Outcome der einzelnen Verletzungen wird in den nachfolgenden Abschnitten, geordnet nach Organen und Organsystemen, behandelt.

Besonderheiten der Stellung der Diagnose *Verletzungen durch Blitzschlag*

- Die Klärung der Diagnose ist bei beobachteten Fällen und Ereignissen mit mehreren Opfern unproblematisch.

- Es können Schwierigkeiten beim Erkennen der richtigen Ursache von Verletzungen auftreten, wenn der Unfall nicht beobachtet worden ist.
- Die Inspektion der Körperoberfläche und der getragenen Bekleidung führt in der Mehrzahl der Fälle zur richtigen Diagnose.
- Bei unklaren Fällen wird die Hinzuziehung der Aufzeichnungen des zuständigen regionalen Blitzortungssystems empfohlen.
- Nach einem Unfall durch Blitzschlag existiert für ein menschliches Opfer kein uniformes Verletzungsmuster.
- Die Kenntnis des Energieübertragungsmechanismus am Unfallort kann für einen konkreten Fall Hinweise auf das zu erwartende Verletzungsmuster geben.
- Die Diagnostik schwerverletzter Patienten sollte in jedem Fall interdisziplinär erfolgen.

6.2   Diagnostik der Früh- und Spätfolgen, Therapie, Outcome

In den folgenden Abschnitten wird der Schwerpunkt auf die Diagnostik und Therapie insbesondere von mittelschwer- und schwerverletzten Blitzopfern gelegt, weil die scheinbar leichtverletzten Patienten entweder nicht stationär behandelt werden müssen oder aber bereits nach wenigen Stunden der Überwachung entlassen werden können.

Insbesondere bei den Schwerverletzten sind Diagnostik, Therapie und prognostische Vorhersagen unmittelbar nach der Übernahme des Patienten vom Rettungsdienst äußerst problematisch. Dies liegt zum einen daran, dass nur extrem wenige Ärzte Erfahrung in der Behandlung von Blitzschlagopfern aufweisen, und zum anderen, dass nahezu kein Blitzunfall wie der andere verläuft.

Die bei einem Unfall durch Blitzschlag verursachten gesundheitlichen Schädigungen verteilen sich keinesfalls gleichmäßig auf die einzelnen Organe und Organsysteme. Während beispielsweise das Pankreas, die Milz und die Geschlechtsorgane äußerst selten betroffen sind, verletzen Blitzschläge relativ häufig die Haut, das Herz, das zentrale und periphere Nervensystem sowie das Hör- und Sehorgan. Die auftretenden Folgen eines Blitzschlags können in Bezug auf ihr zeitliches Auftreten in vier Kategorien eingeteilt werden (Cherington 2003):

- sofort auftretend und vorübergehend,
- sofort oder prolongiert auftretend oder persistierend,
- verzögert auftretend mit häufig progressivem Verlauf,
- das Auftreten ist jederzeit möglich.

Nachfolgend werden bevorzugt häufig beobachtete Verletzungen von Personen und Spätfolgen nach einem erlittenen Blitzunfall vorgestellt.

6.2.1 Haut

Nicht jedes Opfer eines Blitzschlags weist Zeichen von Verbrennungen oder Lichtenberg-Figuren auf. Während Cooper (1980) bei 36 von 54 (66 %) Verletzten, die stationär behandelt werden mussten, Verbrennungen festgestellt hatte, geben Holle et al. (2021) an, dass weniger als ein Drittel aller Blitzschlagopfer Veränderungen der Haut aufweisen. Im Gegensatz zu Unfällen durch technische Hochspannung, bei denen nicht selten auch tiefreichende Verbrennungen auftreten, befinden sich Verbrennungen durch Blitzschlag bevorzugt im Bereich der Haut. Falls die hohen Temperaturen des Plasmakanals des Blitzes nicht zu einem offenen Feuer am Unfallort führen, beträgt die Ausdehnung der verletzten Körperoberfläche dabei nicht mehr als 20 % (Tab. 6.1). Kommt es jedoch zu einem Brand der getragenen Bekleidung oder von Gegenständen in der Umgebung, sind auch schon Verbrennungen von 70 % der Körperoberfläche beschrieben worden (Ventura et al. 2017). Somit kommt ein Teil der Opfer durch Blitzschlag für einen sofortigen Transport vom Unfallort oder von der Notaufnahme in ein Brandverletztenzentrum in Betracht. In der aktuellen Leitlinie der Deutschen Gesellschaft für Verbrennungsmedizin (2021, AWMF-Registernr.: 044-001) über die *Behandlung thermischer Verletzungen des Erwachsenen* wird der Unfall durch Blitzschlag weder unter Stromunfall noch unter einem eigenen Punkt aufgeführt. Dass es jedoch erhebliche Unterschiede zwischen einem Unfall durch technische Elektrizität und einem Blitzschlag gibt, zeigen die schwer vergleichbaren Unfallsituationen und die z. T. unterschiedlichen Folgen. So tritt beispielsweise das akute Nierenversagen aufgrund einer akuten Tubulopathie nach einem Blitzunfall, im Gegensatz zu einem Unfall durch technische Hochspannung, extrem selten auf (Cooper et al. 2017).

Für die Diagnostik der Verbrennungen nach Blitzschlag ist in der Regel eine sorgfältige Inspektion der gesamten unbekleideten Körperoberfläche ausreichend. Von der Vielfalt der möglichen Hautverletzungen sind die großflächenhaften Verbrennungen nach Inbrandsetzen der Bekleidung, abgesehen von Schädigungen anderer Organe, am ehesten lebensbedrohlich (Ventura et al. 2017).

Auch wenn der Unfall durch Blitzschlag bisher nicht explizit in die angegebene AWMF-Leitlinie aufgenommen wurde, sollte die Therapie von behandlungsbedürftigen Verbrennungen der Haut auch nach einem Blitzunfall entsprechend dieser Leitlinie erfolgen. In dieser werden u. a. Empfehlungen für präklinische Maßnahmen, Verlegung und Aufnahme in eine Klinik für brandverletzte Erwachsene, Schockraummanagement, Analgosedierung, intensivmedizinische Therapie der Schockphase, Beatmung, Ernährung, antiinfektive Therapie, Schmerzbehandlung, Versorgung der Verbrennungswunde, psychologische Therapie, Rehabilitation und Behandlung der Verbrennungsfolgen gegeben (Deutsche Gesellschaft für Verbrennungsmedizin 2021, AWMF-Registernr.: 044-001).

Im Gegensatz zu Schwerverletzten durch einen technischen Hochspannungsunfall ist die Prognose für Patienten mit isolierten Hautschädigungen nach einem Blitzschlag überwiegend gut. Bei diesen Patienten können Narben oder tattooartige Metallisationseffekte

Tab.6.1 Ausmaß der Verbrennungen der Körperoberfläche nach Blitzschlag. (Eigene Darstellung)

Brandverletzungen der Körperoberfläche in %	Autoren	Lebensalter (Jahre)	Geschlecht	Besonderheiten	Verbrennungsgrad	Outcome
3,5	Sleihwah et al. 2018	5	m	n. a.	n. a.	Überlebt
4,5	Lakshminarayanan et al. 2009	39	m	n. a.	n. a.	Überlebt
6	Tadler et al. 2017	75	w	Schuh rauchte	1 bis 2	Überlebt
10	Ozgun und Castillo 1995	32	m	n. a.	n. a.	Überlebt
10	Koeppen 1965	44	m	n. a.	n. a.	Verstorben
10	Spaar 1955	44	m	Kleidung brannte	3	Verstorben
11	Stütz et al. 2006	17	m	n. a.	2	Überlebt
20	Hawkes und Thorpe 1992	19	m	n. a.	n. a.	Überlebt
20	Kilbas et al. 2008	22	m	n. a.	n. a.	Verstorben
23	Amy et al. 1985	16	m	Kleidung brannte	3	Überlebt
31	McCrady-Kahn und Kahn 1981	10	m	Kleidung brannte	n. a.	Überlebt
70	Ventura et al. 2017	53	m	Kleidung brannte	1 bis 3	Verstorben

m männlich, w weiblich, n. a. nicht angegeben

durch verdampfte Halsketten verbleiben (Jonas et al. 2002; Stütz et al. 2006). Jedoch treten nach einem Unfall durch Blitzschlag neben Hautverbrennungen relativ häufig auch Verletzungen anderer Organe oder Organsysteme auf, die dann die Prognose bestimmen können (Cooper et al. 2017; Schniers 2005).

Fallbeispiel

Während eines Fußballspiels in Bayern (Deutschland) zog ein Sommergewitter auf, und ein Blitz schlug in das Spielfeld ein. Von den zahlreichen Spielern wurde nur eine Person verletzt. Die Mitspieler gruben den verunfallten 17-jährigen Mann, mit Ausnahme des Kopfes, in nassen Sand ein und alarmierten den Rettungsdienst. Der Notarzt intubierte den Mann noch am Unfallort. Beim Eintreffen in einem Zentrum für Schwerbrandverletzte wies der Fußballspieler eine 6 cm lange, offene Hautverletzung an der rechten Halsseite und Verbrennungen 2. Grades von insgesamt 11 % der Körperoberfläche an der Brust, dem Bauch sowie beiden Unterschenkeln auf. Die nachfolgenden klinischen Untersuchungen einschließlich EKG, Echokardiografie und Sonografie des Abdomens zeigten keine pathologischen Befunde. Eine Röntgendiagnostik des Thorax, des Achsenskeletts und des Beckens ergab keine Hinweise auf Frakturen. Der Mann klagte über Sehstörungen, die durch eine konjunktivale Reizung verursacht worden waren. Nach einer lokalen Gabe eines Antibiotikums über 4 Tage waren die Beschwerden rückläufig. Nach Anlage eines zentralvenösen Katheters erfolgte eine Flüssigkeitssubstitution. Zur Aufnahmezeit waren die Laborparameter Kreatinkinase (CK), Myoglobin und C-reaktives Protein im Serum erhöht (Tab. 6.2).

Noch am Unfalltag erfolgte eine Wundreinigung im Narkosebad und die Versorgung der Verbrennungswunden mit sterilen Verbänden. Einen Tag nach dem Unfall wurde die Extubation vorgenommen. Am 3. Tag der stationären Behandlung erfolgte eine Nekrosektomie am rechten Unterschenkel und die Deckung mit Spalthaut. In derselben Sitzung wurde die offene Halswunde mittels Z-Plastik verschlossen. Die postoperative Wundheilung verlief komplikationslos. Alle Laborparameter befanden sich am 4. Tag nach dem Unfall im Normbereich. Der Beginn einer posttraumatischen Belastungsreaktion, die der Patient entwickelte, wurde nicht datiert. Diese Unfallfolge konnte durch eine psychologische Betreuung während des stationären Aufenthalts, der

Tab 6.2 Laborparameter am Tag der stationären Aufnahme des 17-jährigen Unfallopfers. (Eigene Darstellung)

Laborparameter	Serumkonzentration	Referenzbereich
CK	720 U/l	<170 U/l
CK-MB	18,1 U/l	<25 U/l
Myoglobin	749,1 µg/l	23–72 µg/l
C-reaktives Protein	8,9 mg/dl	0,5 mg/dl
Troponin	0,06 µg/l	<0,4 µg/l

14 Tage dauerte, reduziert werden. Über den weiteren Verlauf der posttraumatischen Belastungsreaktion wird in der Kasuistik nicht berichtet (Stütz et al. 2006).

An diesem Fallbeispiel ist auch bemerkenswert, dass die historische Empfehlung aus *Die neue Heilmethode,* eine verletzte Person nach einem Unfall durch Blitzschlag mit Ausnahme des Kopfes einzugraben, noch nach nahezu 100 Jahren Anwendung fand (Platen 1913). Ob die zusätzlichen sandigen Verschmutzungen der Hautverletzungen die Wundheilung verlängert haben, wird in der Kasuistik nicht erwähnt.

Neben Verbrennungen kann ein Blitzschlag noch andere Folgen an der Haut eines Menschen verursachen. So berichten Netchiporouk et al. (2015) von einem 17-jährigen Mann, der zunächst Verbrennungen 2.–3. Grades der Haut aufwies und etwa 2 Wochen nach dem Unfall eruptive disseminierte pyogene Granulome in und außerhalb der thermisch geschädigten Haut entwickelte.◄

Charakteristika der Hautverletzungen nach Blitzschlag

- Opfer von Blitzschlägen weisen zumeist oberflächliche Verbrennungen unterschiedlicher Form und Lokalisation auf, die in der Regel nicht mehr als 20 % der Körperoberfläche betragen.
- Blitzschläge können die getragene Bekleidung eines Opfers in Brand setzen, sodass es, wenn auch selten, zu lebensbedrohlichen Verbrennungen der Körperoberfläche kommen kann.
- Ein Teil der Opfer durch Blitzschlag kommt für einen sofortigen Transport vom Unfallort oder von der Notaufnahme in ein Brandverletztenzentrum in Betracht.
- Die oberflächlichen Hautverletzungen heilen zumeist ohne Komplikationen folgenlos ab.
- Bei tiefer reichenden Verletzungen wird in der Regel eine plastisch-chirurgische Behandlung erforderlich sein.

6.2.2 Kardiovaskuläres System

Die Auswirkungen eines Blitzeinschlags auf das Herz-Kreislauf-System sind vielfältig, abhängig von den Energieübertragungsmechanismen und reichen von geringgradigen EKG-Veränderungen bis hin zum plötzlichen Tod.

Dabei ist das menschliche kardiovaskuläre System bei Unfällen durch Blitzschlag häufig betroffen. Nach einem direkten Treffer oder einem Seitenüberschlag treten oftmals Asystolie oder Kammerflimmern und nach erfolgreichen Reanimationsmaßnahmen Tachykardie, Hypertonie, pektanginöse Beschwerden und/oder blitztraumatische Myokardnekrosen auf (Apfelberg et al. 1974; Cooper und Holle 2019; Davis et al. 2014;

Hanson und McIlwraith 1973; Lichtenberg et al.1993; Zack et al. 1997, 2007). Nachfolgend werden sowohl häufige als auch nur vereinzelt beobachtete Auswirkungen eines Blitzschlagunfalls auf das menschliche kardiovaskuläre System vorgestellt.

6.2.2.1 Herzrhythmusstörungen

In zahlreichen Fallberichten werden unterschiedliche Rhythmusstörungen des Herzens nach einem Unfall durch Blitzschlag beschrieben. Die Beantwortung der Frage, welche Störungen der Herzschlagfolge unmittelbar nach dem Ereignis auftreten, ist kaum zu beantworten, da bei den Opfern zur Unfallzeit in der Regel kein Langzeit-Elektrokardiogramm (EKG) geschrieben wird und das Eintreffen der notfallmedizinischen Rettung immer erst nach einer gewissen Zeitspanne erfolgt. So werden beim Schreiben des ersten EKG am Unfallort häufig Asystolie oder Kammerflimmern festgestellt (Karobath et al. 1971; Koeppen 1965; Levy und Akiyama 2007; Lichtenberg et al. 1993; Wetli 1996). Es gibt jedoch auch Berichte, dass nach einem Blitzschlag elektromechanische Entkopplung oder Vorhofflimmern dokumentiert wurden (Dronacahrya und Poudel 2008; Koeppen 1965; Leira et al. 2013; Levy und Akiyama 2007; Wetli 1996).

Die genauen pathophysiologischen Hintergründe für die sofortige Asystolie bzw. das Kammerflimmern nach einem Blitztreffer sind bis heute nicht geklärt.

Die Ursachen für den akuten Herzstillstand werden zum einen in der direkten Schädigung des Herzens und zum anderen in einer sekundären Folge eines zentralen Atemstillstands gesehen (Browne und Gaasch 1992; Cooper et al. 2001; Cooper und Holle 2019).

Nach erfolgreichen Reanimationsmaßnahmen oder dem Überleben ohne reanimationspflichtigen Zustand weisen die Opfer eines Blitzschlags häufig eine Sinustachykardie auf (Lichtenberg et al.1993).

6.2.2.2 Pektanginöse Beschwerden und blitztraumatische Myokardnekrose

Nach einem Unfall durch Blitzschlag können sich bei einem Opfer in den darauffolgenden Minuten bis Stunden pektanginöse Beschwerden oder ein klinisch diagnostizierter akuter Myokardinfarkt entwickeln (Alyan et al. 2006; Dundon et al. 2008; Igbal et al. 2023; Kleinot et al. 1966; Sinha 1985; Zack et al. 1997; Zeana 1984). Die dafür zugrunde liegenden pathophysiologischen Mechanismen sind bis heute ungeklärt (s. Kap. 7). Als Ursachen werden eine direkte elektrische Schädigung, eine unzureichende Sauerstoffversorgung des Myokards bei fehlender Füllung der Koronararterien z. B. bei einem bis zur Defibrillation anhaltenden Kammerflimmern, Koronarspasmen, blitzschlaginduzierter Stress oder eine disseminierte intravasale Gerinnung diskutiert (Ekoe et al. 1985; Geary et al. 2015; Schniers 2005; van Ruler et al. 2022). Die im Zusammenhang mit blitztraumatischen Myokardnekrosen durchgeführten Koronarangiografien, deren Ergebnisse in Fachartikeln publiziert worden sind, wiesen durchweg unauffällige Befunde auf (Geary et al. 2015; Hayashi et al. 2005; Karadas et al. 2013). Aufgrund dessen sollte die Indikation für eine Koronarangiografie insbesondere bei jüngeren Opfern eines Blitzschlags grundsätzlich eng gestellt werden. Infarkttypische Schmerzen, die bevorzugt retrosternal lokalisiert sind, aber auch ausstrahlen können, treten dabei nicht in jedem Fall auf (Sinha 1985). Die Patienten zeigen infarkttypische EKG-Veränderungen, wie sie auch bei Myokardnekrosen durch hochgradige Koronarsklerose beobachtet werden. Ein erhöhtes Troponin im Serum ist nicht obligat. Die Patienten mit blitzschlaginduzierten Myokardinfarkten überleben zumeist den Unfall, wenn sie keine weiteren lebensbedrohlichen Folgen aufweisen (Tab. 6.3). Die Myokardinfarktsymptomatik ist innerhalb von Tagen bis Wochen regredient und zum Zeitpunkt der Klinikentlassung sind die meisten Opfer beschwerdefrei. Bei Patienten, die neben blitztraumatischen Myokardnekrosen noch andere lebensbedrohende Unfallfolgen zeigen, kann die Herzschädigung zu einem letalen Verlauf beitragen. In diesen tragischen Fällen stehen jedoch, in Bezug auf die Todesursache, hypoxische Hirnschädigungen im Vordergrund (Tab. 6.4). Mit Ausnahme einer seltenen Indikation für eine Koronarangiografie sollte die Diagnostik und das Monitoring leitlinienkonform erfolgen (Werdan et al. 2021). Bei der Therapie eines blitzschlaginduzierten Myokardinfarkts kann auf Thrombozytenaggregationshemmer verzichtet werden (Aydin et al. 2018).

Tab. 6.3 Publizierte Fälle mit myokardinfarktartigen Befunden nach einem überlebten Blitzschlag. (Eigene Darstellung)

Lebensalter (Jahre)	Geschlecht	Zeitdauer bis zur letzten Kontrolluntersuchung	Einschränkungen der Herzfunktion bei Klinikentlassung	Autoren
14	w	12 Monate	Keine	Burda 1966
20	w	n. a.	Keine	Kleinot et al. 1966
20	m	2 Monate	Keine	Sinha 1985
27	w	2 Monate	Keine	Eber et al. 1989
30	m	1 Woche	Keine	Kleinot et al. 1966
37	w	6 Wochen	Keine	Dundon et al. 2008
38	m	1 Monat	Keine	Alyan et al. 2006
63	m	Selbstentlassung bei persistierenden EKG-Veränderungen nach 3 Wochen	Keine	Zeana 1984

m männlich, w weiblich, n. a. nicht angegeben

Tab. 6.4 Publizierte Fälle mit blitztraumatischen Myokardnekrosen/akutem Myokardinfarkt nach einem kurzzeitig überlebten Unfall durch Blitzschlag. (Eigene Darstellung)

Lebensalter (Jahre)	Geschlecht	Überlebenszeit	Todesursächlicher Hauptbefund	Autoren
8	m	3 Tage	Hypoxische Hirnschädigung	Harwood et al. 1978
9	m	12 h	Aspirationspneumonie	Hanson und McIlwraith 1973
9	m	7 Tage	Hypoxische Hirnschädigung	Kotagel et al. 1982
15	m	3 Tage	Hypoxische Hirnschädigung	Wetli 1996
15	m	9 Tage	Hypoxische Hirnschädigung	Hanson und McIlwraith 1973
15	m	10 Tage	Multiorganversagen	Kravitz et al. 1977
17	m	11 Tage	Hypoxische Hirnschädigung	Schwab et al. 1989
21	m	20 h	Akuter Myokardinfarkt	Aydin et al. 2018
24	w	24 h	Hypoxische Hirnschädigung	Ekoe et al. 1985
27	m	5 Tage	Hypoxische Hirnschädigung	Zack et al. 1997
44	m	24 h	Hypoxische Hirnschädigung	Karadas et al. 2013
55	m	4 Tage	Hypoxische Hirnschädigung	Whitcomb et al. 2002

m männlich, w weiblich

Fallbeispiel

Ein 20-jähriger Mann erlitt in Indien einen Blitzschlag und stellte sich etwa 30 h später mit retrosternalen Schmerzen in einer Klinik vor. Bei der Aufnahme fiel ein unruhiger, leicht dehydrierter Patient mit einer Sinustachykardie von 120 Schlägen/min und einem Blutdruck von 86/60 mmHg auf. Das Opfer wies oberflächliche Verbrennungen der Haut am Gesicht, Thorax, Abdomen und an beiden Oberschenkelvorderseiten bevorzugt 2. Grades auf. Das bei der Aufnahme abgeleitete EKG zeigte eine negative T-Welle in den Ableitungen II, III, aVF, V3 und V4 sowie eine ST-Streckenhebung in V3 und V4. Die umgehend eingeleitete Therapie erfolgte mit intravenöser Flüssigkeitssubstitution, Gabe eines Analgetikums, Antibiotikums, langwirksamen Glukokortikoids sowie einer Versorgung der Verbrennungen.

Am 2. Tag nach der stationären Aufnahme stabilisierte sich der klinische Zustand und der Blutdruck betrug 110/72 mmHg. Der Patient klagte jedoch unverändert über retrosternale Schmerzen. Das an diesem Tag abgeleitete EKG zeigte tief-negative T-Wellen in den Ableitungen II, III, aVF und V2–V5 und weiterhin ST-Streckenhebungen in V2 und V3. Es wurde die Diagnose eines durch Blitzschlag induzierten akuten Myokardinfarkts insbesondere der Vorderwand des linken Ventrikels gestellt. Durch die therapeutischen Maßnahmen waren die retrosternalen Schmerzen regredient.

Das am 7. Kliniktag abgeleitete EKG zeigte einen deutlichen Rückgang der T-Negativierung und einen unauffälligen ST-Streckenbefund. Die Genesung verlief komplikationslos und der Mann wurde in der 3. Woche nach dem Unfall aus der stationären Behandlung entlassen. Ein 2 Monate später durchgeführtes Kontroll-EKG wies lediglich noch unspezifische T-Wellenveränderungen auf (Sinha 1985).◄

▶ **Merke** Bei blitztraumatischen Myokardnekrosen, die klinisch wie ein akuter Myokardinfarkt erscheinen, kann auf eine Koronarangiografie und eine Therapie mit Thrombozytenaggregationshemmern insbesondere bei jüngeren Opfern verzichtet werden.

6.2.2.3 Ventrikuläre Hypokinesie

Zu einer seltenen Komplikation nach einem Unfall durch Blitzschlag gehört die Entwicklung einer Tako-Tsubo-Kardiomyopathie, auch bekannt als *Stresskardiomyopathie* oder *Transient Left Ventricular Apical Ballooning,* die bisher bei zumindest drei weiblichen Opfern beschrieben worden ist (Dundon et al. 2008; Hayashi et al. 2005; Tadler et al. 2017). Dabei werden als Ursachen sowohl ischämische als auch Katecholamin-vermittelte kardiotoxische Faktoren diskutiert. Hayashi et al. (2005) berichteten über den ersten Fall, bei dem eine 62-jährigen Bergsteigerin bei einem Blitzschlag in Japan verletzt worden war, dabei bei Bewusstsein blieb und aufgrund des abgelegenen Unfallortes erst 24 h später durch einen Rettungshubschrauber in eine Klinik gebracht wurde. Die am Aufnahmetag durchgeführte Echokardiografie zeigte ein tako-tsubo-ähnliches Muster einer linksventrikulären Hypokinesie. Weiterhin wies das EKG eine ST-Segment-Elevation und eine Negativierung der T-Welle auf, die Ejektionsfraktion betrug 65 % und die Serumkonzentrationen der Parameter CK, CK-MB und Troponin waren erhöht. Aufgrund dieser Befunde wurde die Diagnose eines akuten Myokardinfarkts gestellt und das Unfallopfer mit einem Analgetikum und Mononitrat behandelt. Die Koronarangiografie erbrachte keinen pathologischen Befund. Eine Herzinsuffizienz bestand nicht und alle erhobenen pathologischen Befunde besserten sich, sodass die Frau am 11. Tag nach der stationären Aufnahme entlassen werden konnte (Hayashi et al. 2005).

Deutlich schwerere Krankheitsverläufe zeigten zwei ebenfalls weibliche Opfer (37 bzw. 75 Jahre alt) eines Blitzschlags mit der Entwicklung der gleichen Komplikation. Nach der Behandlung mit einem Angiotensin-Converting-Enzyme-Hemmer und Diuretikum besserte sich die kardiale Symptomatik.

Alle Frauen überlebten die Unfälle und wiesen bei Nachuntersuchungen, die nach 2, 4 bzw. 6 Wochen durchgeführt wurden, keine pathologischen Befunde der Herzfunktionen auf (Dundon et al. 2008; Tadler et al. 2017).

Lichtenberg et al. (1993) berichteten von einem 36-jährigen Mann, der nach einem direkten Treffer in Illinois (USA) eine schwere Hypokinesie insbesondere der Herzvorderwand aufwies, die mit einer ST-Segment-Elevation und einer Erhöhung der CK-MB-Konzentration im Serum einherging und sich am 4. Tag nach dem Unfall komplett zurückbildete, sodass er ohne Beschwerden entlassen werden konnte. Auch wenn in diesem Fall die Diagnose Tako-Tsubo-Kardiomyopathie nicht gestellt worden war, weist er zu den zuvor beschriebenen Unfällen Ähnlichkeiten auf.

Kleiner und Wilkin (1978) berichteten von einem Blitzunfall aus dem Bundesstaat Georgia (USA), bei dem ein 18-jähriger Mann 3 h nach dem Ereignis eine schwere linksventrikuläre Dysfunktion mit Ausbildung eines Lungenödems entwickelte. Nach Beginn einer diuretischen Therapie trat eine sofortige Besserung der Symptomatik ein. Bei Kontrolluntersuchungen zeigte das Herz 6 Wochen nach dem Unfall noch eine geringe linksventrikuläre Hypokinesie mit einer Verminderung der Ejektionsfraktion auf 47 %. Einen ähnlichen Unfall durch Blitzschlag, bei dem die Symptomatik bei einer 24-jährigen Frau nach einer Woche überstanden war, beobachtete Chia (1981) in Singapur. Nield und Kamat (2004) berichteten von einem 10-jährigen Mädchen, das 2 Tage nach einem erlittenen Blitzschlagunfall in Michigan (USA) eine globale linksventrikuläre Dysfunktion zeigte, die sich rasch besserte.

Fallbeispiel

Eine 37-jährige Frau wurde in Australien von einem Blitz getroffen, als sie vom Strand weglief, um Schutz vor einem herannahenden Gewitter zu suchen. Sie erlitt einen sofortigen Herzstillstand, der durch rasch eingeleitete Reanimationsmaßnahmen behoben werden konnte. Bei der Ankunft in einer Klinik zeigte sie eine schwankende Bewusstseinslage und klagte über Parästhesien der Extremitäten und des Gesichts sowie über Schulter- und Rückenschmerzen. Sie wies Kontaktverbrennungen am Hals durch eine getragene Kette und an der Hüfte durch Nieten ihrer Jeanshose auf. Ihre Haut zeigte mehrere Lichtenberg-Figuren. Die erste klinische Untersuchung des Herzens unmittelbar nach der stationären Aufnahme war unauffällig. Das Aufnahme-EKG zeigte eine Sinustachykardie bei 100 Schlägen/min und eine geringe ST-Segment-Elevation in zahlreichen Ableitungen. Bereits kurze Zeit nach der Aufnahme entwickelte die Patientin ein Lungenödem mit Atemnot. Die Laboruntersuchungen erbrachten erhöhte Serumkonzentrationen der Parameter CK,

CK-MB und Troponin T. Die nachfolgende transthorakale Echokardiografie zeigte eine linksventrikuläre apikale Akinesie und eine damit verbundene mittelschwere bis schwere linksventrikuläre systolische Beeinträchtigung trotz erhaltener kontraktiler Funktion in der basalen Herzregion. Aufgrund dieser Befunde wurde die Diagnose einer Tako-Tsubo-Kardiomyopathie gestellt. Das anschließende EKG zeigte eine auffällige anterolaterale und inferiore T-Wellen-Inversion, die im Zusammenhang mit einer Ischämie der Herzmuskulatur gesehen wurde. Eine 7 Tage später durchgeführte Koronarangiografie erbrachte keine pathologischen Befunde. Bei der Therapie und der Überwachung standen die Diurese und das Herzmonitoring im Vordergrund. Die Entlassung der Patientin erfolgte nach 6 Wochen bei vollständig erholter Herzfunktion (Dundon et al. 2008).◄

6.2.2.4   Hypertonus

Unmittelbar nach einem Blitzunfall tritt häufig ein Hypertonus auf, der in den darauffolgenden Stunden regredient ist und in der Mehrzahl der Fälle nicht therapiert werden muss (Cooper 1995). Als Ursache dieses transienten Hypertonus kommt die bei Unfallopfern oftmals beobachtete Keraunoparalyse, die mit einer Vasokonstriktion der Extremitätengefäße einhergeht, in Betracht.

6.2.2.5   Hämorrhagien

Nach einem Blitzschlag kann das Herz eines Opfers ausgedehnte Blutungen entwickeln. Diese wurden intramyokardial, subendokardial und/oder subepikardial festgestellt und können einen Durchmesser von mehreren Zentimetern aufweisen. Die bevorzugte Lokalisation ist der linke Ventrikel. Je nach Größe und Lokalisation können derartige Hämorrhagien unterschiedliche kardiale Symptome verursachen oder auch symptomlos bleiben. Nicht selten werden diese Blutungen erst nach dem Versterben des Opfers durch eine Obduktion festgestellt (Blumenthal 2021; Möhle et al. 2015; Wetli 1996; Zack et al. 1997). Während Wetli (1996) die beschriebenen Befunde unter Contusio cordis einordnete, kommt als Ursache neben einer Prellung auch eine Zerreißung von intramyokardialen Gefäßen durch das mit dem Blitzschlag einhergehende Barotrauma in Betracht (Blumenthal et al. 2012). Nach den Erfahrungen von Rechtsmedizinern sind durchgeführte Reanimationsmaßnahmen nicht geeignet, derartig große Blutungen in den genannten Lokalisationen zu erklären (Buschmann und Tsokos 2008).

6.2.2.6   Perikarditis

Eine Perikarditis nach Blitzschlag ist eine seltene Komplikation und bisher nur als Spätfolge nach einem Unfall durch eine Kombination aus einem direkten Treffer, Kontakteffekt und Barotrauma aufgetreten.

Fallbeispiel

Eine 33-jährige Frau erlitt im Bundesstaat Illinois (USA) einen Blitzschlag, als sie einen geöffneten Regenschirm trug, und wurde umgehend in ein Zentrum für Traumatologie stationär aufgenommen. Die ersten klinischen Untersuchungen erbrachten Hinweise auf thorakale und abdominelle Verletzungen. Die Patientin wies eine Sinustachykardie mit 124 Schlägen/min und einen systolischen Blutdruck von 80 mmHg auf. Eine durchgeführte Peritonealspülung ergab eine erhebliche Menge blutig-seröses Exsudat. Eine nachfolgend durchgeführte Laparotomie zeigte oberflächliche Verletzungen des Dünn- und Dickdarmes. Nach einer Fensterung des Perikards wurden etwa 200 ml blutig-seröse Flüssigkeit im Herzbeutel festgestellt. Eine angelegte Drainage förderte in den nächsten 24 h weitere 800 ml gleichartiges Exsudat. Innerhalb der ersten 8 h nach der Aufnahme verschlechterte sich die Herzfunktion aufgrund von dilatierten und hypokinetischen Herzkammern beidseits. Eine Radionuklidventrikulografie zeigte eine biventrikuläre Minderung der Ejektionsfraktion. Die Gabe eines synthetischen Sympathomimetikums zur inotropen Unterstützung des zu geringen Herzzeitvolumens führte zu einer Besserung der Herzfunktion. Drei Wochen nach dem Unfall erfolgte die Entlassung aus der stationären Behandlung und eine Woche später die Wiederaufnahme bei thorakalen Schmerzen. Die umfangreiche kardiologische Diagnostik erbrachte keine pathologischen Befunde. Es folgte eine kardiologische Rehabilitationsbehandlung. Nach 3 und 5 Monaten jeweils Wiedervorstellung der Patientin mit thorakalen Beschwerden, Perikardreiben und Perikarderguss. Nach Therapie mit oralen Steroiden Regredienz der Perikarditis. Bei einer Wiedervorstellung nach einem Jahr war das Unfallopfer beschwerdefrei und zeigte in der Echokardiografie und Magnetresonanztomografie keine pathologischen Befunde mehr (Lichtenberg et al. 1993). ◄

6.2.2.7 Herzschrittmacher

Ein Blitzunfall kann die nachfolgende Fehlfunktion des Herzschrittmachers eines Patienten durch eine elektrische Beschädigung der Endokard-Elektroden-Schnittstelle verursachen. Nach einem Blitzeinschlag kann aufgrund einer akut verursachten Fehlfunktion des Herzschrittmachers eine transvenöse Elektrodenextraktion erforderlich werden (Obszanski et al. 2019).

▶   Merke Die Funktion eines Herzschrittmachers sollte nach einem Unfall durch Blitzschlag grundsätzlich überprüft werden.

6.2.2.8 EKG-Veränderungen

Bei allen Patienten, die einen Blitzschlag erlitten haben, wird ein frühzeitiges Ableiten eines EKG empfohlen (Kleiner und Wilkin 1978; Palmer 1987). Die häufigsten EKG-Veränderungen, die bei Personen nach einem Unfall durch Blitzschlag beobachtet werden, sind Elevation des ST-Segments, T-Wellen-Negativierung sowie ein verlängertes QTc-Intervall (Burda 1966; Igbal et al. 2023; Lichtenberg et al. 1993; McIntyre et al. 2010; Palmer 1987; Tadler et al. 2017). In Einzelfällen wurden auch weitere pathologische Befunde wie beispielsweise ein AV-Block 1. Grades, Rechtsschenkelblock oder verbreiteter QRS-Komplex festgestellt (Hawkes und Thorpe 1992; Mason und Crocett 2000; Tadler et al. 2017). Nach dem Auftreten von pathologischen EKG-Befunden normalisieren sich die Veränderungen in nahezu allen Fällen in den ersten Tagen und Wochen nach dem Unfall (Palmer 1987; van Ruler et al. 2022).

6.2.2.9 Laborparameter

Die Laborparameter, die bei Opfern eines Blitzunfalls mit kardialer Symptomatik am häufigsten pathologische Befunde aufwiesen, waren die Enzyme Kreatinkinase (CK) und CK-MB sowie die Muskelproteine Troponin I und T (Auer 2000; Harwood et al. 1978; Lichtenberg et al. 1993; Nield und Kamat 2004; Tadler et al. 2017). Im Gegensatz zu den Enzymen CK und CK-MB, die gegenwärtig keine Rolle mehr bei der Diagnose eines akuten Myokardinfarkts spielen, sind die herzmuskelspezifischen Biomarker Troponin I und T relevant für den Nachweis der Diagnose (Herold und Mitarbeiter 2017).

6.2.2.10 Aorta

Drei von 45 verstorbenen Opfern eines Blitzunfalls wiesen Verletzungen der Aorta auf, die aus Endothelläsionen, Zerreißungen der Tunica media und Einblutungen der Tunica adventitia bestanden. Eine Aortenruptur als Folge eines Blitzschlags wurde bisher nicht berichtet (Wetli 1996).

6.2.2.11 Therapie und Outcome

Die Therapie der kardiovaskulären Komplikationen eines Unfalls durch Blitzschlag erfolgt diagnoseabhängig nach geltenden Standards und Leitlinien. Eine auf einen Unfall durch Blitzschlag bezogene Leitlinie existiert nicht.

Kleiner und Wilkin (1978) sowie Palmer (1987) empfehlen grundsätzlich, bei jedem Opfer eines Blitzschlags ein EKG abzuleiten. Eine Indikation für eine darauffolgende kardiale Überwachung besteht bei Patienten, die nach dem Unfall reanimiert werden mussten, kardiale Symptome zeigen und/oder ein auffälliges EKG aufweisen (Kirchmair und Dienstl 1982).

Etwa 8–27 % der Opfer eines Blitzschlags versterben durch den Unfall sofort oder nach einem zeitlichen Intervall (s. Kap. 7) (Puchstein 2016; Zack et al. 2016). Es ist gegenwärtig davon auszugehen, dass in der Mehrzahl der am Unfallort Verstorbenen die pathophysiologischen Mechanismen Asystolie, Kammerflimmern oder zentrale Atemlähmung zum Tode führen (Wetli 1996; Zack und Büttner 2020). Bei nahezu allen Unfällen, bei denen die Opfer nicht am Ereignisort versterben, werden die nicht selten auftretenden kardialen Komplikationen in der Regel gut überstanden. Das gilt auch für die blitzschlagbedingten Myokardnekrosen/akuten Myokardinfarkte und für die transienten Kardiomyopathien. Eine Ausnahme stellen die intramyokardialen Hämorrhagien dar, die bisher in mindestens 2 Fällen den Tod nach einem zeitlichen Intervall von 10 h bzw. 10 Tagen verursacht haben (Blumenthal 2021; Wetli 1996). Bis auf einen Fall, bei dem eine Perikarditis noch 5 Monate nach dem Blitzschlag nachgewiesen wurde, sind die anderen kardialen Komplikationen oftmals nach wenigen Wochen ohne bleibende Schäden überstanden gewesen (Lichtenberg et al. 1993).

Charakteristische kardiovaskuläre Symptome und Befunde bei Patienten nach Blitzschlag

- Sofortiger Herzstillstand, Hypertonie, Tachykardie und unspezifische EKG-Veränderungen (ST-Segment-Elevation, T-Wellen-Negativierung, verlängertes QTc-Intervall) treten häufig auf.
- Akute Myokardnekrosen/Myokardinfarkte, reduzierte linksventrikuläre Ejektionsfraktion und ausgedehnte Myokardblutungen sind weniger häufig.
- Die spontane Rückkehr des Blutkreislaufs (Return Of Spontaneous Circulation – ROSC) ist eher die Regel als die Ausnahme, aber der Atemstillstand überdauert zumeist den Herzstillstand. Die Apnoe ist der kritische Faktor für das Outcome. Daher muss die künstliche Beatmung nach ROSC fortgesetzt werden.
- EKG-Veränderungen treten häufig mit Verzögerungen von Stunden auf und klingen zumeist innerhalb weniger Tage ab.
- Selbstlimitierende Vasospasmen können kardiale, gastrointestinale oder neurologische Ischämien oder auch ein Kompartmentsyndrom imitieren.
- Herzschrittmacher können ihre Funktionstüchtigkeit verlieren.

6.2.3 Zentrales und peripheres Nervensystem

Bei Überlebenden von Blitzschlagunfällen sind Schädigungen des zentralen und peripheren Nervensystems die häufigsten Langzeitfolgen. Sobald der Blitz den menschlichen Hautwiderstand überwunden hat, kommt es im Körper zu einem sehr kurzen Stromfluss. Dabei fließt er insbesondere durch Gewebe mit einem geringen elektrischen Widerstand, wie beispielsweise die Nerven, und hinterlässt, im Vergleich zu technischen Hochspannungsunfällen, nahezu keine schweren inneren Verbrennungen. Grundsätzlich können alle Teile des zentralen und peripheren Nervensystems betroffen sein (Cherington 2003).

Neben vorübergehenden Bewusstseinsstörungen und kurzzeitigen Extremitätenparesen sowie Sensibilitätsstörungen können auch strukturelle Läsionen insbesondere am zentralen Nervensystem auftreten (Cherington 2003; O'Keefe Gatewood und Zane 2004).

Dagegen sind Folgen für das periphere Nervensystem seltener dokumentiert. Das Auftreten einer Vielzahl von autonomen Störungen sowie die besondere Empfindlichkeit der nichtmyelinisierten Nervenfasern sprechen in hohem Maße dafür, dass auch das periphere Nervensystem bei den Gesundheitsschädigungen durch Blitzschlag beteiligt ist (Kleiter et al. 2008). Dabei sind die pathophysiologischen Mechanismen der häufig nach einem Blitzschlagunfall beobachteten neurologischen und psychischen Störungen ungeklärt. Das Spektrum der Gesundheitsschäden reicht von unspezifischen Beschwerden wie Sensibilitätsstörungen oder chronische Müdigkeit bis hin zu definierten Krankheitsbildern wie Depression oder posttraumatische Belastungsstörung. Derartige Langzeitfolgen, deren Häufigkeit mit 70–75 % aller Patienten angegeben wird, können die Lebensqualität der Unfallopfer stark einschränken (Cherington 2003; Cooray et al. 2007; Forster et al. 2013; Kleiter et al. 2007; Lederer et al. 2000; Umminger 2018; Whitcomb et al. 2002).

6.2.3.1 Einteilung der Schädigungen

In der Fachliteratur existieren Einteilungen der Unfälle durch Blitzschlag mit Schädigungen des zentralen und peripheren Nervensystems sowohl nach der Lokalisation als auch nach dem zeitlichen Auftreten der Störungen. Beide Ordnungen werden nachfolgend vorgestellt.

6.2.3.1.1 Neurologische Störungen nach topografischen Gesichtspunkten

Andrews und Reisner (2017) stellten eine Einteilung in acht Gruppen nach topografischen Gesichtspunkten der Funktionsstörungen vor. Dabei unterschieden sie die Kategorien:

- zentrale Syndrome,
- zerebelläre Syndrome,
- Hirnnervensyndrome,
- autonome Syndrome,
- Störungen nach Rückenmarksverletzungen,
- Paralysen,
- Störungen des peripheren Nervensystems und
- sensorische Störungen.

Zentrale Syndrome

In der Fachliteratur wurde bisher von mehreren unterschiedlichen zerebralen Syndromen nach Unfällen durch Blitzschlag berichtet. Dabei dominieren die Hirnblutungen in nahezu allen Variationen (Caksen et al. 2004; Carrera-Izquierdo et al. 2004; Cherington 2003; Cherington et al. 1993, 1997; Guardiola et al. 2010; Knaggs 2002; Mann et al. 1983; Morgan et al. 1958; Ohashi et al. 2001; Ozgun und Castillo 1995; Stanley und Suss 1985; Steinbaum et al. 1994; Thomas et al. 1991; Wakasugi und Masui 1986). Diese Hämorrhagien werden oftmals von Schädelfrakturen begleitet. Es gibt Berichte, die auf eine Chronifizierung und Assoziationen mit anderen neurologischen Folgeerscheinungen hindeuten. Insbesondere die Basalganglien scheinen anfällig für Verletzungen zu sein. Hirninfarkte werden nur kurz erwähnt und mit einem vaskulären Pathomechanismus in Verbindung gebracht (Huan-Jui et al. 2010).

Enzephalopathische Syndrome umfassen Verwirrtheit, Amnesie, Krampfanfälle, Halluzinationen und Dysphasie sowie das Auftreten diffuser Veränderungen der weißen Substanz (Bryan et al. 2009; Cherington 1995; Courtman et al. 2003; Isao et al. 2005; Kleiter et al. 2007; Kruja et al. 2016; Milton et al. 1996; Paterson und Turner 1944; Poser 1994). Mitunter werden auch Befunde mit fraglichem Bezug zu einem Unfall durch Blitzschlag dargestellt. Dazu gehören z. B. Gliom und Hirnatrophie (Cherington et al. 1994; Andrews und Reisner 2017). Als ursächliche pathophysiologische Mechanismen werden elektrische, thermische, mechanische und/oder hypoxische Effekte postuliert (Bryan et al. 2009).

Weiterhin wird über Bewegungsstörungen berichtet und die Unterscheidung zwischen diesen zentralen Syndromen und peripheren Bewegungsstörungen betont (Cherington 2003; Morris et al. 1998; O'Brien 1995; Quinn und Maraganore 2000). Dabei werden insbesondere Parkinsonismus, Choreoathetose, Dystonie, Myoklonus sowie zerebraler Tremor unter der Überschrift Bewegungsstörungen aufgelistet und Basalganglionischämie sowie zerebrale Hypoxie als Schlüsselmechanismen angesehen (O'Brien 1995). Jankovic und Pardo (1986) berichten über den elektrischen Ursprung des Myoklonus und auch über die Demyelinisierung bei einigen der insgesamt 18 Patienten ihrer Fallstudie.

Über Motoneuronerkrankungen („motor neurone disease") wird häufig als Syndrom mit verzögertem Ausbruch berichtet. Dabei wird auch eine Ähnlichkeit mit der amyotrophen Lateralsklerose erwähnt. Verzögerter Beginn und langsames Fortschreiten scheinen diese Störungen zu kennzeichnen. Einige Autoren berichten sogar von jahrelanger Verzögerung vor dem Auftreten zahlreicher Syndrome. Die Gemeinsamkeit zwischen der generischen Motoneuronerkrankung und der spezifischeren amyotrophen Lateralsklerose wird in beiden Fällen in der Beteiligung der letzten Motoneuronen in der Bewegungsbahn gesehen (Cherington 2003; Gallagher und Talbert 1991; Ghosh et al. 1995; Jafari et al. 2001; Zoccolella et al. 2008).

Zerebelläre Syndrome

Es gibt nur wenige Berichte über zerebelläre Syndrome (Cherington 2003; Gilbert 1994; Hey und Rieder 1983; Suri und Vijayan 1978). Cherington et al. (1993) listeten 4 Fälle auf, von denen 3 regredient waren und in einem Fall eine Kleinhirnatrophie folgte. Gilbert (1994) stellte eine Kasuistik vor, in der früheres schnelles und verworrenes Sprechen „roboterhaft" wurde und postulierte, dass diese Störung zerebellären Ursprungs sei. Suri und Vijayan (1978) diagnostizierten Kleinhirnzeichen bei einem Soldaten, der beim Telefonieren getroffen worden war. Cherington et al. (1995) berichteten über einen Patienten mit zerebellärer Ataxie. Ein weiteres Unfallopfer zeigte neben einer zerebellären Ataxie auch noch Dysmetrie und Dysdiadochokinese (Hey und Rieder 1983). Als Eintrittspforten für die Blitzschlagverletzungen des Kleinhirnes werden die unterschiedlichen Schädelöffnungen angesehen (Andrews 1992, 1995).

Hirnnervensyndrome

Über Hirnnervenläsionen als Folge von Unfällen durch Blitzschlag gibt es zahlreiche Fallberichte. Dabei sind die Nervi optici, aber auch andere Hirnnerven relativ häufig betroffen. So wurden nach Blitzschlägen Diplopie, Mydriasis, Anisokorie, Horner-Syndrom und Akkomodationsstörungen beschrieben (Abt 1985; Baqain et al. 2004; Graber et al. 1996; Lea 1920). Norman und Younge (1999) berichten von einer Kasuistik mit Sehverlust, die auf eine hochdosierte Methylprednisolontherapie ansprach. Weiterhin wurden Fallberichte mit Fazialisparese und Bulbärparese festgestellt, die zu einer Dysphagie führten (Richards 1973, Saddler und Thomas 1990; Silbergleit und Trenkner 1988). Auch Patienten mit Dysphasie wurden nach Blitzschlagunfällen beobachtet (Caksen et al. 2004; Desai und Fairclough 2011; Isao et al. 2005). Weiterhin finden sich Fälle mit cochleovestibulären Störungen, bei denen die Patienten Schwindel, Tinnitus und vermindertes Hörvermögen aufwiesen (Modayil et al. 2014; Poulsen und Knudstrup 1986).

Autonome Syndrome

Als Beispiele für autonome Dysfunktionen nach einem Unfall durch Blitzschlag finden sich Berichte über Patienten mit Morbus Sudeck, Kausalgien, Elektrolytstörungen und einem Salzverlustsyndrom (Belsole und Smith 1990; Demun et al. 1993; Emet et al. 2010; Grubb und Karabin 2007; Hawkes und Thorpe 1992; Jost et al. 2005; Kim und Bryant 2001; Lim et al. 2001; Orbak und Kara 2010; Ozdemir et al. 2002; Rosenberg 1989; Shantha 1991; Weeramanthri et al. 1991). In zumindest 2 Fällen wurde eine zentrale Ursache für einen persistierenden arteriellen Hypertonus postuliert (Suri und Vijayan 1978; Weeramanthri et al. 1991).

Störungen nach Rückenmarksverletzungen

Bei den Rückenmarksläsionen werden amyotrophe Lateralsklerose und transversale Myelopathie sowie damit verbundene Demyelinisierungsprozesse sowohl unmittelbar als auch verzögert auftretend angegeben (Abhinav et al. 2007; Arévalo et al. 1999; Bariar et al. 2002; Butler und Grant 1977; Cherington 2003; Christensen et al. 1980; Clouston 1995; Davidson und Deck 1988; Deveci et al. 2001; Erkin et al. 2007; Ko et al. 2004; Koller und Orságh 1989; Lakshminarayanan et al. 2009). Weiterhin fanden sich andere verwandte Syndrome auf spinaler Ebene, beispielsweise kortikospinale Paresen (Johansen et al. 2008), Vorderhornmyelopathie (Fu et al. 2008) und Dystonien (Adler und Caviness 1997; Farrell und Starr 1968; Ondo 1997). Dabei unterstützen MRT-Befunde die Diagnosestellung (Freemann et al. 2004).

Paralysen

Nach einem Unfall durch Blitzschlag sind bei den betroffenen Patienten Lähmungen weit verbreitet. Dabei können alle Formen von Paralysen auftreten. So finden sich Mitteilungen über schlaffe, spastische, transiente, lang andauernde, sofortige, verzögert auftretende sowie einseitige und beidseitige Paralysen. Weiterhin wird über Patienten mit blitzschlagverursachten Paraplegien und Tetraplegien berichtet (Baqain et al. 2004; Breugem et al. 1999; Caksen et al. 2004; Clouston 1995; Fu et al. 2008; Gathier 1988; Gouse et al. 2015; Hawkes und Thorpe 1992; Kanitkar und Roberts 1988; Ko et al. 2004; Sharma und Smith 1978; Steffen et al. 1992; Varghese et al. 1986).

Eine Sonderform der Lähmungen nach Blitzschlag stellt die Keraunoparalyse (griechisch: „keraunós" – Blitz, „parálysi" – Lähmung) dar. Dabei werden die Extremitäten kalt, blass, taub und pulslos. Nicht selten wird die Keraunoparalyse, die unmittelbar nach dem Unfall auftritt und in der Regel innerhalb weniger Stunden abheilt, mit einem Kompartmentsyndrom verwechselt. Als Ursache wird ein elektrizitätsbedingter Gefäßkrampf einer oder mehrerer Arterien, die für die Versorgung der betroffenen Extremität verantwortlich sind, angesehen (Andrews et al. 1992; Baqain et al. 2004; Breugem et al. 1999; Caksen et al. 2004; Clouston 1995; Fu et al. 2008; Gathier 1988; Gouse et al. 2015; Graber et al. 1996; Hawkes und Thorpe 1992; Kanitkar und Roberts 1988; Ko et al. 2004; Sharma und Smith 1978; Steffen et al. 1992; ten Duis et al. 1985; Varghese et al. 1986).

Störungen des peripheren Nervensystems

Nach Blitzschlagunfällen können auch vielfältige funktionelle Störungen des peripheren Nervensystems auftreten. So wird z. B. bei den oberen Extremitäten von Kombinationen berichtet, bei denen Median-, Ulnar- und Radialnerven beteiligt sind (Butler und Grant 1977, Cahill et al. 2014; Clouston 1995; Engrav et al. 1990; Patnaik et al. 2015; Rosenberg 1989).

Bei Funktionsstörungen der peripheren Nerven der unteren Extremitäten sind bevorzugt Ischias- und Oberschenkelnerven sowie weiter peripher gelegene Äste betroffen (Butler und Grant 1977; Cahill et al. 2014; Cherington 2003; Clouston 1995; Engrav et al. 1990; Fan et al. 2005; Mankani et al. 1994; Patnaik et al. 2015; Rosenberg 1989; Wilbourn 1995).

Es wurden auch Fälle mit einem Guillian-Barré-ähnlichen Syndrom mitgeteilt (Girard und Jacquot 1954; Panagiotis et al. 2008).

Im Zusammenhang mit Störungen des peripheren Nervensystems werden auch die häufig beobachtete Muskelschwäche, der Verlust an Ausdauer und die leichte Ermüdbarkeit gesehen (Baqain et al. 2004; Bhargava et al. 2014; Butler und Grant 1977; Clouston 1995; Courtman et al. 2003; Fu et al. 2008; Steinbaum et al. 1994). Diese Komplikationen werden differenzialdiagnostisch auch der Myopathie zugeschrieben.

Sensorische Störungen

Im Zusammenhang mit Unfällen durch Blitzschlag werden bei den Opfern nicht selten komplexe regionale Schmerzsyndrome (Complex Regional Pain Syndrome, CRPS) diagnostiziert (Andrews und Reisner 2017; Nield und Kamat 2004). CRPS ist eine zusammenfassende Bezeichnung für Krankheitsbilder, die die Extremitäten betreffen, sich nach einem schädigenden Ereignis entwickeln und durch persistierenden Schmerz mit Störungen des vegetativen Nervensystems, der Sensibilität und der Motorik gekennzeichnet sind (Pschyrembel 2020). Die anhaltenden Schmerzen sind oftmals auch mit einer Muskelschwäche assoziiert. Als pathomorphologische Mechanismen werden Myelinscheidenzerfall und Nervenzellenödem postuliert. Weiterhin wird vermutet, dass die Ursache des CRPS durchaus auch in einer Schädigung der neuromuskulären Endplatte liegen kann, was auch die Schwäche und insbesondere die frühe Ermüdung erklären könnte. Möglicherweise ist die sensorische Dysfunktion ebenso auf eine Schädigung der sensorischen Nervenenden zurückzuführen (Andrews und Reisner 2017).

6.2.3.1.2 Neurologische Störungen nach dem zeitlichen Auftreten
Des Weiteren stellte Cherington 2003 auch eine Einteilung in vier Gruppen nach dem zeitlichen Auftreten der Gesundheitsschädigungen vor. Die neurologischen und/oder psychischen Folgen für ein Blitzschlagopfer können

- akut und transient,
- akut und persistierend,
- verzögert oder
- jederzeit nach sekundär-traumatischen Ereignissen

erscheinen.

Die *erste Gruppe* der akuten und transienten Störungen umfasst die sofort eintretenden Komplikationen eines Blitzschlagunfalls. Diese bestehen aus einem vorübergehenden Verlust des Bewusstseins, einer Amnesie, Aphasie, Verwirrung, aus Kopfschmerzen sowie einer Keraunoparalyse (Muehlberger et al. 2001). Die Keraunoparalyse ist eine historische Bezeichnung für zahlreiche Symptome, die häufig bei Opfern eines Blitzschlags unmittelbar nach dem Unfall festgestellt werden. Sie besteht aus einem spinalen Schock mit temporärer Lähmung insbesondere der unteren Extremitäten mit Schwäche, Verlust der Sensibilität, Vasokonstriktion, Pulslosigkeit, Blässe und arterieller Hypertonie. Eine ausführliche Beschreibung dieser akuten Folgen eines Blitzschlags geht auf den französischen Arzt Jean-Martin Charcot und das Jahr 1887 zurück (Jellinek 1903). Die Keraunoparalyse ist ein Symptomenkomplex, der charakteristisch für einen Unfall durch Blitzschlag und in den ersten Stunden nach dem Ereignis zumeist regredient ist (Backhaus et al. 2016; Jellinek 1903; Naik und Krishna 2018; Rahmani et al. 2015; ten Duis et al. 1985; Umminger 2018).

Der *zweiten Gruppe* werden akut auftretende Folgen mit lang andauernden oder persistierenden Schädigungen zugeordnet. Dazu zählt in erster Linie die posthypoxische Enzephalopathie, die eine schlechte Prognose aufweist und entweder zum Tod nach einer zeitlichen Latenz oder aber zu ausgedehnten kognitiven Defiziten beim Überlebenden führt. Neben dieser Hirnschädigung können auch intrazerebrale Hämorrhagien insbesondere im Bereich der Stammganglien und im Hirnstamm, zerebrale Infarkte, Myelopathien und unspezifische Atrophien zu permanenten Gesundheitsschäden führen (Backhaus et al. 2016; Umminger 2018).

In die *dritte Gruppe* werden die verzögert auftretenden und progredient verlaufenden Komplikationen eines Blitzschlagunfalls eingeordnet. Hierzu gehören Motoneuronerkrankungen, Bewegungsstörungen, Neuropathien, Krampfleiden, chronische Kopfschmerzen und andere Folgen. Die genannten Komplikationen eines Blitzschlags können dabei erst Tage, Wochen, Monate oder Jahre nach dem Ereignis auftreten, wobei die pathophysiologischen Zusammenhänge mit dem Blitzschlag bisher nicht geklärt sind (Backhaus et al. 2016; Reisner 2013; Umminger 2018).

Die *vierte Gruppe* umfasst alle sekundär-traumatischen Folgen eines Blitzschlags, die sowohl unmittelbar als auch nach einer zeitlichen Latenz auftreten können. Dazu gehören alle neurologischen und psychischen Komplikationen, die beispielsweise durch Sturzereignisse mit konsekutiven traumatischen subduralen, epiduralen oder subarachnoidalen Blutungen hervorgerufen werden (Backhaus et al. 2016).

Fallbeispiel

Eine 51-jährige Frau erlitt nachts in ihrer Wohnung in Indien einen Unfall, als während eines Gewitters ein Blitz in das Haus einschlug. Die äußere Hauswand zeigte danach einen tiefen Riss, und Glasscherben eines zersplitterten Fensters lagen im Wohnraum. Die verletzte Frau wurde noch in der selben Nacht in eine Klinik gebracht. Bei der Aufnahme wies sie eine ausgeprägte Schwäche der Muskulatur der rechten Körperseite, fehlende Sensibilität der Extremitäten und der rechten Gesichtshälfte sowie Schwindel auf. Ihre Arme und Beine fühlten sich kalt an. Die Vitalfunktionen waren unauffällig. Die Patientin zeigte keine äußeren Verletzungen. Es wurde die Diagnose einer Keraunoparalyse gestellt und eine Infusionstherapie mit 0,9 %iger Kochsalzlösung in Verbindung mit einer parenteralen Gabe von Betamethason und Ranitidin begonnen. Danach erfolgte innerhalb von 4 h eine erhebliche Regression der Beschwerden. Die motorische Schwäche verschwand vollständig, der Sensibilitätsverlust nur teilweise. Aufgrund des aufgetretenen Schwindels erbrach die Patientin zweimal. Das Blitzschlagopfer wurde nach 2 Tagen aus der Klinik entlassen. Bei einer Folgeuntersuchung nach einer Woche bestanden bei ihr noch minimaler Schwindel und diskrete Sensibilitätsstörungen an den Extremitäten (Naik und Krishna 2018).◄

6.2.3.2   Diagnose

Klinische Untersuchungen

Bereits in der Frühphase der Behandlung eines Blitzschlagopfers kann der Patient nichtoffensichtliche Schädigungen von Organen oder Organsystemen aufweisen. Daher ist auch, nicht nur aus forensischen Gründen, eine gründliche Bestandsaufnahme von unfallbedingten Funktionseinschränkungen notwendig. Bei einem Verdacht auf neurologische oder psychische Defizite ist die Hinzuziehung eines entsprechenden Konsiliararztes obligat. Bei Bedarf wird eine frühzeitige psychologische Betreuung ausdrücklich empfohlen (Backhaus et al. 2016; Baxter 1970; Chico et al. 1999; Zasler 1996).

Bei den klinisch-neurologischen Untersuchungen können in Abhängigkeit vom Verlauf des Stromflusses unterschiedliche Befunde auftreten. In der Akutphase wird häufig eine Keraunoparalyse diagnostiziert. Dabei werden oftmals ein Tonusverlust der Muskulatur mit Parese sowie ein Vasokonstriktionssyndrom mit dem klinischen Befund einer Pulslosigkeit und einer Erkaltung der Extremitäten festgestellt. Weiterhin kann es in der Akutphase zu komplexen regionalen Schmerzsyndromen kommen (ten Duis et al. 1985). Als Ursache dieser Komplikationen, die potenziell reversibel sind, wird eine zentralnervöse autonome Störung angesehen (Jost et al. 2005). Diese Ursache wird neben einem direkten Einfluss des elektrischen Stromflusses auf das Erregungsbildungs- und Erregungsleitungssystem ebenfalls als Auslöser für das in der Akutphase häufig beobachtete Herzkammerflimmern diskutiert (Backhaus et al. 2016).

Weiterhin sind nahezu alle Arten peripherer und/oder zentraler neurologischer Störungen zu beobachten. Dabei ist das Augenmerk insbesondere auf Komplikationen bei narkotisierten Patienten zu richten, da diese evtl. übersehen werden können. So berichten beispielsweise bewusstseinsklare Unfallopfer über blitzbedingte Blendeffekte, die die Ausbildung einer Cataracta electrica oder anderer Schädigungen am Auge nach sich ziehen können. Daher sind bei bewusstseinsgestörten Patienten klinische Untersuchungen durch Ärzte unterschiedlicher Fachrichtungen zu empfehlen.

Bildgebung

Die Computertomografie (Computertomogramm, CT) hat ihren dominierenden Stellenwert in der Akutdiagnostik von Patienten, die einen Blitzschlag erlitten haben. Sie dient beispielsweise zur raschen Diagnostik von Frakturen oder intrakraniellen Verletzungen und sollte bei allen Patienten mit Bewusstseinsstörungen oder anderen neurologischen Ausfällen durchgeführt werden. Bei einem unauffälligen CT kann jedoch eine durchgeführte Magnetresonanztomografie (Magnetresonanztomogramm, MRT) zur Aufdeckung verschiedenartiger pathologischer Befunde führen. So finden sich Fallberichte über Subarachnoidalblutungen, bithalamische Hämorrhagien, Marklagerläsionen und Myelonschädigungen (Backhaus et al. 2016; Johansen et al. 2008; Ozgun und Castillo 1995). Darüber hinaus leistet die bildgebende Diagnostik einen relevanten Beitrag zum Ausschluss konkurrierender Ursachen der festgestellten neurologischen Läsionen der Patienten.

Neurophysiologische Untersuchungsverfahren

Bei Opfern eines Blitzschlags, die ein chronisches Schmerzsyndrom entwickeln oder unter sensiblen Sensationen mit Hyp- oder Parästhesien leiden, können neurophysiologische Untersuchungsverfahren Hinweise auf Läsionen sensibler peripherer Nervenfasern erbringen. Dabei sind insbesondere die quantitative sensorische Testung (QST) und die Registrierung der sympathischen Hautantwort (Sympathetic Skin Response, SSR) relevant. Aus pathophysiologischer Sicht wird die Ausbildung einer Polyneuropathie aufgrund von Läsionen der dünn bemarkten A-Delta-Fasern und der unbemarkten C-Fasern diskutiert (Hawkes und Thorpe 1992; Nebuchennykh et al. 2009). Bei diesen Patienten werden mit anderen neurophysiologischen Methoden, wie z. B. der Elektromyografie (EMG) und der Elektroneurografie (ENG) oftmals keine pathologischen Befunde festgestellt.

Die extrem hohen Stromstärken, die bei einem Blitzschlag auftreten, können zu Schädigungen dicker bemarkter Nervenfasern führen. Diese axonalen Läsionen lassen sich mit der EMG und der ENG nachweisen (Davidson und Deck 1988; Wilbourn 1995).

Elektroenzephalografie

In der Fachliteratur existieren keine systematischen Studien über die elektroenzephalografische Diagnostik nach Blitzschlagverletzungen von Menschen. Nach direkten Blitzschlägen in den Kopf wurden sowohl generalisierte als auch fokale pathologische Veränderungen im Elektroenzephalogramm (EEG) beschrieben (Kruse 1966). Weiterhin sind nach einem Unfall durch Blitzschlag generalisierte enzephalopathische Veränderungen ohne bildmorphologisches Korrelat über einen monatelangen Zeitraum dokumentiert worden (Kleiter et al. 2007). In den meisten Fällen zeigen sich aber EEG-Veränderungen in typischer Übereinstimmung mit den blitzschlagbedingten morphologischen Befunden an der Haut des Kopfes (Kruse 1966). Mitunter werden auch örtlich von der primären Läsion unabhängige Herdbefunde, ohne Korrelation in einem MRT des Kopfes, beschrieben. In einer Kasuistik war ein Herdbefund bei den Nachuntersuchungen noch nach 18 Monaten nachweisbar (Kleiter et al. 2007).

Studien zu EEG-Veränderungen, die auf blitzschlagbedingte hypoxische Hirnschädigungen oder andere sekundäre Folgen zurückzuführen sind, gibt es aktuell nicht. In der Gesamtbetrachtung wird eine EEG-Diagnostik bei entsprechender Symptomatik als sinnvoll erachtet, da so Herdbefunde, die keine bildmorphologischen Korrelate aufweisen, als Hinweise auf eine unfallbedingte symptomatische Epilepsie aufgedeckt werden können (Backhaus et al. 2016).

Für die Diagnostik blitzschlagbedingter neurologischer Schädigungen relevante Untersuchungen

- Klinische Untersuchung
- Bildgebung (CT, MRT)
- Neurophysiologische Untersuchungsverfahren (QST, SSR, EMG, ENG)
- EEG

6.2.3.3 Neuropsychologische Folgen

Die Auswirkungen des elektrischen Stroms auf den menschlichen Körper sind nie auf die Areale des direkten Kontakts beschränkt. Berührungen mit elektrischen Stromquellen können zu einer erheblichen Belastung der besonders leitfähigen Nervenbahnen führen, sodass ein Kontakt mit einer beliebigen Stelle des Körpers auch zerebrale Läsionen verursachen kann (Duff und McCaffrey 2001). Die Fachliteratur belegt, dass nach einer Exposition des Nervensystems durch elektrischen Strom eine signifikante Beeinträchtigung der Leistungsfähigkeit und der koordinierten Aktivierung von kognitiven Prozessen auftreten können (Pliskin et al. 1998; Reisner 2006; Silversides 1964). Dabei wurden diese Veränderungen an Patienten festgestellt, die den Kontakt mit dem elektrischen Strom außerhalb der Kopfregion hatten. Die beobachteten Leistungsdefizite waren nicht nur auf die Akutphase beschränkt. In einer funktionellen MRT-Studie beschrieben Ramati et al. (2009), dass sich die Koordination der Aktivierungsmuster bei Patienten nach einem elektrischen Trauma erheblich von den Mustern gesunder Kontrollprobanden unterschied. Diese Differenzen zeigten sich in einer signifikant schwächeren Leistungsfähigkeit von Gedächtnis und Aufmerksamkeit bei den Unfallopfern. Bei noch normgerechten Leistungen der Patienten kann durch einen Vergleich mit dem allgemeinen Leistungsniveau überprüft werden, ob die Unterschiede sich signifikant von dem allgemeinen Niveau unterscheiden und als neu erworben oder als vorbestehende Varianz eingeordnet werden sollten. Dabei wird das allgemeine Leistungsniveau mit Intelligenztests sowie ergänzenden Verfahren zur Visuoperzeption und Aufmerksamkeit gemessen. Die Varianz der Leistungsbeeinträchtigungen nach Blitzschlagunfällen weist eine erhebliche Spannweite auf. Diese Defizite können dabei einen solchen Schweregrad erreichen, dass die eigene Einsicht in die unfallbedingten Leistungseinbußen erschwert ist. Das kann sogar so weit führen, dass diese Beeinträchtigungen nicht mehr wahrgenommen werden können.

Nicht selten kommt es vor, dass den Unfallopfern von ärztlichen Kollegen, die nicht die Fachgebiete Neurologie, Psychiatrie oder Ophthalmologie vertreten, gesagt wird, dass sie „Glück im Unglück" gehabt hätten und nach ihrer Therapie nun wieder genesen seien. Kommt es nachfolgend bei der Konfrontation mit dem Alltag und den damit verbundenen beruflichen und häuslichen Anforderungen zu einer Überforderung, wird diese häufig als posttraumatische Belastungsstörung angesehen. Dabei wird mitunter übersehen, dass ein Teil der aufgetretenen Störungen auf eine neuronale Schädigung zurückzuführen ist (Backhaus et al. 2016).

Häufige neuropsychologische Folgen eines Blitzunfalls

- Gedächtnisschwäche
- Denkstörungen
- Aufmerksamkeitsdefizite

6.2.3.4 Psychiatrische Folgen

In der Fachliteratur finden sich keine systematischen Untersuchungen über psychiatrische Erkrankungen, die als Folgen von Blitzschlagunfällen aufgetreten sind. Hingegen existieren zahlreiche Fallberichte über ein verspätetes Auftreten von Symptomen im Sinne einer posttraumatischen Belastungsstörung sowie spezifischen oder generalisierten Angststörungen. Dabei können fehlendes Fachwissen und Unverständnis von behandelnden Ärzten, Familienangehörigen, Freunden und/oder Kollegen als verstärkender Faktor wirken. Dieses Erleben sowie das Bewusstwerden einer möglichen neuropsychischen Leistungsminderung kann zu sozialen Rückzugstendenzen sowie familiären und beruflichen Problemen führen. In diesem Zusammenhang wird auch von Patienten berichtet, die als Unfallfolge Symptome einer manifesten Depression entwickelt haben (Reisner 2006).

Ein definiertes externes Ereignis mit außergewöhnlicher psychischer Belastung ist die unabdingbare Voraussetzung für die Entstehung einer posttraumatischen Belastungsstörung (Blanchard et al. 1996; Frommberger et al. 2014). Das Auftreten dieser Gesundheitsschädigung wird auch nach Unfällen durch Blitzschlag beschrieben (Backhaus et al. 2016; Zack et al. 2010). Im Gegensatz zu Opfern einer Vergewaltigung, die in mehr als 90 % eine akute Belastungsreaktion und in etwa 50 % der Fälle eine posttraumatische Belastungsstörung entwickeln, finden sich bei Opfern von Blitzschlägen oder anderen Naturkatastrophen deutlich niedrigere Häufigkeiten (Kessler et al. 1995; Resnick et al. 2007). Neben dem Trauma beinhaltet die Diagnose weiterhin Wiedererleben, Vermeidungsverhalten, Übererregbarkeit sowie psychosoziale Beeinträchtigungen. Dabei müssen die genannten Störungen länger als einen Monat andauern (Frommberger et al. 2014). Von der posttraumatischen Belastungsstörung ist in der Phase unmittelbar nach dem Unfall die akute Belastungsreaktion abzugrenzen. Bei dieser treten nach einem initialen Gefühl der „Betäubung" zumeist wechselnde Symptome wie Verzweiflung, Ärger, Überaktivität oder Desorientierung auf, die in der Regel innerhalb von Stunden bis Tagen abklingen. Da eine posttraumatische Belastungsstörung relativ gut therapierbar ist, sollte bei einem Verdacht auf eine derartige Störung die Symptomatik unverzögert behandelt werden. Dabei erfolgen die meisten Traumatherapien ambulant. Erst wenn die Intensität, der Schweregrad und die Komplexität der Symptome die ambulanten Möglichkeiten überschreiten, ist eine stationäre Therapie in einer spezialisierten Klinik in Erwägung zu ziehen. Die Behandlung von Patienten mit einer posttraumatischen Belastungsstörung besteht aus Psychotherapien und der Gabe von Psychopharmaka (Frommberger et al. 2014).

Nach dem Abklingen der aufgetretenen Symptome kann eine weitere neuropsychologische Untersuchung eine neuronal bedingte Leistungsminderung präziser erfassen (Backhaus et al. 2016).

Mögliche psychiatrische Folgen eines Unfalls durch Blitzschlag

- Akute Belastungsreaktion
- Posttraumatische Belastungsstörung
- Depression
- Angststörung

6.2.3.5 Rehabilitation

Auch in der Rehabilitation ist zwischen akuten Traumafolgen und langfristigen Folgeerscheinungen zu differenzieren. Dabei unterscheidet sich die Rehabilitation schwerverletzter Blitzschlagopfer nicht von den Maßnahmen für Patienten, die eine andere Ursache für
ihre Gesundheitsschädigung aufweisen (Backhaus et al. 2016; Lammertse 2005). Bei der
Planung der Rehabilitationsbehandlungen sollte ein großer Zeitraum berücksichtigt werden. Der Rehabilitationsprozess nach einem schweren Blitzschlagunfall kann sich über
Monate, Jahre oder auch lebenslang hinziehen (Dobkin 2003, Katz et al. 2004; Pliskin
et al. 1998). Die Rehabilitationsbehandlung muss sich dabei immer am dominierenden
Verletzungsmuster orientieren. Das Ziel aller rehabilitativen Maßnahmen ist dabei, die
physischen, psychischen und neuropsychologischen Folgen einer Blitzschlagverletzung
zu minimieren. Dabei wird ein Schwerpunkt der Behandlung darauf gelegt, dass der Patient wieder ein möglichst selbstständiges Leben führen kann (Greenberger und Padesky
2015; Heilbronner und Pliskin 1999; Umminger 2018).

Die Langzeitfolgen sind zumeist durch klinisch schwer erkennbare Symptome wie
neurokognitive Leistungsminderungen und/oder psychische Beeinträchtigungen gekennzeichnet. Dabei sind Persönlichkeitsveränderungen und Störungen der Aufmerksamkeit,
Konzentration und des Schlafes oder eine abnorme Tagesmüdigkeit oftmals der Grund für
eine Erwerbsunfähigkeit und einen sozialen Rückzug. In diesem Zusammenhang spielen
auch neuropathische Symptome und chronische Schmerzsyndrome eine Rolle. Bei auftretenden Schmerzen beispielsweise nach Verletzungen des Gehirns handelt es sich häufig
um einen zentralen Schmerz. Hier sind insbesondere Physiotherapien und zentralwirksame
Analgetika indiziert (Bowsher 1995; Martinelli et al. 2004).

Für die behandelnden Ärzte stellt das Diagnostizieren der Symptome und für die Patienten das Anerkennen der Gesundheitsschäden als Folge des Unfalls mitunter eine Hürde
dar. Insbesondere bei einer frühen Erfassung der Defizite und gezielter, darauf abge-
stimmter Therapie kann die Prognose gut sein. Parallel zu den neurophysiologischen
Rehabilitationsmaßnahmen muss bei Hinweisen auf auftretende psychische Störungen
frühzeitig eine konsequente Diagnostik und Therapieeinleitung erfolgen. Dabei stehen ver-
haltenstherapeutische und medikamentöse Behandlungen im Vordergrund (Dobkin 2003;
Kessler 2000; Primeau et al. 1995; Primeau 2005; Yarnell 2005).

Weil die langfristigen Folgeerscheinungen unterdiagnostiziert werden, ist in zahlreichen Fällen die Vorstellung der Patienten mit Blitzschlagverletzungen in einer spezialisierten Klinik indiziert, um eine gezielte Diagnostik in die Wege zu leiten (Backhaus et al. 2016; Davis et al. 2014). Dabei wird auch aus neurologischer Sicht eine frühe Vorstellung scheinbar unauffälliger Patienten empfohlen, um beispielsweise einen neurokognitiven Ausgangsstatus zu erheben und im Verlauf nachfolgende Beeinträchtigungen abgrenzen zu können. Diese Vorgehensweise ist von erheblicher gutachterlicher Relevanz, da die Folgeschäden eines Blitzschlags bei einem Opfer zu einer Minderung der Erwerbsfähigkeit von bis zu 100 % führen können (Frommberger et al. 2013). Den Patienten ist weiterhin mitzuteilen, dass sie im Fall eines Arbeits- oder Arbeitswegunfalls unverzüglich eine Meldung an die zuständige Berufsgenossenschaft vornehmen sollten.

> **Wesentliche Merkmale der Rehabilitationsbehandlung von Patienten mit persistierenden Komplikationen nach einem Unfall durch Blitzschlag**
>
> - Je nach Schweregrad der Verletzungen gibt es unterschiedliche Behandlungserfolge.
> - Langzeitfolgen erfordern auch lange Rehabilitationsprozesse.
> - Zur Anwendung kommen bevorzugt Psychotherapien, Physiotherapien, Ergotherapien und Schmerztherapien.
> - Die Ziele sind eine Minimierung der Folgen und die Führung eines möglichst selbstständigen Lebens.

6.2.4 Audiovestibuläres System

Während Verletzungen des Ohres nach Unfällen durch technische Elektrizität selten sind, treten sie bei Unfällen durch Blitzschlag in mehr als der Hälfte aller Fälle auf (Makin 2023, Tribble et al. 1985). Vom Blitz getroffene Personen können eine Vielzahl unterschiedlicher otologischer Schädigungen aufweisen. Dabei sind die häufigsten Verletzungen im Fachgebiet der Hals-Nasen-Ohren (HNO)-Heilkunde zweifelsfrei die sofort nach dem erlittenen Barotrauma feststellbaren Trommelfellrupturen. Aber auch Hörminderungen, Tinnitus und Gleichgewichtsstörungen werden nach derartigen Ereignissen oftmals berichtet. Alle weiteren blitzschlagbedingten gesundheitlichen Schädigungen im HNO-Bereich treten eher selten auf (Tab. 6.5).

6.2.4.1 Trommelfellruptur

In einer Studie über letale Unfälle durch Blitzschlag stellte Wetli (1996) bei 17 von 21 (81 %) Opfern Trommelfellrupturen fest, die in 10 Fällen unilateral und in 7 bilateral aufgetreten waren. In einem selektierten Patientengut des Fachbereichs Otorhinolaryngologie

Tab. 6.5 Mögliche audiovestibuläre Folgen eines Blitzschlags. (Eigene Darstellung)

Verletzung/Symptom	Autoren
Trommelfellruptur	Blumenthal 2021; Bozan et al. 2016; Gluncic et al. 2001; Junkins et al. 1999; Kleiter et al. 2007
Hörminderung	Angerer et al. 2009; Junkins et al. 1999; Just et al. 2002; Kubilius und Rimdeika 2012
Tinnitus	Angerer et al. 2009; Epperly und Stewart 1989; Jones et al. 1991; Kubilius und Rimdeika 2012
Vertigo	Just et al. 2002; Kilic et al. 2017; Youngs et al. 1988
Otalgie	Angerer et al. 2009
Luxation der Gehörknöchelchen	Offiah et al. 2007
Fistelung des ovalen Fensters	Jones et al. 1991

der Universität Split (Kroatien) wiesen 12 von 18 (66,6 %) Opfer eines Blitzschlags eine
ein- oder beidseitige Trommelfellruptur auf. Bei der Aufnahme in die Klinik klagten alle
12 Patienten gleichzeitig über starke Schmerzen, Tinnitus und eine Hörminderung (Glunic
et al. 2001).

Fallbeispiel

Durch einen direkten Blitzschlag wurde eine 24-jährige Frau in Mecklenburg-
Vorpommern (Deutschland) zu Boden geschleudert, bewusstlos und war anschließend
ohne Spontanatmung. Nach erfolgreicher intensivmedizinischer Behandlung und Been-
digung der Analgesierung klagte die Patientin am 3. Tag nach dem Unfall über eine
wässrige Ohrsekretion, eine Hörminderung und ein Ohrenrauschen jeweils links sowie
kurzzeitig auch über Schwindel. Es folgte die Verlegung der Patientin in eine HNO-
Klinik. Der dortige Aufnahmebefund zeigte thermische Schädigungen am Hals und
am linken Fuß sowie otoskopisch einen Zweiquadrantendefekt des linken Trommelfells, thermische Schäden des trommelfellnahen knöchernen Gehörgangs und eine
gerötete Schleimhaut der Paukenhöhle. Das rechte Trommelfell war unauffällig. Das
Tonschwellenaudiogramm wies eine kombinierte Schwerhörigkeit links mit Innenohr-
komponente in allen Frequenzen zwischen 30 und 40 dB bei Normakusis rechts auf.
Der Stapediusreflex links war erloschen. Nach einer Mannitol enthaltenden Infusionstherapie, Gabe eines Antibiotikums und Ohrpflege erfolgten ein Anstieg der Hörkurve
links, eine Regredienz der Ohrsekretion und Abheilung der Verbrennungen am Ohr.
Nach einem Genesungsprozess über 3,5 Monate wies das linke Trommelfell keine
pathologischen Befunde mehr auf (Just et al. 2002).◄

Gordon et al. (1995) geben aus der Erfahrung der Therapie von 4 Unfallopfern in Florida (USA), in Kombination mit der Fachliteratur, folgende Empfehlungen für das Management und die Therapie der betroffenen Patienten:

- Wie bei jeder anderen traumatischen Perforation sollte der äußere Gehörgang gereinigt und die invertierten Ränder des Trommelfells umgestülpt werden.
- Gründliche mikroskopische Untersuchungen sollten durchgeführt werden, um die Entwicklung eines Cholesteatoms auszuschließen.
- Wenn es keine spezifische Indikation für einen frühzeitigen operativen Eingriff gibt, ist es ratsam, aufgrund der Selbstheilungstendenz des Trommelfells mindestens einige Monate abzuwarten, bevor eine Tympanoplastik vorgenommen wird.
- Wenn eine Tympanoplastik durchgeführt wird, sollte der Operateur auf ggf. auftretende Probleme bei der postoperativen Heilung achten.

In der deutschsprachigen Fachliteratur findet sich in einer AWMF-Leitlinie der Deutschen Gesellschaft für Allgemeinmedizin und Familienmedizin (2014), die gegenwärtig überarbeitet wird, die Empfehlung, dass bei einem einfachen, kleinen Riss des Trommelfells Nachuntersuchungen der Patienten bis zum vollständigen Verschluss der Läsion durchgeführt werden sollten. Aufgrund der Gefahr einer Otitis media dürfen keine Ohrspülungen oder Ohrentropfen angewendet werden. Entsprechend der Symptomatik kann eine Antibiotikatherapie indiziert sein. Bei größeren Rupturen besteht die Tendenz, dass sich die Trommelfellränder einrollen. In diesen Fällen sollte eine schnelle Adaption der Wundränder mittels Otoskop durch einen HNO-Facharzt erfolgen. Aufgrund von fehlenden Übersichtsarbeiten über traumatisch bedingte Trommelfellrupturen beruhen die genannten Empfehlungen auf Expertenmeinungen und Lehrbuchwissen.

6.2.4.2 Hörminderung

Eine Hörminderung nach einem blitzschlagbedingten Barotrauma kann ein- oder beidseitig sowie mit oder ohne Verletzung der Trommelfelle auftreten. So hatten beispielsweise nach einem Unfall in Litauen 2007 von 16 verletzten Personen 9 Hörstörungen, jedoch nur 2 davon Trommelfellrupturen (Kubilius und Rimdeika 2012). Demnach können nach Blitzschlägen bei den Opfern sowohl Schallleitungs- als auch Schallempfindungsstörungen auftreten (Kilic et al. 2017). Die ursächlichen pathophysiologischen Mechanismen der sensorineuralen Hörminderung sind bisher nicht geklärt (Modayil et al. 2014). Bei der Behandlung dieser Schallempfindungsstörungen führten Infusionstherapien, beispielsweise mit einem entzündungshemmenden künstlichen Glukokortikoid, z. T. auch in Kombination mit Hydroxyethylstärke, Alpha-Liponsäure, einem Methylxanthin-Derivat und einem Lokalanästhetikum vom Säureamid-Typ, in einigen Fällen zur Regredienz (Angerer 2009; Kilic et al. 2017). Es wurde jedoch auch von Patienten berichtet, bei denen die Hörstörungen sowohl mit als auch ohne Infusionstherapie persistierten (Kilic et al. 2017; Kubilius und Rimdeika 2012; Mahajan et al. 2008; Turan et al. 2015).

Fallbeispiel

Während einer Autofahrt in Bayern (Deutschland) 2007 wurde der PKW eines 44-jährigen Fahrers von einem Blitz getroffen. Das Fahrzeug, das als Faradayscher Käfig den Fahrer vor einer Schädigung durch die elektrische Energie schützte, wies danach einen Ausfall der gesamten Fahrzeugelektronik, Lackschäden am Dach sowie thermische Schädigungen an den Radabdeckungen auf. Der Fahrer erlitt ein schweres akustisches Trauma und stellte sich 6 h nach dem Ereignis in einer HNO-Klinik vor. Dabei klagte er über Ohrenschmerzen beidseits sowie Tinnitus und Hörminderung jeweils rechts. Bei der klinischen Untersuchung waren der äußere Gehörgang und die Trommelfelle unverletzt. Die Tympanometrie wies beidseits unauffällige Befunde auf. Bei der Audiometrie fand sich bei linksseitiger Normakusis rechtsseitig eine C_5-Senke von 25 dB. Ebenfalls auf der rechten Seite klagte der Patient über einen tonalen Tinnitus, für den eine Frequenz von 6000 Hz und eine subjektive empfundene Lautheit von 7 dB SL bestimmt wurde. Die Funktionsprüfung des Gleichgewichtsorgans war unauffällig. Nach einer teilstationären Infusionstherapie mit Prednisolon, Hydroxyethylstärke, Pentoxyfillin, Alpha-Liponsäure und Lidocain, die eine Woche dauerte, war eine Rückbildung der Hörminderung festzustellen. Anschließend erfolgte eine orale Pentoxyfillinmedikation über 2 Wochen. Eine 10 Wochen nach dem Unfall durchgeführte Hirnstammaudiometrie („brainstem evoked response audiometry") zeigte einen unauffälligen Befund. Der Tinnitus rechtsseitig persistierte jedoch noch nach 6 Monaten. Neben der Behandlung durch die HNO-Ärzte erfolgte bei dem Patienten weiterhin aufgrund von kraniozervikalen Beschwerden noch eine orthopädische Untersuchung mit anschließender physiotherapeutischer Therapie (Angerer et al. 2009).◄

▶   **Merke** Bei durch Blitzschlag geschädigte Patienten mit Schallempfindungsstörungen gibt es sowohl Krankheitsverläufe mit Heilung als auch persistierender Hörminderung.

6.2.4.3 Tinnitus

Bei Schädigungen des Hörorgans durch einen Blitzschlag klagen die Opfer nicht selten über persistierenden Tinnitus (Angerer et al. 2009; Bergstrom et al. 1974; Jones et al. 1991; Scalzitti und Pfannenstiel 2014). Nach einem Unfall durch Blitzschlag bei einer Open-Air-Veranstaltung berichteten anschließend 12 von 16 (75 %) geschädigten Personen auch über Tinnitus (Kubilius und Rimdeika 2012).

6.2.4.4 Gleichgewichtsstörungen

Auch Gleichgewichtsstörungen werden bei Opfern eines Unfalls durch Blitzschlag relativ häufig beobachtet. Schwindel tritt zumeist unmittelbar nach dem Ereignis auf und ist rasch regredient (Bergstrom et al. 1974; Just et al. 2002; Modayil et al. 2014; Naik und Krishna 2018; Scalzitti und Pfannenstiel 2014; Youngs et al. 1988).

6.2.4.5 Weitere Schädigungen

Bei der Vielfalt möglicher weiterer Verletzungen des menschlichen audiovestibulären Systems nach Blitzschlag sind nachfolgende Schädigungen beispielhaft aufgeführt. Entgegen der Erwartung wird von Verbrennungen des Ohres und des äußeren Gehörgangs nicht häufig berichtet (Andrews et al. 1992; Offiah et al. 2007; Tadler et al. 2017; Turan et al. 2015). Auch nach Unfällen beim Telefonieren mit einem Schnurtelefon treten sie nicht regelmäßig auf (Andrews 1992; Dinakaran et al. 1998; Johnstone et al. 1986). In vereinzelten Fällen ist es zu Dislokationen der Gehörknöchelchen gekommen (Fidan et al. 2012; Krauland 1951; Offiah et al. 2007). Ebenso in Einzelfällen wurden eine Fistelung des ovalen Fensters (Jones et al. 1991), Einblutungen in die Mastoidzellräume (Offiah et al. 2007), eine Cochlearneuritis (Kubilius und Rimdeika 2012), ein Cholesteatom im Mittelohr als Folge einer Trommelfellperforation 2 Monate nach dem Unfall (Scalzitti und Pfannenstiel 2014) sowie eine Gehörlosigkeit nach einem direkten Treffer in den Kopf mit Blutungen in den Basalganglien festgestellt (Ozgun und Castillo 1995). Youngs et al. (1988) berichten von einem Fall mit schwerer bilateraler Innenohrschädigung infolge eines Blitzeinschlags in den Hals. Das anfängliche Überleben ermöglichte audiologische Untersuchungen, deren Ergebnisse auf schwere cochleare Verletzungen beidseits hindeuteten. Beide Schläfenbeine zeigten ausgedehnte Innenohrveränderungen mit fehlenden Corti-Organen, Rupturen der Reissner-Membran, Striadegeneration und einer Verminderung der Zellen im Ganglion spirale cochlearis. Das Auftreten eines Innenohrtraumas mit intaktem Trommelfell und normalen Mittelohrstrukturen deutet darauf hin, dass in diesem Fall ein anderer Mechanismus als bei den zahlreichen Fällen mit Trommelfellrupturen für die pathologischen Veränderungen verantwortlich war.

6.2.4.6 Therapie und Outcome

Die Therapie der audiovestibulären Komplikationen eines Unfalls durch Blitzschlag erfolgt diagnoseabhängig nach geltenden Standards und Leitlinien. Das Outcome ist für die einzelnen Gesundheitsschädigungen unterschiedlich und reicht von einer raschen Regression der Beschwerden bis hin zu persistierenden Langzeitfolgen.

Charakteristische klinische audiovestibuläre Symptome und Befunde

- Mehr als die Hälfte aller überlebenden Opfer eines Blitzschlags weisen audiovestibuläre Symptome und/oder Befunde auf.

- Trommelfellrupturen treten am häufigsten auf und können unilateral oder bilateral vorkommen. Sie besitzen eine gute Selbstheilungstendenz.
- Auftretende Hörminderungen durch Schallleitungsstörungen haben überwiegend eine gute Prognose.
- Vertigo ist die häufigste vestibuläre Symptomatik und rasch regredient.
- Innenohrschädigungen sind selten, können aber zu einem Hörverlust führen.

6.2.5 Visuelles System

Im Moment eines Unfalls durch Blitzschlag können sowohl der durch den Kopf fließende elektrische Strom als auch die vom Plasmakanal ausgehende starke Strahlung eine Reihe von medizinischen Problemen im Auge verursachen. Zahlreiche okuläre Komplikationen entwickeln sich über einen langen Zeitraum, sodass eine längere Überwachung von Überlebenden eines Blitzschlags erforderlich ist (Andrews et al. 1992; Cooray et al. 2007; Espaillat et al. 1999; Norman et al. 2001).

6.2.5.1 Katarakt

Die Katarakt oder der graue Star ist die häufigste Langzeitverletzung, die nach Unfällen durch Blitzschlag (Cataracta electrica) beobachtet wird (Tribble et al. 1985). Die erste blitzschlaginduzierte Katarakt wurde bereits vor mehr als 300 Jahren in Frankreich dokumentiert (St Yves 1722). Ein grauer Star ist die Trübung der Augenlinse, die das Sehvermögen beeinträchtigt. Eine Katarakt tritt nach einem Blitzschlag häufiger bilateral als unilateral auf (Tribble et al. 1985).

Nach einer Blitzschlagverletzung werden zwei Typen von Katarakt unterschieden. Der erste Typ ist auf eine Erschütterung des Kopfes, die zu leichten Rissen der Linsenkapsel führt, zurückzuführen. Diese traumatisch bedingte Katarakt tritt bereits kurze Zeit nach dem Ereignis auf (Tribble et al. 1985). Der andere Typ wird durch die verschiedenen Strahlungen, die mit einem Blitzschlag einhergehen, verursacht. Die Linse besteht hauptsächlich aus Wasser und Proteinen. Wenn diese Eiweiße beispielsweise durch hohe Temperaturen und/oder ultraviolette (UV) Strahlung denaturieren, trübt es die Linse und reduziert das Licht, das die Netzhaut erreicht. Tatsächlich ist der Blitzkanal eine sehr starke Quelle für UV-, Röntgen- und Gammastrahlung (Cooray et al. 2007; Dwyer et al. 2003). Eine Katarakt, die durch die Strahlung verursacht wird, kann mitunter erst nach einer erheblichen Latenzzeit, die auch Jahre betragen kann, auftreten (Tab. 6.6) (Elsom 2000; Tribble et al. 1985).

Nach Duke-Elder und McFaul (1972) sind nach einem Unfall durch technischen Hochspannungsstrom bevorzugt anteriore subkapsuläre Veränderungen festzustellen, während ein Blitzschlag Trübungen sowohl in der vorderen als auch in der hinteren Kapsel verursacht. Noel et al. (1980) bemerkten 7 Wochen nach einem Unfall durch Blitzschlag feine

Tab. 6.6 Zeitliches Auftreten einer Katarakt nach einem Blitzschlag. (Eigene Darstellung)

Lebensalter (Jahre)	Geschlecht	Latenz	Autoren
n. a.	n. a.	3 Monate	Kubilius und Rimdeika 2012
9	m	5 Monate	Dinakaran et al. 1998
19	m	6 Monate	Hawkes und Thorpe 1992
57	w	>40 Jahre	Venkateswaran und Galor 2018

m männlich, w weiblich, n. a. nicht angegeben

Linien in den posterioren subkapsulären Bereichen. In der 14. Woche nach dem Ereignis war eine dichte posteriore subkapsuläre Trübung ohne anteriore subkapsuläre Veränderungen erkennbar. Als allgemeine Regel folgt eine Linsentrübung nach einem Blitzschlag schneller als nach einem Unfall durch elektrische Hochspannung. Katarakte können auch erst Jahre nach dem Blitzschlagunfall auftreten.

Das Auftreten einer Katarakt wurde nicht nur bei Blitzeinschlägen im Freien, sondern auch bei Unfällen in Innenräumen im Zusammenhang mit der Benutzung von Schnurtelefongeräten beobachtet (Dinakaran et al. 1998). Neben der Katarakt gibt es zahlreiche weitere Auswirkungen von Blitzschlägen auf die Augenregion des Menschen, von denen nachfolgend die wichtigsten beschrieben werden.

6.2.5.2 Retinale Schädigungen

Die Retina ist die sensorische Empfangsfläche des Auges, entwicklungsgeschichtlich ein Teil des Gehirns, und kleidet das Innere des Auges aus. Die dort empfangenen visuellen Informationen werden über den Sehnerven in das Gehirn übertragen. Die zentrale Region der Netzhaut, die eine hohe Dichte an Photorezeptoren enthält, wird als Makula bezeichnet. Die Makula sorgt für die scharfe, zentrale Sicht, die wir benötigen, um kleinste Details zu sehen. Bei Blitzeinschlägen kann es zu einer Schädigung der Makula kommen, die akut verschwommenes und verzerrtes zentrales Sehen verursacht (Cooray et al. 2007). Eine solche Verletzung wird als Makulaloch bezeichnet (Rao et al. 2009). Die Blitzverletzung kann zu einem Verziehen oder Verschieben der Netzhaut aus ihrer normalen Position führen. Solche Schäden werden als Ablatio retinae („retinal detachment") bezeichnet. Zusätzlich zur Netzhautablösung können Blitzschläge in einem oder mehreren Abschnitten der Retina Falten im Netzhautgewebe hervorrufen. Diese Schädigungen verursachen kleine blinde Flecken und werden auch „retinal folds" genannt (Cooray et al. 2007; Espaillat et al. 1999).

An der Retina wurden nach Blitzschlagunfällen weiterhin Retinoschisis, chorioretinale Atrophie, Makulaödem, Makulopathie, Einblutungen, Pigmentstörungen und das Auftreten von fibrösen Membranen beschrieben (Dhillon und Gupta 2015; Harris et al. 2019; Kubilius und Rimdeika 2012; Moore 1956; Noel et al. 1980; Pradhan et al. 2020; Rao et al. 2009; Tribble et al. 1985).

6.2.5.3 Entzündungen

Nach einem Unfall durch Blitzschlag kann es auch zu lokalen Entzündungen des Auges kommen. Dabei sind bevorzugt Patienten mit Konjunktivitis, Keratitis, Iritis, Iridozyklitis und Uveitis beschrieben worden (Hawkes und Thorpe 1992; Iranyi et al. 1962; Kubilius und Rimdeika 2012; Pradhan et al. 2020; Rao et al. 2009; Stütz et al. 2006).

Lea (1920) berichtet von einem Unfall mit nachfolgender Konjunktivitis in Kombination mit einer milden Ziliarmuskelparese, Akkomodationsstörungen und Photophobie.

Entzündungen der Kornea können sich entweder durch eine transiente fokale oder eine schwere interstitielle Keratitis mit Ulzeration oder Perforation äußern (Taussig 1968; Tribble et al. 1985; Volinsky et al. 1994).

Für die Iridozyklitis werden ebenso eine milde kurzzeitige und eine schwere chronische Verlausform beschrieben (Tribble et al. 1985).

Bei einer Uveitis kann eine extreme Lichtempfindlichkeit (Photophobie) bestehen (Cooray et al. 2007).

6.2.5.4 Weitere Schädigungen

Nach einem Unfall durch Blitzschlag kann es neben Katarakten, retinalen Läsionen und Entzündungen noch zahlreiche weitere Verletzungen und Spätfolgen des menschlichen Sehorgans geben.

Hanson und McIlwraith (1973) berichten von einem Ereignis mit beidseitiger Erblindung, die auf eine Atrophie der Nervi optici zurückgeführt wurde. Bei einem anderen Unfall wurde ein vollständiger Verlust des Sehvermögens, der nur 20 min angehalten hatte, dokumentiert (Taussig 1968). Norman und Younge (1999) beschreiben einen Patienten, der nach einem Blitzschlag keine Lichtperzeption sowie reaktionslose Pupillen bei unauffälligen Fundusbefunden beidseits aufwies und nach einer intravenösen Methylprednisolontherapie die vollständige Sehkraft auf beiden Augen wiedererlangte. Ob die Therapie kausal für die Genesung war, blieb offen.

Während eines Blitzes kann starke ultraviolette und hochenergetische Strahlung in das Auge eindringen und unterschiedliche Verletzungen verursachen. Die Kornea ist eine Schicht aus schützendem und lichtdurchlässigem Gewebe, die die Iris im vorderen Teil des Augapfels bedeckt. In der Tat ist es die Hornhaut, die den Hauptteil des Schadens erleidet, wenn die Augen energiereicher Strahlung ausgesetzt sind. Dabei können Hornhautverbrennungen, Schwellungsödeme, Hornhauttrübungen, Geschwüre und punktuelle Keratitis auftreten. Es kann zu Veränderungen oder zum vollständigen Verlust des Sehvermögens kommen. Blitze können auch zu Doppelbildern (Diplopie) führen, was auf eine Schädigung der Augenmuskeln oder ihrer Nervenversorgung zurückzuführen ist. Die Fähigkeit, zu lesen, zu gehen und allgemeine Aktivitäten auszuführen, ist plötzlich gestört. In einem Fall erlebte ein junges Mädchen nach einem Blitzschlag eine Umkehrung des optischen Bildes, sodass sie die Außenwelt für einige Zeit auf den Kopf gestellt wahrnahm.

Eine Blitzschlagverletzung kann dazu führen, dass sich der Glaskörper von der Retina ablöst. Darüber hinaus kann ein Blitzschlag auch Blutungen in den Glaskörper verursachen (Cooray et al. 2007).

Weiterhin wurden Verbrennungen der Konjunktiva und Kornea beschrieben, die auch mit Ulzera und Nekrosen einhergehen können (Iranyi et al. 1962; Raule 1986; Tribble et al. 1985).

Als Spätfolgen eines Blitzschlags können Narben und/oder Atrophien in unterschiedlichen Regionen des Auges auftreten (Harris et al. 2019). Nach einem direkten Treffer in den Kopf stellten Wankhede und Sariya (2013) eine erhebliche Blutung der Lederhaut fest.

Fallbeispiel

Ein 16-jähriges Mädchen wurde im April 2008 in Indien von einem Blitzschlag verletzt, als es nachts auf dem Fußboden ihres Wohnhauses schlief. Bei diesem Unfall wurde ein Verwandter, der sich etwa 2 m von ihr entfernt befand, getötet.

Obwohl sie unmittelbar nach dem Ereignis verschwommenes Sehen auf dem rechten Auge und einen Hörverlust auf dem rechten Ohr wahrgenommen hatte, stellte sie sich erst 2 Monate später aufgrund einer plötzlichen schmerzfreien Verschlechterung des Sehens bei einem Augenarzt vor.

Bei der Untersuchung in einer Augenklinik wurde eine deutliche Minderung der Sehschärfe rechts festgestellt. Der Augeninnendruck betrug 12 bzw. 10 mmHg. Die Untersuchungen ergaben einen relativen afferenten Pupillendefekt des rechten Auges und eine beidseitige subkapsuläre Katarakt. Die Fundusuntersuchung zeigte bilaterale Makulalöcher und mehrere Bereiche mit Hyperpigmentierung des retinalen Pigmentepithels in der Peripherie beider Augen. Die Fluoreszinangiografie erbrachte eine erhöhte choroidale Transmission mit früher Fluoreszenz und spätem Verblassen in der fovealen Region und eine retinale Pigmentepitheltüpfelung in der Peripherie der Augen. Die klinischen Untersuchungen zeigten beim Puls, Blutdruck und bei der Nierenfunktion keine auffälligen Befunde. Die Haut und die Augenlider wiesen keine Verbrennungen auf. Bei einer Folgeuntersuchung 3 Monate nach dem Unfall wurde bei der jungen Frau eine vordere Uveitis des rechten Auges festgestellt und mit topischen Steroiden und Zykloplegika behandelt. Über den weiteren Krankheitsverlauf finden sich keine Angaben (Rao et al. 2009).◄

6.2.5.5 Therapie und Outcome

Die Therapie der okulären Komplikationen eines Unfalls durch Blitzschlag erfolgt diagnoseabhängig nach geltenden Standards und Leitlinien. Insbesondere bei den Verletzungen der Augen wird häufig über persistierende Beschwerden und Spätfolgen berichtet. So dokumentierten Pradhan et al. (2020) bei 4 von 7 Krankheitsverläufen innerhalb von Wochen bis Monaten keine Besserung.

Charakteristika von Augenverletzungen nach Blitzschlag

- Nach Unfällen durch Blitzschlag treten Augenverletzungen häufig auf.
- Bei Ereignissen mit Augenbeteiligung dominieren Linsentrübungen und retinale Läsionen.
- Insgesamt existiert eine große Vielfalt von möglichen okulären Verletzungen und Spätfolgen für diese Unfallart. Dabei sind persistierende Beschwerden keine Seltenheit.
- Bei zahlreichen Patienten ist eine langzeitige Nachsorge notwendig.

6.2.6 Respirationstrakt

Nach einem Blitzschlagunfall mit einem direkten Treffer oder einem Seitenüberschlag wird nicht selten über einen sofort auftretenden Atemstillstand berichtet. Die Ursache dafür wird in einer akuten Schädigung des zentralen Nervensystems, insbesondere des Atemzentrums, gesehen (Cooper 1980; Cooper et al. 2017; Cwinn und Cantrill 1985). Weiterhin kann in den ersten Stunden und Tagen nach dem Unfall mitunter auch eine Tachypnoe beobachtet werden, die unterschiedliche Ursachen haben kann (Oflu et al. 2021; Sener et al. 2019). Neben diesen funktionellen Störungen der Lungenatmung kommen bei derartigen Ereignissen aber auch pulmonale Verletzungen vor, bei denen pathomorphologische Befunde festgestellt werden können. Im Vergleich mit anderen Organen und Organsystemen ist die Häufigkeit von Verletzungen des Respirationstrakts im Zusammenhang mit Blitzschlägen als eher selten anzusehen. So beobachtete Wetli (1996), der insgesamt 43 Obduktionsfälle auswertete, in keinem Fall einen unfallbedingten Lungenbefund. Nichtsdestotrotz finden sich in der Fachliteratur vereinzelte Fallberichte über blitzschlagbedingte Lungenverletzungen (Tab. 6.7). Dabei werden pulmonale Blutungen relativ häufig genannt (Kilbas et al. 2008; Krauland 1951; Murty 2009; Oflu et al. 2021; Ohashi et al. 2001; Soltermann et al. 1991). Als Ursachen derartiger Hämorrhagien werden Zerreißungen der Alveolarwände durch das erlittene Barotrauma und/oder Kontusionen durch Stürze nach einem Weggeschleudertwerden der Opfer vom Unfallort angesehen. Als weitere seltene Folgen eines Unfalls durch Blitzschlag können Verbrennungen des Kehlkopfes, ein Haut- und Weichteilemphysem, Hämatopneumothorax, Pneumomediastinum, Pleuraerguss oder eine Aspirationspneumonie auftreten (Blumenthal und Saayman 2017; Halldorsson und Couch 2004; McCrady-Kahn und Kahn 1981; Möhle et al. 2015; Moulson 1984; Pizzi et al. 2023; Sener et al. 2019; van Waes et al. 2014). Dabei werden die Lungenentzündungen durch die Aspiration von Erbrochenem in der Frühphase nach dem Blitzschlag ebenfalls als Folge zentralnervöser Schädigungen angesehen. Die kurze Zeit nach einem Unfall auftretenden atemabhängigen thorakalen Schmerzen und/oder Lungenödeme stehen zumeist mit der gleichzeitigen Verletzung des Herzens und nachfolgenden kardialen Funktionsstörungen im Zusammenhang (s. Abschn. 6.2.2).

Fallbeispiel

Ein 15-jähriger Junge befand sich mit seinen Eltern und seiner Schwester während eines Gewitters in einem offenen Fahrzeug auf einem Feld in der Türkei, als er zeitgleich mit einem lauten Geräusch etwa 3 m weit weggeschleudert wurde. Bei der

Tab. 6.7 Pathologische Befunde im Respirationstrakt als Folgen eines Unfalls durch Blitzschlag. (Eigene Darstellung)

Lebensalter (Jahre)	Geschlecht	Befund	Weitere Folgen des Blitzschlags	Outcome	Autoren
8	m	Hämatopneumothorax	Ja	Überlebt	van Waes et al. 2014
10	m	Aspirationspneumonie	Ja	Verstorben	McCrady-Kahn und Kahn 1981
15	m	Lungenblutung	Ja	Überlebt	Oflu et al. 2021
16	w	Lungenblutung	Ja	Verstorben	Krauland 1951
18	m	Hautemphysem	Nein	Überlebt	Moulson 1984
19	m	Pleuraergüsse	Ja	Überlebt	Sener et al. 2019
20	m	Lungenblutung	Ja	Verstorben	Ohashi et al. 2001
22	m	Lungenblutung	Ja	Verstorben	Kilbas et al. 2008
28	m	Pneumomediastinum	Nein	Überlebt	Halldorsson und Couch 2004
35	m	Aspirationspneumonie	Ja	Verstorben	Möhle et al. 2015
41	w	Pneumomediastinum	Ja	Verstorben	Blumenthal und Saayman 2017
68	m	Lungenblutung	Ja	Überlebt	Soltermann et al. 1991
n. a.	m	Lungenblutung	Ja	Verstorben	Murty 2009

m männlich, w weiblich, n. a. nicht angegeben

klinischen Untersuchung in der Notaufnahme war er bei Bewusstsein und konnte sich an das Ereignis erinnern. Der Junge wies eine leichte Tachykardie bei unauffälliger Atemfrequenz und Normotonie auf. An der Leiste, dem Sprunggelenk, Fußrücken und der Fußsohle jeweils rechts zeigte die Haut Verbrennungen 2. Grades. Am Aufnahmetag durchgeführte Labor- und Röntgenuntersuchungen erbrachten zunächst keine pathologischen Befunde. Am 4. Tag nach dem Unfall bekam der Junge leichte Atemnot. Bei einer erneuten Thoraxröntgenaufnahme zeigte sich eine heterogene Verschattung der unteren Zone der linken Lunge und eine Abstumpfung des linken Sinus phrenicocostalis. Ein kontrastmittelverstärktes CT des Thorax zeigte Milchglastrübungen im linken Lungenunterlappen. Die Befunde waren mit einer Lungenkontusion und alveolären Blutung vereinbar. Nach einer Sauerstofftherapie über eine Gesichtsmaske besserte sich die Atemnot am 6. Tag nach dem Unfall. Eine Röntgenkontrolle des Thorax zeigte, dass die Lungenblutung spontan resorbiert worden war. Bei Beschwerdefreiheit wurde der Junge am 9. Tag nach dem Unfall aus der Klinik entlassen. Eine Nachsorgeuntersuchung 3 Monate später war unauffällig (Oflu et al. 2021).◄

Therapie und Outcome

Die Therapie der pulmonalen Komplikationen eines Unfalls durch Blitzschlag erfolgt diagnoseabhängig nach geltenden Standards und Leitlinien. In der Fachliteratur findet sich kein Unfallopfer mit einem letalen Verlauf, bei dem die Verletzungen des Respirationstraktes allein für sich zum Tode geführt hätten. Jedoch wurden unfallbedingte Folgen, wie beispielsweise Aspirationspneumonien oder pulmonale Hämorrhagien festgestellt, die bei letalen Unfällen einen Anteil am todesursächlichen pathophysiologischen Mechanismus gehabt hatten.

Charakteristika von Symptomen und Komplikationen des Respirationstraktes nach Blitzschlag

- Die bei schweren Blitzschlagunfällen häufig beobachtete sofortige Apnoe ist eine funktionelle Störung und geht am ehesten auf eine zentralnervöse Schädigung im Bereich der Medulla oblongata zurück.
- Die Apnoe ist der kritische Faktor für das Outcome. Daher muss die künstliche Beatmung nach ROSC fortgesetzt werden (s. Abschn. 6.2.2).
- Als pathomorphologisch nachweisbare Folgen eines Blitzschlags für den Respirationstrakt können pulmonale Blutungen, Lungenentzündungen durch Aspiration von Erbrochenem, Fälle mit einem Pneumomediastinum, Pleuraergüsse sowie Haut- und/oder Weichteilemphyseme auftreten.
- Alle genannten Komplikationen kommen selten vor.

6.2.7 Muskuloskelettales System

Ein Unfall durch einen Blitzschlag kann das muskuloskelettale System auf verschiedenen Art schädigen. So können Opfer von Blitzschlägen traumatische Knochenfrakturen, Gelenkluxationen oder Folgen an der Skelettmuskulatur aufweisen.

6.2.7.1 Knochenfrakturen

Während eines Blitzschlags kann die Temperatur des Blitzkanals innerhalb eines Sekundenbruchteils auf etwa 30.000 °C ansteigen. Diese schnelle Erwärmung führt zu einer explosionsartigen Ausdehnung der erhitzten Luft in der unmittelbaren Umgebung des Blitzkanals. Die mit dem Blitz verbundene Druckwelle kann nicht nur Augen und Ohren schädigen, sondern auch andere innere Organe (Graber et al. 1996). Darüber hinaus kann die Druckwelle das Opfer wegschleudern, was häufig zu traumatischen Verletzungen führt (Blumenthal et al. 2012; Murty 2009; Oflu et al. 2021). Eine Person kann dabei auch durch umherfliegende Teile eines getroffenen Objektes, beispielsweise eines Baums, geschädigt werden. In der Tat muss der Arzt, der ein Opfer eines Blitzschlags behandelt, immer das damit möglicherweise verbundene stumpfe Trauma im Auge behalten (Cooray et al. 2007; Danielson et al. 2000; Matthews und Fahey 1997; Oflu et al. 2021). Es wurden jedoch auch schon Knochenfrakturen nach einem direkten Treffer des Kopfes beobachtet (Tibesar et al. 2000). Knochenbrüche treten am ehesten im Bereich des Schädels und der Extremitäten auf (Tab. 6.8).

Fallbeispiel

Eine 41-jährige rechtshändige Grafikerin erlitt eine schwere Verletzung an ihrer rechten Hand, als ein Blitz in ihr Haus in England einschlug, während sie in diesem Augenblick einen Lichtschalter betätigte. Der Blitzschlag verursachte eine massive Weichteilverletzung mit Hautverlust über dem Daumenballen. Bei der klinischen Untersuchung war

Tab. 6.8 Knochenfrakturen nach einem Unfall durch Blitzschlag. (Eigene Darstellung)

Lebensalter (Jahre)	Geschlecht	Lokalisation	Autoren
17	m	Femur	Netchiporouk et al. 2015
37	m	Mandibula	Offiah et al. 2007
41	w	Mittelhand	Kannan et al. 2004
44	m	Os temporale	Ohashi et al. 2001
n. a.	w	Tibia, Fibula, Mittelfuß	Hegner 1917
n. a.	m	Schädel, Humerus	Skan 1949
n. a.	m	Schädel	Tibesar et al. 2000

m männlich, w weiblich, n. a. nicht angegeben

der rechte Daumen ischämisch und gefühllos. Der Zeigefinger hatte eine verminderte Sensibilität und der Ringfinger erlitt eine umlaufende tiefe Verbrennung. Die Röntgenuntersuchung zeigte eine Bennet-Luxationsfraktur des ersten Mittelhandknochens in Kombination mit einer Scapho-Trapezio-Trapezoidal-Luxation. Bei der nachfolgenden Operation waren die Thenarmuskeln, der Musculus adductor pollicis und die ersten dorsalen und palmaren Interosseimuskeln nicht zu erhalten. Der Musculus lumbricales des Zeigefingers war teilweise gerissen und von fraglicher Erhaltbarkeit. Die Palmaraponeurose zeigte eine Spaltung. Es wurde ein radikales Debridement durchgeführt. Die Mittelhandfraktur wurde mit einer volaren T-Platte fixiert und die Scapho-Trapezio-Trapezoidal-Luxation reponiert und mit zwei Kirschner-Drähten gehalten. Der Daumen wurde mit einem Venentransplantat revaskularisiert und eine End-zu-Seit-Anastomose mit der Arteria radialis durchgeführt. Es erfolgten Nerventransplantate aus dem Nervus cutaneus lateralis antebrachii, um die Fingernerven von Daumen und Zeigefinger zu rekonstruieren. Der Daumen wurde in Abduktion fixiert, indem der erste und der zweite Mittelhandknochen miteinander verdrahtet wurden. Weiterhin wurden eine Fasziotomie und Spalthauttransplantation des Ringfingers durchgeführt. Die Weichteildeckung des Daumenballens erfolgte mit einem kombinierten Leisten- und Unterbauchlappen. Postoperativ wurde mit einer frühen Physiotherapie begonnen.

Bei der Überprüfung 12 Monate später hatte die Patientin eine intrinsische Minus-Krallen-Deformität des Daumens und des Zeigefingers entwickelt. Die Zeigefingerdeformität war aktiv und passiv korrigierbar. Der Daumen hatte eine fixierte Flexionsdeformität am Interphalangealgelenk. Der erste Strahl wurde in einer adduzierten Position gehalten und der Daumen war supiniert. Diese Probleme beeinträchtigten die Patientin im täglichen Leben und hinderten sie daran, als Grafikerin zu arbeiten.

Um die Daumenfunktion zu verbessern, wurde eine Musculus-flexor-pollicislongus-Adduktions-Opponensplastik durchgeführt, indem der Muskel um den ulnaren Rand der Palmaraponeurose herum verlegt wurde. Das Interphalangealgelenk des Daumens wurde mit perkutanen Kirschner-Drähten fusioniert. Eine volare Plattenkapsulodese wurde durchgeführt, um die Krallendeformität des Zeigefingers zu korrigieren. Nach der Rekonstruktion hatte die Patientin eine verbesserte Funktionalität des Daumens und Zeigefingers. Obwohl die Folgen des Blitzschlags ihren Handgriff verändert hatten, konnte sie in ihren Beruf als Grafikerin zurückkehren (Kannan et al. 2004).◄

6.2.7.2 Schädigungen der Skelettmuskulatur

Im Vergleich zu Unfällen durch technische Hochspannung werden Verletzungen der Skelettmuskulatur nach Blitzschlag seltener beobachtet (Cooper et al. 2017). Weil blitzbedingte Schädigungen der Skelettmuskulatur ohne erkennbare Hautläsionen auftreten können, werden sie mitunter auch übersehen (Kirchmair und Dienstl 1982; Kobernick 1982; Zack et al. 1997). Das Vorhandensein von erheblichen Verletzungen der Skelettmuskulatur zeigt sich oftmals erst durch die Ergebnisse der Laboruntersuchungen in Form von erhöhten Myoglobinkonzentrationen in Serum und Urin (Amy et al. 1985; Epperly und Stewart 1989; Zack et al. 1997). Nach einem Blitzunfall werden Rhabdomyolysen beobachtet, die über die Freisetzung von Myoglobin zu akuten tubulären Nekrosen vom toxischen Typ und in vereinzelten Fällen auch zum akuten Nierenversagen führen können (s. Abschn. 6.2.8) (Blumenthal 2021, Hawkes und Thorpe 1992; Jitsuiki et al. 2020; Khan 2009; Okafur 2005; Sleihwah et al. 2018; Whitcomb et al. 2002; Zack et al. 2013). Auftretende Kompartmentsyndrome werden durch Fasziotomien behandelt (Cooper et al. 2017). Im Fall eines 27-jährigen Mannes, der in einem Zelt stehend einen Seitenüberschlag erhalten und den Unfall 5 Tage überlebt hatte, wurde die flächenhaft verkochte Brustmuskulatur links bei intakter Haut erst bei der Obduktion entdeckt (Zack et al. 1997). Nach Blitzschlägen werden weiterhin Myopathien, Muskelschmerzen und Fälle mit einer Herabsetzung der Muskelkraft beschrieben (Cherington 1995; Duppel et al. 2009; Iranyi et al. 1962; O'Keefe Gatewood und Zane 2004; Peters 1983; Ritenour et al. 2008).

Therapie und Outcome
Bei der Behandlung von Knochenbrüchen und Schädigungen der Skelettmuskulatur nach Unfällen durch Blitzschlag gibt es, im Vergleich zu anderen traumatischen Ursachen derartiger Verletzungen, keine Besonderheiten. Demnach erfolgen Therapie und Nachsorge nach den aktuellen Standards und Leitlinien. Die Heilung der Knochenfrakturen ist zumeist unproblematisch. Bei Patienten mit erheblichen Verletzungen der Skelettmuskulatur werden auch letale Verläufe beschrieben, wobei oftmals schwere kombinierte Verletzungen vorgelegen haben (Whitcomb et al. 2002; Zack et al. 1997, 2013).

Charakteristika von Verletzungen des muskuloskelettalen Systems nach Blitzschlag

- Bei Unfällen durch Blitzschlag ist das muskuloskelettale System nicht selten betroffen.
- Knochenfrakturen treten zumeist im Zusammenhang mit der einen Blitz begleitenden Druckwelle auf und betreffen bevorzugt Schädel und Extremitäten.
- Ein Blitzunfall kann mit fehlenden äußeren und schweren inneren Verletzungen einhergehen.
- Bei den Schädigungen der Skelettmuskulatur stehen Rhabdomyolyse, Kompartmentsyndrom und Nekrosen durch Verkochung im Vordergrund.

6.2.8 Nieren

Nach einem Unfall durch Blitzschlag kann es durch Rhabdomyolyse zu umfangreichen Schädigungen der Skelettmuskulatur kommen, die sich bevorzugt in stark erhöhten

Serumkonzentrationen von Kreatinin, Kreatinkinase (CK) und Kalium widerspiegeln (Brumback et al. 1995; Pschyrembel 2020). Aus einer direkten Verletzung der Skelettmuskulatur oder einem veränderten metabolischen Verhältnis zwischen Energieproduktion und Energieverbrauch im Muskel folgt häufig eine Myoglobinurie (Okafor 2005). Die häufigsten Symptome der Rhabdomyolyse sind Muskelschmerzen, Schwäche, Empfindlichkeit, Steifheit und gelegentlich Kontrakturen. In einer Studie stellten Gabow et al. (1982) fest, dass 50 % der Patienten mit Rhabdomyolyse Symptome aufwiesen, die bevorzugt die Muskulatur der Oberschenkel, der Waden und des Rückens betrafen. Die Muskeln waren bei der Palpation geschwollen und empfindlich.

Weitere fakultative Symptome sind allgemeines Unwohlsein, Fieber, Tachykardie, Übelkeit und Erbrechen. Die damit verbundenen Elektrolytstörungen können zu Unruhe, Verwirrtheit und reduzierter Urinausscheidung führen. Dunkler, typischerweise brauner Urin ist oft der erste Hinweis auf eine vorliegende Rhabdomyolyse. Die Ursache dieser Farbänderung ist eine bestehende Myoglobinurie. Es wurde jedoch auch berichtet, dass 26 % der Patienten mit einer Rhabdomyolyse keine Myoglobinurie aufgewiesen hatten (McCarron et al. 1979).

Bei Opfern eines Blitzschlags, die als Folge des Unfalls eine Rhabdomyolyse zeigen, kann eine früh einsetzende Therapie die Entwicklung eines akuten Nierenversagens verhindern. Die Behandlung dieser Patienten besteht aus Flüssigkeitszufuhr, Alkalisierung des Urins, diuretischer Therapie, Korrektur von Elektrolytstörungen, Dialyse und unterstützender Therapie (Okafor 2005; Dall'Aglio et al. 2020). Dabei sollten große Flüssigkeitsmengen verabreicht werden, um eine ausreichende Urinausscheidung aufrechtzuerhalten. Die Rate der Flüssigkeitsverabreichung hängt von der Schwere der Myoglobinurie ab (Honda 1983; Okafor 2005). Das Ziel der Flüssigkeitszufuhr ist eine Diurese von mindestens 3 ml/kg/h und ein myoglobinfreier Urin (Dall'Aglio et al. 2020; Okafor 2005). Bei Patienten, die die Komplikationen eines Blitzschlags überlebt und eine Myoglobinurie überstanden haben, ist die Prognose für eine vollständige Wiederherstellung der vorherigen Nierenfunktion in der Mehrzahl der Fälle gut (Okafor 2005).

Fallbeispiel

Ein 36-jähriger Mann wurde durch einen direkten Blitzschlagtreffer in Nordirland schwer verletzt, als er zwei Kinder von der Schule nach Hause begleitete. Er erlitt dabei einen sofortigen Atem- und Herzstillstand. Zeugen des Unfalls begannen daraufhin unmittelbar mit Reanimationsmaßnahmen, die von einem alarmierten Rettungsteam nach deren Eintreffen am Ereignisort fortgeführt wurden. Der erste dokumentierte Herzrhythmus war eine pulslose elektrische Aktivität, die zu einem Kammerflimmern wurde. Nach dem Transport zur Notaufnahme einer Klinik kam es 50 min nach dem Unfall zur spontanen Rückkehr des Kreislaufs. Die Kombination aus Blitzschlag und verlängerter Reanimationsphase hatten eine schwere metabolische Azidose, hypoxische

Hirnschädigung sowie ein multiples Organversagen verursacht. An der linken Halsseite und am rechten großen Zeh fanden sich Hautverbrennungen. Nach seiner Ankunft auf der Intensivstation waren wiederholte Reanimationsmaßnahmen erforderlich. Aufgrund einer erheblichen Rhabdomyolyse mit stark erhöhter Kreatinkinase (10.264 U/L bei einem Referenzbereich von 40–320 U/L) und Hyperkaliämie wurde mit einer Nierenersatztherapie begonnen. Der Patient entwickelte ein Atemnotsyndrom („acute respiratory distress syndrome") und wurde mechanisch beatmet. Am 3. Tag blieb er im multiplen Organversagen mit anhaltend erhöhten Serumlaktatspiegeln. Er war zu instabil für einen CT-Scan-Transfer. Nachfolgend wurden begrenzte Fasziotomien der rechten oberen und unteren Extremitäten durchgeführt. Eine explorative Laparotomie ergab eine Leberverletzung, die durch komprimierendes Umwickeln der Leber mit Bauchtüchern („packing") versorgt wurde. Am 4. Tag erfolgte das Entfernen der Leberpackungen und der Verschluss der Leberverletzungen. Anschließend wurde der Patient von den Inotropika entwöhnt. Am 6. Tag war die Durchführung eines CT-Scans seines Gehirns und seiner Wirbelsäule möglich. Dabei zeigten sich eine linkstemporale Ischämie, eine kleine subarachnoidale Blutung und ein Verlust der Differenzierung zwischen grauer und weißer Substanz als Hinweis auf eine hypoxische Hirnschädigung. Eine MRT-Untersuchung des Gehirns bestätigte diese Ergebnisse. Das Rückenmark war unverletzt. Nachdem sich der Zustand des Opfers stabilisierte, erfolgte am 11. Tag die Anlage eines Tracheostomas. Nach der Erholung der Nierenfunktion wurde die Dialyse nach 20 Tagen beendet. Da der Patient eine ausgeprägte allgemeine Schwäche aufwies, folgten neurologische Untersuchungen, die eine periphere Neuropathie mit Axonverlusten der motorischen und sensorischen Fasern zeigten. Eine durchgeführte Muskelbiopsie erbrachte elektronenmikroskopisch eine fleckförmige neurogene Myopathie mit zahlreichen erhaltenen Muskelfasern. Nach einer Zeit der Verwirrung machte der Patient bei einer intensiven multidisziplinären Rehabilitation langsam Fortschritte. Das Tracheostoma wurde nach 33 Tagen entfernt und nach 49 Tagen erfolgte die Verlegung des Mannes von der Intensiv- auf eine Normalstation. Zwölf Wochen nach dem Blitzschlagunfall wurde er in die regionale Abteilung für Patienten mit Hirnverletzungen verlegt und 26 Wochen nach dem Unfall in die Häuslichkeit entlassen. Obwohl die Heilung Fortschritte zeigte, litt der Patient noch unter persistierender Schwäche und benutzte einen Gehstock. Seine Hautwunden waren ohne chirurgischen Eingriff verheilt (Sleihwah et al. 2018).◄

Charakteristika der häufigsten renalen Komplikation nach Blitzschlag

- Nach einem Unfall durch Blitzschlag kann es beim Opfer zu einer Rhabdomyolyse kommen.

- Durch eine Rhabdomyolyse und Myoglobinurie droht die Gefahr eines akuten Nierenversagens.
- Die Therapie dieser Komplikation eines Blitzschlags besteht in Flüssigkeitszufuhr, Alkalisierung des Urins, diuretischer Behandlung, Korrektur von Elektrolytstörungen, Dialyse und ggf. unterstützender Behandlung.
- Nach einem Überleben der Komplikationen des Unfalls bestehen für die Nieren gute Heilungschancen.

6.2.9 Gravidität

Blitzunfälle von graviden Frauen sind extrem seltene Ereignisse. In der medizinischen Fachliteratur finden sich zumindest 15 Fallberichte (Chan und Sivasamboo 1972, Galster et al. 2016; Graber et al. 1996; Guha-Ray 1979; Pierce et al. 1986; Rees 1965; Weinstein 1979). Bei allen Unfällen überlebte die Mutter. In 6 Fällen war ein intrauteriner Fruchttod die Folge des Unfalls, in einem Fall starb das Kind wenige Stunden nach der Geburt, die anderen 8 Kinder überlebten das Ereignis. Der fetale Tod soll insbesondere durch die anschließend behobenen Asystolie der Mutter eingetreten sein. In den Medien findet sich jedoch auch ein Blitzunfall, in dem sowohl vom Tod einer graviden Mutter als auch des ungeborenen Kindes berichtet wird (Yoder 2012).

Fallbeispiel

Bei einem Unfall im August Anfang der 1990er-Jahre in Baden-Württemberg (Deutschland) schlug ein Blitz in eine Baumgruppe ein, die auf dem Gelände eines gut besuchten öffentlichen Schwimmbades stand. Dabei wurden 4 erwachsene Personen und 4 Kinder, die sich gerade unter Bäumen befanden, verletzt. Ein 28-jähriger Mann verstarb noch am Unfallort. Unter den anderen 7 Opfern befand sich eine 41-jährige Frau, die im 6. Monat schwanger war. Als ein Anästhesist und eine Anästhesie-Krankenschwester, die zufällig auch unter den etwa 1200 Besuchern des Schwimmbades waren, bei der Frau eintrafen, war diese komatös und hatte weite, reaktionslose Pupillen, einen Herzstillstand sowie Verbrennungen am Nacken. Die beiden Helfer begannen sofort mit der Herzdruckmassage und Mund-zu-Mund Beatmung. Etwa 10 min nach dem Blitzschlag erfolgte die Intubation. Das EKG zeigte zunächst eine Asystolie, jedoch kurz darauf bereits einen Sinusrhythmus. Danach war der Puls, auch ohne Gabe von Pharmaka, wieder palpabel. Nachdem die Verunfallte begann sich zu bewegen, wurde sie aufgrund des bevorstehenden Hubschraubertransports sediert. In der Klinik wurde der Tod des Fetus festgestellt. Mit Ausnahme einer unilateralen Trommelfellruptur, die mittels einer Tympanoplastik behandelt wurde, fanden sich keine weiteren Verletzungen.

Zwei Jahre nach dem Ereignis klagte die Frau noch über eine persistierende Hörminderung auf der betroffenen Seite und zeigte eine posttraumatische Belastungsstörung aufgrund der erlittenen Fehlgeburt. Eine retrograde Amnesie für die Unfallzeit sowie die Tage davor und danach bestand fort (Graber et al. 1996).◀

► **Merke** Bei einem Blitzschlagunfall einer graviden Frau ist das Leben des Fetus viel stärker gefährdet als das Leben der werdenden Mutter.

6.2.10 Verdauungstrakt

Nach einem Unfall durch Blitzschlag treten Verletzungen im Bereich des Verdauungstraktes sehr selten auf. In vereinzelten Fällen wurden Leberrupturen, Magenperforationen, Schleimhautrisse der Speiseröhre oder Stressulzera des Magens beschrieben (Graber et al. 1996; Kilbas et al. 2008; Ohashi et al. 2001; Sleihwah et al. 2018; Wankhede und Sariya 2013). Dabei muss auch berücksichtigt werden, dass ein Teil der genannten Verletzungen ebenso durch intensive Reanimationsmaßnahmen verursacht sein können und somit nicht zwingend auf einen Blitzschlag zurückzuführen sind (Buschmann und Tsokos 2008).

Verletzungen im Verdauungstrakt erfordern zumeist chirurgische Therapien und weisen bei rechtzeitiger Diagnose und Behandlung gute Heilungschancen auf.

► **Merke** Nach einem Blitzschlag sind Verletzungen des Verdauungstraktes selten. Leberrupturen oder Magenperforationen bedürfen einer raschen chirurgischen Therapie.

6.2.11 Endokrinologisches System

In der Fachliteratur finden sich auch Blitzschlagunfälle mit Folgen für das endokrinologische System des Menschen. So berichtet Qureshi (1995) von einer 27-jährigen Frau, die beim Telefonieren während eines Gewitters Verletzungen des Ohres mit Hörminderung und Tinnitus erlitt. Als zusätzliche funktionelle Störung trat eine Veränderung ihres Menstruationszyklus auf. Während die Patientin vor dem Unfall einen 30-Tage-Zyklus aufgewiesen hatte, verkürzte sich dieser nach dem Ereignis auf 23 Tage. Nach 3 Monaten kehrte der ursprüngliche Zyklus spontan zurück.

Andere Unfallopfer berichteten von Menstruationsstörungen, die 1–2 Jahre angedauert hatten. Weiterhin sind nach Blitzschlägen auch Amenorrhö, ein vorzeitiges Einsetzen der Menopause, eine verminderte Libido oder Impotenz aufgetreten. Als Ursache wird eine Hypophysen- oder Hypothalamusschädigung diskutiert (O'Keefe Gatewood und Zane 2004).

6.2.12 Andere Lokalisationen

In der Fachliteratur finden sich auch Einzelfälle mit ungewöhnlichen Folgen eines Unfalls durch Blitzschlag für die Gesundheit eines Menschen. Stellvertretend für diese Gruppe soll das Auftreten eines zentralen Salzverlustsyndroms stehen. Nach einem direkten Treffer in den Kopf eines 16-jährigen Jungen in der Türkei, der zur sofortigen Bewusstlosigkeit des Jugendlichen führte, entwickelte das Opfer eine Dehydration und Hyponatriämie als Zeichen eines zentralen Salzverlustsyndroms. Der Junge wies im MRT frische Blutungen in der Hirnrinde des rechten Scheitellappens auf. Nach Substitution von Natrium und Flüssigkeit erfolgte eine rasche Regression, sodass der Patient bereits am 5. Tag nach dem Unfall mit unauffälligen Laborwerten nach Hause entlassen werden konnte (Emet et al. 2010).

▶   **Merke** Die Therapie von Opfern eines schweren Blitzunfalls erfolgt durch ein interdisziplinäres Team. Am häufigsten sind die Fachrichtungen Anästhesie und Intensivmedizin, Kardiologie, Neurologie, Psychiatrie, HNO-, Augenheilkunde, Chirurgie und Dermatologie involviert.

Literatur

Abhinav K, Al-Chalabi A, Hortobagyi T, Leigh PN (2007) Electrical injury and amyotrophic lateral sclerosis: a systematic review of the literature. J Neurol Neurosurg Psychiatry 78:450–453

Abt JL (1985) The pupillary responses after being struck by lightning. JAMA 254:3312

Adler C, Caviness J (1997) Dystonia secondary to electrical injury: surface electromyographic evaluation and implications for the organicity of the condition. J Neurol Sci 148:187–192

Alyan O, Ozdemir O, Tufekcioglu O, Geyik B, Aras D, Demirkan D (2006) Myocardial injury due to lightning strike – a case report. Angiology 57:219–223

Amy BW, McManus WF, Goodwin CW, Pruitt BA (1985) Lightning injury with survival in five patients. JAMA 253:243–245

Andrews CJ (1992) Telephone related lightning injury. Med J Australia 157:823–826

Andrews CJ (1995) Structural changes after lightning strike, with special emphasis on special sense orifices as portals of entry. Semin Neurol 15:296–303

Andrews CJ, Reisner AD (2017) Neurological and neurophysiological consequences of electrical and lightning shock: review and theories of causation. Neural Regen Res 12:677–686

Andrews CJ, Eadie M, ten Duis HJ, Raphael B, Cash R, Fraunfelder F, Meyer M, Bergstrom LV (1992) Pathophysiology of lightning injury. In: Andrews CJ, Cooper MA, Darvenzia M, Mackerras D (Hrsg) Lightning injuries: electrical, medical, and legal aspects. CRC Press, Boca Raton, S 71–114

Angerer F, Hoppe U, Schick B (2009) Blitzeinschlag in einen PKW mit Schädigung des Hörorgans. HNO 57:1081–1084

Apfelberg DB, Masters FW, Robinson DW (1974) Pathophysiology and treatment of lightning injuries. J Trauma 14:453–460

Arévalo JM, Lorente JA, Balseiro-Gómez J (1999) Spinal cord injury after electrical trauma treated in a burn unit. Burns 25:449–452

Auer J (2000) Cardiac involvement in lightning strike injury. Clin Cardiol 23:386

Aydin F, Yildrim OT, Dagtekin E, Aydin AH, Aksit E (2018) Acute inferior myocardial infarction caused by lightning strike. Prehosp Disaster Med 33:658–659

Backhaus R, Kirzinger L, Platen S, Kreuzer PM, Kleiter I, Lürding R, Zack F, Schulte-Mattler W, Schalke B (2016) Blitzschlagverletzungen. Klin Neurophysiol 47:78–84

Baqain E, Haertsch P, Kennedy P (2004) Complete recovery following a high voltage electrical injury associated with delayed onset of quadriplegia and multiple cranial nerves dysfunction. Burns 30:603–605

Bariar LM, Ahmad I, Aggarwal A, Menon RK (2002) Myelopathy following high voltage electrical injury: a case report. Burns 28:699–700

Baxter CR (1970) Present concepts in the management of major electrical injury. Surg Clin North Am 50:1401–1418

Belsole RJ, Smith AA (1990) Reflex sympathetic dystrophy: gate closed by lightning. J Hand Surg 15:523

Bergstrom L, Neblett LW, Sando I, Hemenway WG, Harrison GD (1974) The lightning-damaged ear. Arch Otolaryngol 100:117–121

Bhargava AN, Kasundra GM, Khichar S, Bhushan BS (2014) Lightning strike-induced brachial plexopathy. J Neurosci Rural Pract 5:399–400

Blanchard EB, Hickling EJ, Taylor AE, Loos WR, Forneris CA, Jaccard J (1996) Who develops PTSD from motor vehicle accidents? Behav Res Ther 34:1–10

Blumenthal R (2005) Lightning fatalities on the South African Highveld: a retrospective descriptive study for the period 1997 to 2000. Am J Forensic Med Pathol 26:66–69

Blumenthal R (2021) Injuries and deaths from lightning. J Clin Pathol 74:279–284

Blumenthal R, Saayman G (2017) Case report: lightning-induced pneumomediastinum. Am J Forensic Med Pathol 38:94–96

Blumenthal R, Jandrell IR, West NJ (2012) Does a sixth mechanism exist to explain lightning injuries? Am J Forensic Med Pathol 33:222–226

Bowsher D (1995) The management of central post-stroke pain. Postgrad Med J 71:598–604

Bozan N, Kiroglu AF, Ari M, Turan M, Cankaya H (2016) Tympanic membrane perforation caused by thunderbolt strike. J Craniofac Surg 27:e723–e724

Bremer L (2024) Retrospektive Analyse einer historischen Fallsammlung von letalen Unfällen durch Blitzschlag in der Bundesrepublik Deutschland im Zeitraum 1951–1965 aus rechtsmedizinischer Sicht. Med Diss. Universität Rostock, Rostock (im Druck)

Breugem CC, Van Hertum W, Groenevelt F (1999) High voltage electrical injury leading to a delayed onset tetraplegia, with recovery. Ann N Y Acad Sci 888:131–136

Browne BJ, Gaasch WR (1992) Electrical injuries and lightning. Emerg Med Clin North Am 10:211–229

Brumback R, Feeback DL, Leech RW (1995) Rhabdomyolysis following electrical injury. Semin Neurol 15:329–334

Bryan BC, Andrews CJ, Hurley RA, Taber KH (2009) Electrical injury, part I: mechanisms. J Neuropsychiat Clin Neurosci 21:241–244

Burda CD (1966) Electrocardiographic changes in lightning stroke. Am Heart J 72:521–524

Buschmann C, Tsokos M (2008) Iatrogene Traumata nach frustraner Reanimation. Dtsch Med Wochenschr 133:1244–1248

Butler ED, Grant TD (1977) Electrical injuries, with special reference to the upper extremities. Am J Surg 134:95–101

Cahill KC, Tiong WH, Conroy FJ (2014) Trineural injury to the right hand after domestic electrocution. J Burn Care Res 35:e353–e356

Caksen H, Yuca SA, Demirtas I, Odabas D, Cesur Y, Demirok A (2004) Right thalamic hemorrhage
resulting from high-voltage electrical injury: a case report. Brain Dev 26:134–136

Carrera-Izquierdo E, Moran-Sanchez JC, Carrera-Izquierdo M, Jimenez-Corral C, Rodriguez-Recio
FJ, Ocastegui-Candial JL (2004) Intracranial haemorrhage secondary to a lightning strike: a case
report. Rev Neurol 39:530–532

Chan YF, Sivasamboo R (1972) Lightning accidents in pregnancy. J Obstet Gynaecol Br Commonw
79:761–762

Cherington M (1995) Central nervous system complications of lightning and electrical injuries.
Semin Neurol 15:233–240

Cherington M (2003) Neurologic manifestations of lightning strikes. Neurology 60:182–185

Cherington M, Yarnell P, Hallmark D (1993) MRI in lightning encephalopathy. Neurology 43:1437–
1438

Cherington M, Yarnell PR, Todd HM (1994) Lightning injury and glioma. Int J Care Inj 25:687–688

Cherington M, Yarnell PR, London SF (1995) Neurologic complications of lightning injuries. West
J Med 162:413–417

Cherington M, Krider EP, Yarnell PR, Breed DW (1997) A bolt from the blue: lightning strike to the
head. Neurology 48:683–686

Cherington M, Wachtel H, Yarnell PR (1998) Could lightning injury be magnetically induced?
Lancet 351:1788

Cherington M, Kurtzman R, Krider EP, Yarnell PR (2001) Mountain medical mystery. Unwitnessed
death of a healthy young man, caused by lightning. Am J Forensic Med Pathol 22:296–298

Chia BL (1981) Electrocardiographic abnormalities and congestive cardiac failure due to lightning
stroke. Cardiology 68:49–53

Chico MS, Capelli-Schellpfeffer M, Kelley KM, Lee RC (1999) Management and coordination of
postacute medical care for electrical trauma survivors. Ann N Y Acad Sci 888:334–342

Christensen JA, Sherman RT, Balis GA, Waumett JD (1980) Delayed neurological injury secondary
to high voltage current, with recovery. J Trauma 20:166–168

Clouston P (1995) Central conduction abnormalities after electrical injury. Muscle Nerve 18:675

Cooper MA (1980) Lightning injuries: prognostic signs of death. Ann Emerg Med 9:134–138

Cooper MA (1995) Emergent care of lightning and electrical injuries. Semin Neurol 15:268–278

Cooper MA, Holle RL (2019) Reducing lightning injuries worldwide. Springer, Cham

Cooper MA, Andrews CJ, Holle RL, Lopez R (2001) Lightning injuries. In: Auerbach PS (Hrsg)
Wilderness medicine: management of wilderness and environmental emergencies. 4. Aufl.
Mosby, St. Louis, S 74–76

Cooper MA, Andrews CJ, Holle RL, Blumenthal R, Navarette-Aldana N (2017) Lightning-related
injuries and safety. In: Auerbach P, Cushing T, Harris N (Hrsg) Auerbach's wilderness medicine.
7. Aufl. Elsevier, Philadelphia, S 71–117

Cooray V, Cooray C, Andrews CJ (2007) Lightning caused injuries in humans. J Electrostatics
65:386–394

Courtman SP, Wilson PM, Mok Q (2003) Case report of a 13-year-old struck by lightning. Paediatr
Anaesth 13:76–79

Cwinn AA, Cantrill SV (1985) Lightning injuries. J Emerg Med 2:379–388

Dall'Aglio A, Kissling S, Vollenweider P, Jaccard E (2020) Rhabdomyolysis: early management.
Rev Med Suisse 16:2272–2278

Danielson JR, Capelli-Schellpfeffer M, Lee RC (2000) Upper extremity electrical injury. Hand Clin
16:225–234

Davidson GS, Deck JH (1988) Delayed myelopathy following lightning strike: a demyelinating process. Acta Neuropathol 77:104–108

Davis C, Engeln A, Johnson EL, McIntosh SE, Zafren K, Islas AA, McStay C, Smith WR, Cushing T (2014) Wilderness medical society practice guidelines for the prevention and treatment of lightning injuries: 2014 update. Wilderness Environ Med 25:86–95

Demun E, Redd J, Buchanan K, Brennan T, Rowlingson J, Himel H, Morgan R, Edlich R (1993) Reflex sympathetic dystrophy after minor electric shock. J Emerg Med 11:393–396

Desai B, Fairclough R (2011) A case of a speech impediment following a near lightning strike. Int J Em Med 4:60

Deutsche Gesellschaft für Allgemeinmedizin und Familienmedizin (2014) Ohrenschmerzen. S2k-Leitlinie, AWMF-Registernr. 053/009. https://register.awmf.org/assets/guidelines/053-009l_S2k_Ohrenschmerzen_2014-12-abgelaufen.pdf. Zugegriffen: 24. Jan. 2023

Deutsche Gesellschaft für Verbrennungsmedizin (2021) Behandlung thermischer Verletzungen des Erwachsenen. S2k-Leitlinie, AWMF-Registernr. 044-001. https://register.awmf.org/assets/guidelines/044-001l_S2k_Behandlung-thermischer-Verletzungen-des-Erwachsenen_2021-07.pdf. Zugegriffen: 12. Jan. 2023

Deveci M, Bozkurt M, Sengezer M (2001) Clonus: an unusual delayed neurological complication in electrical burn injury. Burns 27:647–651

Dhillon PS, Gupta M (2015) Ophthalmic manifestation postlightning strike. BMJ Case Rep. https://doi.org/10.1136/bcr-2014-207594. Zugegriffen: 29. Jan. 2023

Dinakaran S, Desai SP, Elsom DM (1998) Telephon-mediated lightning injury causing cataract. Injury 29:645–646

Dopkin BH (2003) The clinical science of neurological rehabilitation, 2. Aufl. Oxford University Press, Oxford

Dronacahrya L, Poudel R (2008) Lightning induced atrial fibrillation. Kathmandu Univ Med J 6:514–515

Duff K, McCaffrey RJ (2001) Electrical injury and lightning injury: a review of their mechanisms and neuropsychological, psychiatric, and neurological sequelae. Neuropsychol Rev 11:101–106

Duke-Elder S, McFaul PA (1972) Part 2 Non-mechanical injuries. In: Duke-Elder S (Hrsg) System of opthalmology: injuries. Bd 14. Mosby, St. Louis, S 828–834

Dundon BK, Puri R, Leong DP, Worthley MI (2008) Takotsubo cardiomyopathy following lightning strike. Emerg Med J 25:460–461

Duppel H, Löbermann M, Reisinger EC (2009) Aus heiterem Himmel vom Blitz getroffen. Dtsch Med Wochenschr 134:1214–1217

Dutta B (2016) Lichtenberg figure and lightning. Indian J Dermatol 61:109–111

Dwyer JR, Uman MA, Rassoul HK, Al-Dayeh M, Caraway L, Jerauld J, Rakov VA, Jordan DM, Rambo KJ, Corbin V, Wright B (2003) Energetic radiation produced during rocket-triggered lightning. Science 299:694–697

Eber B, Himmel G, Schubert B, Zeuschner J, Dusleag J, Seerainer C, Antoni H, Gasser R, Lind P, Eber O, Klein W (1989) Myokardiale Schädigung nach Blitzschlag. Z Kardiol 78:402–404

Ekoe JM, Cunnigham M, Jaques O, Balgue F, Baumann RP, Humair L, de Torrente A (1985) Disseminated intravascular coagulation and acute myocardial necrosis caused by lightning. Intensive Care Med 11:160–162

Elsom DM (2000) Deaths and injuries caused by lightning in the United Kingdom: analysis of two databases. Atmos Res 56:325–334

Emet M, Caner I, Cakir M, Aslan S, Cakir Z (2010) Lightning injury may cause abrupt cerebral salt wasting syndrome. Am J Emerg Med 28:640.e1-640.e3

Engrav LH, Gottlieb JR, Walkinshaw MD, Heimbach DM, Trumble TE, Grube BJ (1990) Outcome and treatment of electrical injury with immediate median and ulnar nerve palsy at the wrist: a retrospective review and a survey of members of the American Burn Association. Ann Plast Surg 25:166–168

Epperly TD, Stewart JR (1989) The physical effects of lightning injury. J Fam Pract 29:267–272

Erkin G, Akinbingöl M, Uysal H, Keles I, Aybay C, Ozel S (2007) Delayed cervical spinal cord injury after high voltage electrical injury: a case report. J Burn Care Res 28:905–908

Espaillat A, Janigian R, To K (1999) Cataracts, bilateral macular holes, and rhegmatogenous retinal detachment induced by lightning. Am J Ophthalmol 127:216–217

Fan KW, Zhu ZX, Den ZY (2005) An experimental model of an electrical injury to the peripheral nerve. Burns 31:731–736

Farrell D, Starr A (1968) Delayed neurological sequelae of electrical injuries. Neurology 18:601–606

Fidan V, Fidan T, Saracoglu KT (2012) Lightning strike: a rare cause of incudostapedial disruption with intact membrane. Pediatr Emerg Care 28:213–214

Forster SA, Silva IM, Ramos MI, Gragnani A, Ferreira LM (2013) Lightning burn – review and case report. Burns 39:e8–e12

Freeman CB, Goyal M, Bourque PR (2004) MR imaging findings in delayed reversible myelopathy from lightning strike. Am J Neuroradiol 25:851–853

Frommberger U, Angenendt J, Dreßing H (2013) Begutachtung. In: Maercker A (Hrsg) Posttraumatische Belastungsstörungen. 4. Aufl. Springer, Heidelberg, S 121–145

Frommberger U, Angenendt J, Berger M (2014) Posttraumatische Belastungsstörung – eine diagnostische und therapeutische Herausforderung. Dtsch Arztebl Int 111:59–65

Fu PK, Hsu HY, Wang PY (2008) Delayed reversible motor neuronopathy caused by electrical injury. J Chin Med Assoc 71:152–154

Gabow PA, Kaehny WD, Kelleher SP (1982) The spectrum of rhabdomyolysis. Medicine 61:141–152

Gallagher JP, Talbert OR (1991) Motor neuron syndrome after electric shock. Acta Neurol Scand 83:79–82

Galster K, Hodnick R, Berkeley RP (2016) Lightning strike in pregnancy with fetal injury. Wilderness Environ Med 27:287–290

Gathier JC (1988) Neurological changes in a soldier struck by lightning. Psych Neurol Neurochirurg 63:195–200

Geary SP, Spencer T, Tilney PVR (2015) A 26-year-old man struck by lightning. Air Med J 34:8–11

Ghosh D, Gupta A, Kohli A (1995) Electrical injury: cervical myelopathy with late onset progressive motor neuron disease. Aust NZ J Med 25:263–264

Gilbert G (1994) Lightning-induced robotic speech. Neurology 44:991–992

Girard P, Jacquot A (1954) Polyneuro-radiculite de type Guillain-Barre a forme acrodynique survenue dans les suites d'une fulguration. Lyon Med 191:209–214

Gluncic I, Roje Z, Gluncic V, Poljak K (2001) Ear injuries caused by lightning: report of 18 cases. J Laryngol Otol 115:4–8

Gordon MA, Silverstein H, Willcox TO, Rosenberg SI (1995) Lightning injury of the tympanic membrane. Am J Otol 16:373–376

Gouse M, Arockiaraj J, Khanapur R, Srinivasan G (2015) Transient paraplegia in an elderly due to lightning injury: an unusual cause. J Emerg Trauma Shock 8:238–239

Graber J, Ummenhofer W, Herion H (1996) Lightning accident with eight victims: a case report and brief review of the literature. J Trauma 40:288–290

Greenberger D, Padesky CA (2015) Mind over Mood, 2. Aufl. Guilford Publications, New York

Grubb BP, Karabin B (2007) New onset postural tachycardia syndrome following lightning injury. Pacing Clin Electrophysiol 30:1036–1038

Guardiola B, Planella M, Ferreruela M, Velasco J, Perez-Barcena J, Llompart-Pou J (2010) Lesion cerebral por fulguracion. Med Intens 37:367–368

Guha-Ray DK (1979) Fetal death at term due to lightning. Am J Obstet Gynecol 134:103–105

Halldorsson A, Couch MH (2004) Pneumomediastinum caused by a lightning strike. J Trauma 57:196–197

Hanson GC, McIlwraith GR (1973) Lightning injury: two case histories and a review of management. Br Med J 4:271–274

Harris K, Morris RE, Patel HR, Oltmanns MH (2019) Bilateral ocular injury from lightning strike. Retina 39:e51–e52

Harwood SJ, Catrou PG, Cole GW (1978) Creatin phosphokinase isoenzyme fractions in the serum of a patient struck by lightning. Arch Intern Med 138:645–646

Hawkes CH, Thorpe JW (1992) Acute polyneuropathy due to lightning injury. J Neurol Neurosurg Psychiatry 55:388–390

Hayashi M, Yamada H, Aqatsuma T, Nomura H, Kitahara O (2005) A case of takotsubo-shaped hypokinesis of the left ventricle caused by a lightning strike. Int Heart J 46:933–938

Hegner CF (1917) Lightning – some of its effects. Ann Surg 65:401–409

Heilbronner RL, Pliskin NH (1999) Psychological issues in the neurorehabilitation of electrical injuries. NeuroRehabilitation 13:127–132

Herold G und Mitarbeiter (2017) Innere Medizin. Herold, Köln

Hey D, Rieder W (1983) Erfolgreiche Laien-Reanimation nach Blitzschlag. Dtsch Med Wochenschr 108:1217–1218

Holle RL, Cooper MA, Navarrete-Aldana N (2021) Lightning injury: Occurence and medical treatment. In: Gomes C (Hrsg) Lightning. Science, engineering, and economic implications for developing countries. Springer, Singapore, S 263–273

Honda N (1983) Acute renale failure and rhabdomyolysis. Kidney Int 23:888–898

Huan-Jui Y, Chih-Yang L, Huei-Yu L, Po-Chih C (2010) Acute ischemic stroke in low-voltage electrical injury: a case report. Surg Neurol Int 1:83

Igbal SB, Rao SJ, Pyrgos GJ, Haas CJ, Padmanabhan S (2023) Acute inferior ST-elevation myocardial infarction mimicked by direct lightning strike: a case report. Eur Heart J Case Rep 7:1–5

Iranyi J, Orovecz B, Somogyi E, Iranyi K (1962) Das Blitztrauma in neuer Sicht. Münch Med Wochenschr 104:1496–1500

Isao T, Masaki F, Riko N, Seiichi H (2005) Delayed brain atrophy after electrical injury. J Burn Care Rehabil 26:456–458

Jafari H, Couratier P, Camu W (2001) Motor neuron disease after electric injury. J Neurol Neurosurg Psychiatry 71:265–267

Jankovic J, Pardo R (1986) Segmental myoclonus. Clinical and pharmacologic study. Arch Neurol 43:1025–1031

Jellinek S (1903) Elektropathologie: Die Erkrankungen durch Blitzschlag und elektrischen Starkstrom in klinischer und forensischer Darstellung. Enke, Stuttgart

Jitsuiki K, Muramatsu K, Shoda S, Yanagawa Y (2020) Lightning injury caused by a side flash. Am J Med Case Rep 12:538–540

Johansen CK, Welker KM, Lindell EP, Petty GW (2008) Cerebral corticospinal tract injury resulting from high-voltage electrical shock. Am J Neuroradiol 29:1142–1144

Johnstone BR, Harding DL, Hocking B (1986) Telephone-related lightning injury. Med J Aust 144:706–709

Jonas L, Fulda G, Nizze H, Zimmermann R, Gross G, Zack F, Kröning G, Holzhüter G, Haas HJ (2002) Detection of gold particles in the neck skin after lightning stroke with evaporation of an ornamental chain. Ultrastruct Pathol 26:153–159

Jones DT, Ogren FP, Roh LH, Moore GF (1991) Lightning and its effects on the auditory system. Laryngoscope 101:830–834

Jost WH, Schönrock LM, Cherington M (2005) Autonomic nervous system dysfunction in lightning and electrical injuries. NeuroRehabilitation 20:19–23

Junkins EP, Kunkel NC, Kriskovich MD (1999) Lightning strike to the head of a helmeted motorcyclist. Am J Emerg Med 17:213–214

Just T, Kramp B, Pau HW (2002) Blitzschlaginduzierte Verletzungen des Ohres. HNO 50:170–171

Kanitkar S, Roberts AH (1988) Paraplegia in an electrical burn: a case report. Burns Incl Therm Inj 14:49–50

Kannan RY, Chester DL, Titley OG (2004) Combined Bennett's fracture subluxation and scapho-trapezio-trapezoidal dislocation secondary to lightning strike. J Trauma 57:1351–1353

Karadas S, Vuruskan E, Dursun R, Sincer I, Gonullu H, Akkaya E (2013) Myocardial infarction due to lightning strike. J Pak Med Assoc 63:1186–1188

Karobath H, Undt W, Hofschneider H (1971) Zur Wirkung des Blitzschlages auf den Organismus mit besonderer Berücksichtigung der Auswirkungen auf das Herz. Verh Dtsch Ges Inn Med 77:455–457

Katz D, White DK, Alexander MP, Klein RB (2004) Recovery of ambulation after traumatic brain injury. Arch Phys Med Rehab 85:865–869

Kessler RC (2000) Posttraumatic stress disorder: the burden to the individual and to society. J Clin Psychiatry 5:4–12

Kessler RC, Sonnega A, Bromet E, Hughes M, Nelson C (1995) Posttraumatic stress disorder in the National Comorbidity Survey. Arch Gen Psychiatry 52:1048–1060

Khan FY (2009) Rhabdomyolysis: a review of the literature. Neth J Med 67:272–283

Kilbas Z, Akin M, Gorgulu S, Mentes O, Ozturk E, Kozak O, Tufan T (2008) Lightning strike: an unusual etiology of gastric perforation. Am J Emerg Med 26:966.e5-966.e7

Kilic E, Genc H, Aydin Ü, Asik B, Satar B (2017) Variations in otological presentation of lightning strike victims: clinical report of 3 patients. Ulus Travma Acil Cerrahi Derg 23:163–166

Kim CT, Bryant P (2001) Complex regional pain syndrome (type I) after electrical injury: a case report of treatment with continuous epidural block. Arch Phys Med Rehabil 82:993–995

Kirchmair W, Dienstl F (1982) Nach Elektrounfall: Kardiale Überwachung? Dtsch Med Wochenschr 107:857–859

Kleiner JP, Wilkin JH (1978) Cardiac effects of lightning stroke. JAMA 240:2757–2759

Kleinot S, Klachko DM, Keeley KJ (1966) Cardiac effects of lightning injury. S Afr Med J 40:1141–1143

Kleiter I, Luerding R, Diendorfer G, Rek H, Bogdahn U, Schalke B (2007) A lightning strike to the head causing a visual cortex defect with simple and complex visual hallucinations. J Neurol Neurosurg Psychiatry 78:423–426

Kleiter I, Schulte-Mattler W, Schalke B (2008) Blitzunfall – Energieübertragungsmechanismen und medizinische Folgen: Effekte auf das Nervensystem. Dtsch Arztebl 105:224

Knaggs RH (2002) Unusual injuries caused by lightning stroke. Wilderness Environ Med 13:162

Ko SH, Chun W, Kim HC (2004) Delayed spinal cord injury following electrical burns: a 7-year experience. Burns 30:691–695

Kobernick M (1982) Electrical injuries: pathophysiology and emergency management. Ann Emerg Med 11:633–638

Koeppen S (1965) Personenschäden durch Blitzeinwirkung. Med Klin 60:1390–1393

Koller J, Orságh J (1989) Delayed neurological sequelae of high-tension electrical burns. Burns 15:175–178

Kotagel S, Rawlings CA, Chen S, Burris G, Nouri S (1982) Neurologic, psychiatric and cardiovascular complications in children struck by lightning. Pediatrics 70:190–192

Krauland W (1951) Schäden und Todesfälle durch Blitzschlag. Dtsch Zeitschr Gerichtl Med 40:298–312

Kravitz H, Wassermann MJ, Valaitis J, Anzinger RE, Naidu SH (1977) Lightning injury: management of a case with ten-day survival. Am J Dis Child 131:413–415

Kruja J, Kuqo A, Grabova S, Rroji A, Vyshka G (2016) Right hemispheric leukoencephalopathy as an incidental finding following a lightning strike. Maced J Med Sci 4:692–694

Kruse R (1966) Außergewöhnlicher EEG-Befund nach cerebralem Blitztrauma beim Kind. Ein Fall von latenter Epilepsie. Dtsch Z Nervenheilk 188:53–61

Kubilius D, Rimdeika R (2012) Simultaneous lightning injury in a group of people: case report. Burns 38:e9–e12

Lakshminarayanan S, Chokroverty S, Eshkar N, Grewal R (2009) The spinal cord in lightning injury: a report of two cases. J Neurol Sci 276:199–201

Lammertse DP (2005) Neurorehabilitation of spinal cord injuries following lightning and electrical trauma. NeuroRehabilitation 20:9–14

Lea JA (1920) Paresis of accomodation following injury by lightning. Br Ophthalmol 4:417

Lederer W, Wiedermann FJ, Cerchiari E, Baubin MA (2000) Electricity-associated injuries II: outdoor management of lightning-induced casualities. Resuscitation 43:89–93

Leira TLL, Pires LM, Kruse ML, de Lima GG (2013) Struck by lightning: a case of nature-induced pre-excited atrial fibrillation. Circ Arrhythm Electrophysiol 6:e20–e21

Levy DR, Akiyama T (2007) Lightning-induced ventricular fibrillation. Cardiol J 14:91–94

Lichtenberg R, Dries D, Ward K, Marshall W, Scanlon P (1993) Cardiovascular effects of lightning strikes. J Am Coll Cardiol 21:531–536

Lim JK, Lee EH, Chhem RK (2001) Physeal injury in a lightning strike survivor. J Pediatr Orthop 21:608–612

Mahajan A, Rajan R, Regan PJ (2008) Lichtenberg figures: cutaneous manifestation of phone electrocution from lightning. J Plast Reconstr Aesthet Surg 61:111–113

Makin S (2023) Lightning in Brunei: a follow-up of a single strike affecting 29 serving personnel of the Royal Gurkha Rifles. BMJ Mil Health Mar20:e002393.doi:10.1136/military-2023-002393.

Mankani MH, Abramov GS, Boddie A, Lee RC (1994) Detection of peripheral nerve injury in electrical shock patients. Ann N Y Acad Sci 720:206–212

Mann H, Kozic Z, Boulos MI (1983) CT of lightning injury. Am J Neuroradiol 4:976–977

Martelli MF, Zasler ND, Bender MC, Nicholson K (2004) Psychological, neuropsychological, and medical considerations in assessment and management of pain. J Head Trauma Rehabil 19:10–28

Mason AD, Crocett RK (2000) When lightning strikes … a case report and review of the literature. Int Pediatr 15:174–179

Matthews MS, Fahey AL (1997) Plastic surgical considerations in lightning injuries. Ann Plast Surg 39:561–565

McCarron DA, Elliot WC, Rose JS, Bennett WM (1979) Severe mixed metabolic acidosis secondary to rhabdomyolysis. Am J Med 67:905–908

McCrady-Kahn VL, Kahn AM (1981) Lightning burns. West J Med 134:215–219

McIntyre WF, Simpson CS, Redfearn DP, Abdollah H, Baranchuk A (2010) The lightning heart: a case report and brief review of the cardiovascular complications of lightning injury. Indian Pacing Electrophysiol J 10:429–434

Milton WJ, Hal O'Dell R, Warner EG (1996) MRI of lightning injury: early white matter changes associated with cerebral dysfunction. J Okla State Med Assoc 89:93–94

Modayil PC, Lloyd GW, Mallik A, Bowdler DA (2014) Inner ear damage following electric current and lightning injury: a literature review. Eur Arch Otorhinolaryngol 271:855–861

Möhle F, Preuss J, Madea B, Doberentz E (2015) Vier Tage überlebter Blitzschlag nach zunächst erfolgreicher Reanimation. Rechtsmedizin 25:561–565

Moore MC (1956) Ocular injury from lightning current and lightning flash. Trans Ophthalmol Soc Aust 16:87–92

Morgan ZV Jr, Headley RN, Alexander EA, Sawyer CG (1958) Atrial fibrillation and epidural hematoma associated with lightning stroke; report of a case. N Engl J Med 259:956–959

Morris HR, Moriabadi NF, Lees AJ, Dick DJ, Turjanski D (1998) Parkinsonism following electrical injury to the hand. Mov Disord 13:600–602

Moulson AM (1984) Blast injury of the lungs due to lightning. Br Med J 289:1270–1271

Muehlberger T, Vogt PM, Munster AM (2001) The long-term consequences of lightning injuries. Burns 27:829–833

Murty OP (2009) Lightning fatality with blast, flame, heat and current effects: a macroscopic and microscopic view. J Forensic Leg Med 16:162–167

Naik SB, Krishna RVM (2018) A case of keraunoparalysis: a bolt from the blue. Indian J Crit Care Med 22:804–805

Nebuchennykh M, Loseth S, Lindal S, Mellgren SI (2009) The value of skin biopsy with recording of intraepidermal nerve fiber density and quantitative sensory testing in the assessment of small fiber involvement in patients with different causes of polyneuropathy. J Neurol 256:1067–1075

Netchiporouk E, Moreau L, Ramirez LP, Castillo PAC, Bravo FP, Del Solar MC, Sasseville D, Ramos C (2015) Eruptive disseminated pyogenic granulomas following lightning injury. Dermatology 230:199–203

Nield LS, Kamat D (2004) Long-term sequelae of lightning strike in a child: a case report and review. Clin Pediatr 43:563–567

Noel LP, Clarke WN, Addison D (1980) Ocular complications of lightning. J Pediatr Ophthalmol Strabismus 17:245–246

Norman ME, Younge BR (1999) Association of high-dose intravenous methylprednisolone with reversal of blindness from lightning in two patients. Ophthalmology 106:743–745

Norman ME, Albertson D, Younge BR (2001) Ophthalmic manifestations of lightning strike. Surv Ophthalmol 46:19–24

O'Brien CF (1995) Involuntary movement disorders following lightning and electrical injuries. Semin Neurol 15:263–267

Obszanski B, Tulecki L, Kutarski A, Kleinrok A (2019) Lightning-induced pacing system malfunction: a case report. Eur Heart J Case Rep 3:1–5

Offiah C, Heran M, Graeb D (2007) Lightning strike: a rare cause of bilateral ossicular disruption. Am J Neuroradiol 28:974–975

Oflu AT, Kacar E, Pektas A, Bukulmez A (2021) A rare complication of lightning strike: pulmonary contusion. North Clin Istanb 8:619–622

Ohashi M, Hosoda Y, Fujishiro Y, Tuyuki A, Kikuchi K, Obara H, Kitagawa N, Ishikawa T (2001) Lightning injury as a blast injury of skull, brain and visceral lesions: clinical and experimental evidences. Keio J Med 50:257–262

Okafor UV (2005) Lightning injuries and acute renal failure: a review. Ren Fail 27:129–134

O'Keefe Gatewood M, Zane RD (2004) Lightning injuries. Emerg Med Clin North Am 22:369–403

Ondo W (1997) Lingual dystonia following electrical injury. Mov Disord 12:253

Orbak Z, Kara IS (2010) Unusual complication in a child with lightning strike: cerebral salt wasting. Childs Nerv Syst 26:1125–1127

Ozdemir A, Seymen P, Yürekli OA, Caymaz M, Barut Y, Eres M (2002) Transient hypothalamic hypothyroidism and diabetes insipidus after electrical injury. South Med J 95:467–468

Ozgun B, Castillo M (1995) Basal ganglia hemorrhage related to lightning strike. Am J Neuroradiol 16:1370–1371

Palmer ABD (1987) Lightning injury causing prolongation of the Q-T interval. Postgrad Med J 63:891–894

Panagiotis T, Limmroth V, Perbix W, Gerbershagen M, Knam F, Spilker G (2008) Guillain-Barre syndrome after lightning strike. Burns 34:722–726

Paterson JH, Turner JW (1944) Lightning and the central nervous system. J Roy Arm Med Corps 82:73

Patnaik A, Mahapatra AK, Jha M (2015) Pan-brachial plexus neuropraxia following lightning: a rare case report. Surg Neurol Int 6:110–112

Peters WJ (1983) Lightning injury. Can Med Assoc J 128:148–150

Pierce MR, Henderson RA, Mitchell JM (1986) Cardiopulmonary arrest secondary to lightning injury in a pregnant woman. Ann Emerg Med 15:597–599

Pizzi B, Petrucci E, Marinangeli F (2023) Emergency cricothyrotomy in a harsh environment: a case report of complete airway obstruction following a lightning strike. A A Pract 17:e01688

Platen M (1913) Die neue Heilmethode. Bd 3. Deutsches Verlagshaus Bong & Co, Berlin

Pliskin N, Capelli-Schellpfeffer M, Law RT, Malina AC, Kelley KM, Lee RC (1998) Neuropsychological symptom presentation after electrical injury. J Trauma 44:709–715

Poser C (1994) Notes on the pathogenesis of multiple sclerosis. Clin Neurosci 2:258–265

Poulsen P, Knudstrup P (1986) Lightning causing inner ear damage and intracranial haematoma. J Laryngol Otol 100:1067–1070

Pradhan E, Khatri A, Ahmed AA, Lama AJ, Khanal R, Bajracharya L, Adhikari S (2020) Lightning injury to eye: brief review of the literature and case series. Clin Ophthalmol 14:597–607

Primeau M (2005) Neurorehabilitation of behavioral disorders following lightning and electrical trauma. NeuroRehabilitation 20:25–33

Primeau M, Engelstatter GH, Bares KK (1995) Behavioral consequences of lightning and electrical injury. Semin Neurol 15:279–285

Pschyrembel W (2020) Klinisches Wörterbuch, 286. Aufl. De Gruyter, Berlin

Puchstein S (2016) Zur Letalität von Blitzunfällen. Med Diss. Universität Rostock, Rostock

Püschel K, Kalka R, Schulz F, Zack F (2009) Tod durch Blitzschlag-Fahrrad als „(Faraday'sche) Falle". Rechtsmedizin 19:102–104

Quinn N, Maraganore D (2000) Parkinsonism following electrical injury to the hand. Mov Disord 15:587–588

Qureshi NH (1995) Indirect lightning strike via telephone wire. Injury 26:629–630

Rahmani SH, Faridaalaee G, Jahangard S (2015) Acute transient hemiparesis induced by lightning strike. Am J Emerg Med 33:984e1–3

Ramati A, Pliskin NH, Keedy S, Erwin RJ, Fink JW, Bodnar EN, Lee RC, Cooper MA, Kelley K, Sweeney JA (2009) Alteration in functional brain systems after electrical injury. J Neurotrauma 26:1815–1822

Rao KA, Rao LG, Kamath AN, Jain V (2009) Bilateral macular hole secondary to remote lightning strike. Indian J Ophthalmol 57:470–472

Raule P (1986) Tod durch thermische Einwirkungen. In: Forster B (Hrsg) Praxis der Rechtsmedizin. Thieme, Stuttgart New York, S 197–204

Rees WD (1965) Pregnant woman struck by lightning. Br Med J 1:103–104

Reisner AD (2006) A case of lightning injury with delayed-onset psychiatric and cognitive symptoms. Brain Inj 20:1093–1097

Reisner AD (2013) Possible mechanisms for delayed neurological damage in lightning and electrical injury. Brain Inj 27:565–569

Resnick H, Acierno R, Waldrop AE, King D, Danielson C, Ruggiero KJ, Kilpatrick D (2007) Randomized controlled evaluation of an early intervention to prevent post-rape psychopathology. Behav Res Ther 45:2432–2447

Richards A (1973) Traumatic facial palsy. Proc Roy Soc Med 66:28–29

Ritenour AE, Morton MJ, McManus JG, Barillo DJ, Cancio LC (2008) Lightning injury: a review. Burns 34:585–594

Rosenberg DB (1989) Neurologic sequelae of minor electric burns. Arch Phys Med Rehabil 70:914–915

Saddler MC, Thomas JE (1990) Temporary bulbar palsy following lightning strike. Cent Afr J Med 36:161–162

Scalzitti NJ, Pfannenstiehl TJ (2014) A lightning strike causing a cholesteatoma: a unique form of otologic blast injury. Otol Neurotol 35:e298–e300

Schaidt G (1977) Spuren an Kleidungsstücken beim Blitzfall. Arch Kriminol 159:93–96

Schniers E (2005) Schädigungen und Tod nach Blitzschlag – eine Synopsis aus rechtsmedizinischer Sicht. Med Diss. Universität Rostock, Rostock

Schwab M, Wiegand H, Bentsen P, Hochrein H (1989) Infarkt-EKG nach Blitzunfall. Z Kardiol 78:611–614

Sellier K (1975) Schäden und Tod durch Elektrizität. In: Mueller B (Hrsg) Gerichtliche Medizin. 2. Aufl. Teil 1. Springer, Berlin, S 538–563

Sener MU, Demir A, Sener A (2019) Lightning-strike-induced acute lung injury: a case report. Ulus Travma Acil Derrahi Derg 25:198–201

Shantha TR (1991) Causalgia induced by telephone-mediated lightning electrical injury and treated by interpleural block. Anesth Analg 73:507–508

Sharma M, Smith A (1978) Paraplegia as a result of lightning injury. Br Med J 2:1464–1465

Silbergleit AK, Trenkner SW (1988) Dysphagia following lightning strike. Dysphagia 2:228–229

Silverside J (1964) The neurological sequelae of electrical injury. Can Med Assoc J 91:195–204

Sinha AK (1985) Lightning-induced myocardial injury. A case report with management. Angiology 36:327–331

Skan DA (1949) Death from lightning-stroke, with multiple injuries. Br Med J 1:666

Sleihwah A, Baker J, Gowers C, Elsom DM, Rashid A (2018) Lightning injuries in Northern Ireland. Ulster Med J 87:168–172

Soltermann B, Frutiger A, Kuhn M (1991) Lightning injury with lung bleeding in a tracheotomized patient. Chest 99:240–242

Spaar FW (1955) Hirnbefund nach Tod durch Blitzschlag. Virchows Arch 326:732–747

Stanley LD, Suss RA (1985) Intracerebral hematoma secondary to lightning stroke: case report and review of the literature. Neurosurgery 16:686–688

Steffen D, Schoneweis D, Nelssen J (1992) Hind limb paralysis from electrical shock in three gilts. J Am Vet Med Assoc 200:812–813

Steinbaum S, Harviel JD, Jaffin JH, Jordan MH (1994) Lightning strike to the head: case report. J Trauma 36:113–115

Stütz N, Weiss D, Reichert B (2006) Verletzungen durch Blitzschlag. Unfallchirurg 109:495–498

St Yves C (1722) Les causes accidentelles, qui peuvent blesser la vue. In: Nouveau traité des maladies des yeux, les remèdes qui y conviennent et les opérations de chiurugie que leurs guérisons exigent. PA Le Mercier, Paris, S 368–370

Suri ML, Vijayan GP (1978) Neurological sequelae of lightning (a case report). J Assoc Physicians India 26:209–212

Tadler M, Rüegg E, Niquille M, Gencer B, Gautschi OP, Pittet-Cuénod B, Modarressi A (2017) Multi-organ injuries due to a lightning strike: a case report highlighting the importance of a multi-disciplinary approach. Case Reports Plast Surg Hand Surg 4:1–4

Taussig HB (1968) „Death" from lightning – and the possibility of living again. Ann Intern Med 68:1345–1353

ten Duis HJ, Klasen HJ, Reenalda PE (1985) Keraunoparalysis, a ‚specific' lightning injury. Burns Incl Therm Inj 12:54–57

Thomas M, Pillai M, Krishna Das KV (1991) Intracranial haematoma resulting from lightning stroke. J Assoc Physicians India 39:421–422

Tibesar RJ, Saswata R, Hom DB (2000) Fracture from a lightning strike injury to the face. Otolaryngol Head Neck Surg 123:647–649

Tribble CG, Persing JA, Morgan RF, Kenney JG, Edlich RF (1985) Lightning injuries. Compr Ther 11:32–40

Turan M, Kalkan F, Bozan N, Özcalimli I, Erdem MZ, Yalinkilic A, Garca MF (2015) Isolated sensorineural hearing loss as a sequela after lightning. Case Rep Otolaryngol. https://doi.org/10.1155/2015/738416. Epub 2015 Jun 16

Umminger JM (2018) Neurologische Langzeitschäden bei Blitzopfern – vergleichende Literaturrecherche zu neurologischen, neuropsychologischen und psychiatrischen Langzeitschäden nach Blitzschlag, deren Behandlung und Prognose. Med Diss. Universität Regensburg, Regensburg

van Ruler R, Eikendal T, Kooij FO, Tan ECTH (2022) A shocking injury: a clinical review of lightning injuries highlighting pitfalls and treatment protocol. Injury 53:3070–3077

van Waes OJF, van de Woestijne PC, Halm JA (2014) „Thunderstruck": penetrating thoracic injury from lightning strike. Ann Emerg Med 63:457–459

Varghese G, Mani MM, Redford JB (1986) Spinal cord injuries following electrical accidents. Paraplegia 24:159–166

Venkateswaran N, Galor A (2018) Rosette-shaped cataract due to lightning injury. JAMA Ophthalmol 136:e175719

Ventura F, Barranco R, Bonsignore A, De Stefano F (2017) A unusual lightning death in an indoor setting. A case report. Am J Forensic Med Pathol 38:1–4

Volinsky JB, Hanson JB, Lustig JV, Tunnessen WW (1994) Clinical picture. Arch Fam Med 3:657–658

Wakasugi C, Masui M (1986) Secondary brain hemorrhages associated with lightning stroke: report of a case. Jap J Legal Med 40:42–46

Wankhede AG, Sariya DR (2013) Damage due to lightning when it strikes the face. Forensic Sci Int 224:e1–e3

Weeramanthri TS, Puddey IB, Beilin LJ (1991) Lightning strike and autonomic failure-coincidence or causally related? J R Soc Med 84:687–688

Weinstein L (1979) Lightning: a rare cause of intrauterine death with maternal survival. South Med J 72:632–633

Werdan K, Boeken U, Briegel MJ, Buerke A, Geppert A, Janssens U, Kelm M, Michels G, Pilarczyk K, Schlitt A, Thiele H, Willems S, Zeymer U, Zwißler B, Delle-Karth G, Ferrari M, Figulla H, Heller A, Hindricks G, Pichler-Cetin E, Pieske BM, Prondzinsky R, Thielmann M, Bauersachs J, Kopp I, Ruß M (2021) Kurzversion der 2. Auflage der deutsch-österreichischen S3-Leitlinie „Infarkt-bedingter kardiogener Schock – Diagnose, Monitoring und Therapie". Anaesthesist 70:42–70

Wetli CV (1996) Keraunopathology. An analysis of 45 fatalities. Am J Forensic Med Pathol 17:89–98

Whitcomb D, Martinez JA, Daberkow D (2002) Lightning injuries. South Med J 95:1331–1334

Wilbourn AJ (1995) Peripheral nerve disorders in electrical and lightning injuries. Semin Neurol 15:241–255

Yarnell PR (2005) Neurorehabilitation of cerebral disorders following lightning and electrical trauma. NeuroRehabilitation 20:15–18

Yoder M (2012) Pregnant amish woman, killed by lightning on due date. July 25, 2012. http://www.huffingtonpost.com/2012/07/25/mary-yoder-pregnant-amish_n_1700500.html. Zugegriffen: 8. März 2016

Youngs R, Deck J, Kwok P, Hawke M (1988) Severe sensorineural hearing loss caused by lightning. Arch Otolaryngol Head Neck Surg 114:1184–1187

Zack F, Büttner A (2016) Rechtsmedizinische Aspekte der Lichtenberg-Figuren nach Blitzschlag. Rechtsmedizin 26:425–428

Zack F, Büttner A (2020) Blitzunfall. Teil 2: Pathophysiologische und diagnostische Aspekte bei tödlichen Ereignissen. Rechtsmedizin 30:345–356

Zack F, Hammer U, Klett I, Wegener R (1997) Myocardial injury due to lightning. Int J Legal Med 110:326–328

Zack F, Rothschild MA, Wegener R (2007) Blitzunfall – Energieübertragungsmechanismen und medizinische Folgen. Dtsch Ärztebl 104:A3545–A3549

Zack F, Rammelsberg JO, Graf B, Büttner A (2010) Tod durch Blitzschlag – und wieder unter einem Baum. Rechtsmedizin 20:108–110

Zack F, Raphael T, Kupfer J, Jokuszies A, Vogt PM, Büttner A, Püschel K, Schalke B, Todt M, Dettmeyer R (2013) Vier Todesopfer nach einem Blitzunfall auf einem Golfplatz. Rechtsmedizin 23:114–118

Zack F, Puchstein S, Büttner A (2016) Letalität von Blitzunfällen. Rechtsmedizin 26:9–11

Zasler ND (1996) Neuromedical diagnosis and management of postconcussive disorders. In: Horn LJ, Zasler ND (Hrsg) Medical rehabilitation of traumatic brain injury. Hanley & Belfus, Philadelphia, S 133–170

Zeana CD (1984) Acute transient myocardial ischemia after lightning injury. Int J Cardiol 5:207–209

Zoccolella S, Masi G, Mezzapesa D, Carnicella F, Iliceto G, Lamberti P, Serlenga L (2008) Motoneuron disease after electric injury: a case report. Neurol Sci 29:47–49

Tod durch Blitzschlag 7

Durch einen Blitzschlag kann ein Mensch, insbesondere abhängig von der Art der Energieübertragung (s. Kap. 4), unverletzt bleiben, leicht-, mittel- bzw. schwerverletzt werden (s. Kap. 6) oder sterben. Über den Anteil der letalen Blitzunfälle an der Gesamtheit der Ereignisse mit Verletzungen von Menschen gehen die Angaben in der Fachliteratur weit auseinander (s. Abschn. 7.5). In den letzten Jahrzehnten war in den Industrieländern ein deutlicher Rückgang an Blitzunfällen mit Todesfolge zu verzeichnen (Cooper und Holle 2019). Während in den USA in der Zeit von 1900–1925 etwa 3,5–7 Menschen pro 1 Mio. Einwohner durch Blitzschlag verstarben, sank diese Rate kontinuierlich, um nach 1960 unter 1 und in den letzten Jahren sogar unter 0,1 zu betragen. Einen ähnlichen Rückgang der letalen Blitzopfer pro 1 Mio. Einwohner fanden sich auch in Kanada und in zahlreichen europäischen Ländern, einschließlich Deutschland (Cooper und Holle 2019; Schniers 2005).

Die Seltenheit des Auftretens von letalen Blitzunfällen, die Möglichkeit von Ereignissen mit diskreten charakteristischen Befunden, mangelnde Kenntnisse und unzureichende Sorgfalt des Leichenschauarztes begünstigen das Verkennen der richtigen Todesursache (Blanco-Pampin et al. 1997; Ebertz 1891; Pollak 2000; Pollak et al. 1988; Sellier 1975; Zack und Büttner 2020).

Opfer eines tödlichen Blitzschlags können am Unfallort oder nach einem zeitlichen Intervall von bis zu mehreren Wochen versterben. Die verschiedenen pathophysiologischen Abläufe sowie die für die richtige Diagnosestellung charakteristischen Befunde bei der äußeren und inneren Leichenschau werden nachfolgend aufgezeigt. Aus der erheblichen Abnahme der letalen Unfälle in den letzten Jahrzehnten ergibt sich auch eine beachtenswerte Relevanz für die bereits vor vielen Jahren erschienene Fachliteratur für diese außergewöhnliche Unfallart (Zack und Büttner 2020).

▶ **Merke** Von Leichenschauärzten wurden letale Unfälle durch Blitzschlag bereits mehrfach verkannt.

7.1   Ärztliche Leichenschau

Letale Unfälle durch Blitzschlag können in beobachtete und unbeobachtete Ereignisse eingeteilt werden (Cherington et al. 2001; Cooper et al. 2017). Dabei sind bereits wiederholt Probleme bei der Stellung der korrekten Diagnose in Todesfällen, die weder von Zeugen noch von Mitverletzten beobachtet wurden, aufgetreten. Eine Fehldiagnose bei beobachteten Blitzunfällen ist dagegen selten. Ein derartiger letaler Blitzunfall, der sich in Wien ereignet hatte, war aufgrund der zahlreichen charakteristischen Befunde, die der Leichenschauarzt entweder fehlerhaft gedeutet bzw. aufgrund des Nichtentkleidens des Opfers übersehen hatte, besonders bemerkenswert (Pollak 2000; Pollak et al. 1988).

> **Fallbeispiel**
>
> An einem schwülwarmen Maitag 1987 errichteten mehrere Waldarbeiter in der Nähe von Wien (Österreich) einen Wildzaun. Als starker Regen einsetzte, beendeten sie ihre Arbeit. Dabei wurden die Arbeiter plötzlich von einem grellen Lichtschein geblendet. Im selben Augenblick stürzte ein 53-jähriger Waldarbeiter leblos zu Boden. Seine Kollegen begannen unmittelbar mit Erste-Hilfe-Maßnahmen, die nicht zum Erfolg führten. Als der hinzugerufene Notarzt am Unfallort eintraf, stellte er den Tod des Waldarbeiters fest. Etwa eine Stunde nach der Todesfeststellung führte ein anderer Arzt im Rahmen von polizeilichen Ermittlungen die vollständige Leichenschau durch und dokumentierte, dass keine Zeichen einer Blitzeinwirkung vorlägen. Er vermutete aufgrund von Angaben der Angehörigen über Vorerkrankungen einen natürlichen Tod aus kardialer Ursache.
>
> Trotz der angegebenen natürlichen Todesart fand anschließend, etwa 20 h nach dem Todeseintritt, eine polizeilich angeordnete Obduktion statt, bei der festgestellt wurde, dass der Leichnam auch nach der ärztlichen Leichenschau noch vollständig bekleidet war. Die außen getragene Arbeitsbekleidung wies keine Beschädigung auf. Das darunter getragene Oberhemd war hingegen vorne und in der Nackenregion mehrfach eingerissen, wobei die Beschädigungen eingerollte und verhärtete Ränder zeigten. Unter dem Mikroskop waren an diesen Stellen Schmelzeffekte nachweisbar. Am Oberleder des linken Arbeitsschuhs wurde eine 0,5 mm große Perforation festgestellt.
>
> Bei der im Rahmen der Autopsie durchgeführten äußeren Besichtigung fanden sich im linken Scheitel-Hinterhaupt-Bereich genauso wie an der Brust und den Beinen versengte Körperhaare. An der Außenseite des linken Fußes zeigte sich ein fingerbreites, lineares Erythem. An der linken Fußsohle wurden mehrere Perforationen der

Haut mit grauweißen, leicht erhabenen Rändern nachgewiesen. Das Herz wies keine pathomorphologischen Befunde auf (Pollak 2000; Pollak et al. 1988).◄

Bei allen Todesfällen, bei denen der Leichenschauarzt einen Tod durch Blitzschlag in Erwähnung zieht, sich aber nicht sicher ist, z. B. bei einem unbeobachteten Ereignis, sollte er immer das Wetter für den Zeitraum des Todeseintritts recherchieren und bei seiner Diagnosestellung berücksichtigen (s. Abschn. 7.1.5).

7.1.1 Umgebung des Opfers

Wie bei jeder ärztlichen Leichenschau sollte auch beim Tod durch Blitzschlag die Aufmerksamkeit des Untersuchers nie allein auf die verstorbene Person gerichtet werden. Ein umfassendes Bild von der unmittelbaren Umgebung des Auffindungsortes kann schon die entscheidenden Hinweise auf die richtige Leichenschaudiagnose bringen. Dabei sind die Befunde, die für die korrekte Diagnose zielführend sein können, vielfältig. So wurden neben den durch Blitzschlag verletzten oder getöteten Personen auch verstorbene Säugetieren wie Pferde, Hunde und Schafe oder tödlich verletzte Vögel in der unmittelbaren Umgebung der aufgefundenen Personen festgestellt (Carte et al. 2002; Jefferiss 1876; Offiah et al. 2007; Schaidt 1977; Spaar 1955) (Abb. 7.1). Wenn Menschen verletzt wurden, die sich zur Unfallzeit unter Bäumen aufhielten, konnten mitunter charakteristische Rindendefekte (Abb. 7.2, 7.3 und 7.4), abgebrochene Äste oder gespaltene Stämme an den Bäumen sowie verbrannte Gräser am Übergang vom Baumstamm zum Boden (Abb. 7.5) beobachtet werden (Zack et al. 1997, 2010, 2013).

Nach Blitzschlägen in den Erdboden wurden bis zu 2 m im Durchmesser große Krater festgestellt, wobei Steine und Sand weit weggeschleudert worden waren (Blumenthal 2022). Im Bau befindliche Häuser, Hütten, Unterstände und andere Orte, an denen Personen Schutz vor dem Regen suchten und durch Blitzschlag verletzt wurden, wiesen danach Sachschäden wie beispielsweise Wandzerstörungen, zersplitterte Holzbalken oder Brandschäden auf (Zack et al. 2013) (Abb. 7.6, 7.7 und 7.8). Bei anderen letalen Unfällen durch Blitzschlag wurden neben einer Fußgängerin kraterartig herausgerissene Teile eines steinigen Gehweges und neben einem Fahrradfahrer zahlreiche herausgelöste Teile der Bitumendecke der Straße beobachtet (Blumenthal 2012; Püschel et al. 2009).

> ► **Merke** Letale Unfälle durch Blitzschlag gehen häufig mit blitzschlagbedingten Schädigungen an Objekten oder getöteten Tieren in der unmittelbaren Umgebung des Opfers einher.

Ein Leichenschauarzt stellte bei einem tödlichen Blitzunfall in Deutschland, am Strand der Ostsee, eine in der Nähe befindliche Kunststofftasche mit thermischen Schädigungen

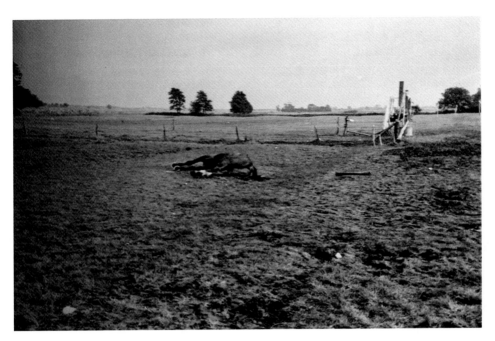

Abb. 7.1 Ort eines Unfalls durch Blitzschlag, bei dem sowohl der Reiter (bereits geborgen) als auch das Pferd verstarben. (Historische Sammlung des Ausschusses für Blitzableiterbau für das vereinigte Wirtschaftsgebiet e. V.)

im Sinne von Verschmorungen fest. In der Tasche befanden sich zwei Messer aus Aluminium, deren Rückseiten miteinander verschmolzen waren (Schniers 2005). Bei einem letalen Blitzunfall eines Mannes, der in Spanien im Bett eines isoliert gelegenen älteren Hauses auf dem Land verstorben war, übersah der Leichenschauarzt zahlreiche thermisch bedingte Perforationen der Isolierung der Überputzleitung im Schlafzimmer sowie eine gleichartig verursache Perforation der Stirnseite des Holzbettes des Opfers (s. Kap. 4) (Blanco-Pampin et al. 1997). Weiterhin weisen Lichtenberg-Figuren auf Golfrasen, Gehwegplatten oder anderen Objekten auf einen erfolgten Blitzschlag hin (Cherington et al. 2003; Weimann und Prokop 1963; Zack und Büttner 2020). Bei einem letalen Blitzschlagunfall eines Anglers wies dessen Boot danach blitzbedingte thermische Beschädigungen auf (Lifschultz und Donoghue 1993a). Im Rahmen einer retrospektiven Analyse von 235 letalen Blitzschlagereignissen aus Deutschland fanden sich in 169 (71,9 %) Fällen Befunde in der unmittelbaren Umgebung des Unfallortes, die für eine Einwirkung durch Blitzschlag charakteristisch waren (Bingert et al. 2024).

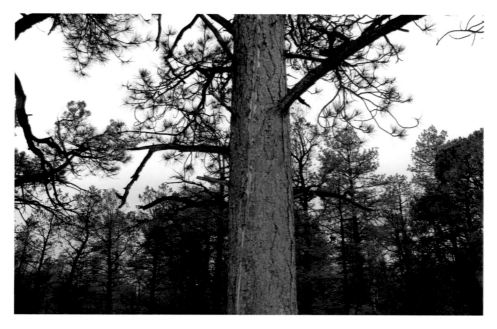

Abb. 7.2   Nahezu senkrecht verlaufender Rindendefekt einer Pinie nach einem Blitzschlag. (Eigene Darstellung)

Mögliche Hinweise aus der unmittelbaren Umgebung des Unfallortes für die Diagnose *Blitzschlag*

- Tote Säugetiere oder Vögel
- Charakteristische Beschädigungen an Bäumen (bevorzugt Rinde)
- Verbrennungen von anderen Pflanzen
- Beschädigungen von Häusern und Hütten (bevorzugt Dach, Holzbalken)
- Beschädigungen des Straßenbelags oder Bürgersteigs
- Krater von bis zu 2 m Durchmesser im Erdboden
- Verschmorungen an Gegenständen oder Leitungen
- Schmelzeffekte an Metallgegenständen
- Lichtenberg-Figuren auf Gegenständen oder Rasen

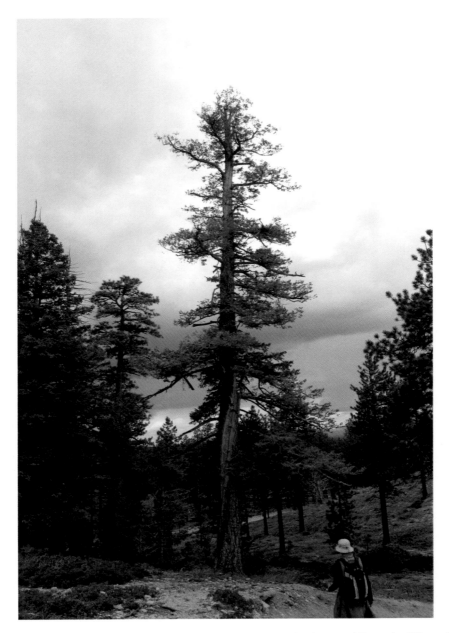

Abb. 7.3 Spiralförmiger Rindendefekt einer Pinie nach einem länger zurückliegenden Blitztreffer. (Eigene Darstellung)

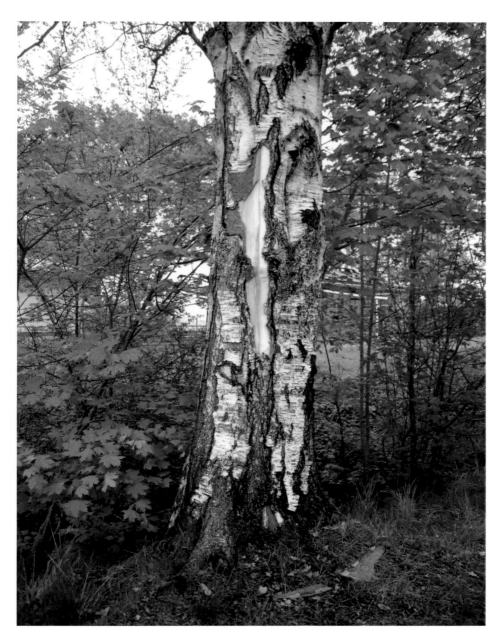

Abb. 7.4 Flächenhafte frische Rindenabsprengungen bei einer Birke nach einem Blitzschlag. (Eigene Darstellung)

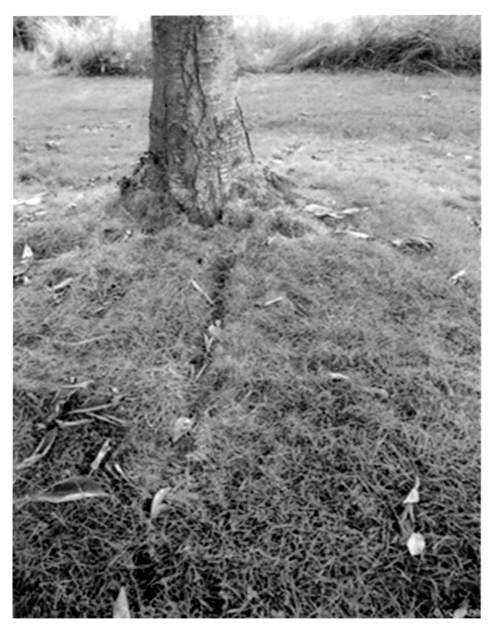

Abb. 7.5 Spur des Blitzkanals von einem Kirschbaum über die Grasnarbe zu vier Unfallopfern auf einem Golfplatz. (Foto mit freundl. Genehmigung: Thomas Raphael)

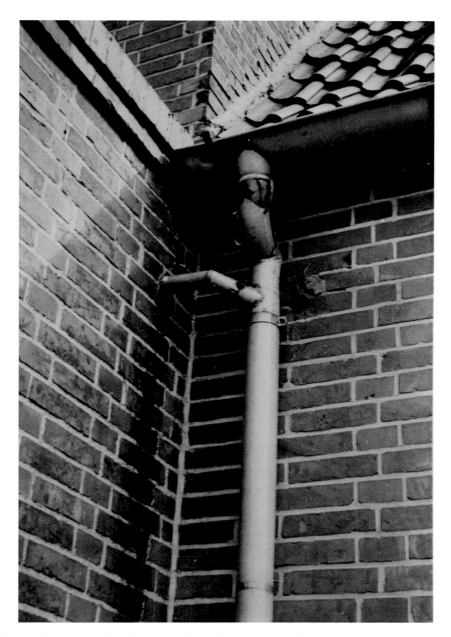

Abb. 7.6 Von einem Blitzschlag beschädigte Wand und beschädigtes Fallrohr eines Hauses. (Historische Sammlung des Ausschusses für Blitzableiterbau für das vereinigte Wirtschaftsgebiet e. V.)

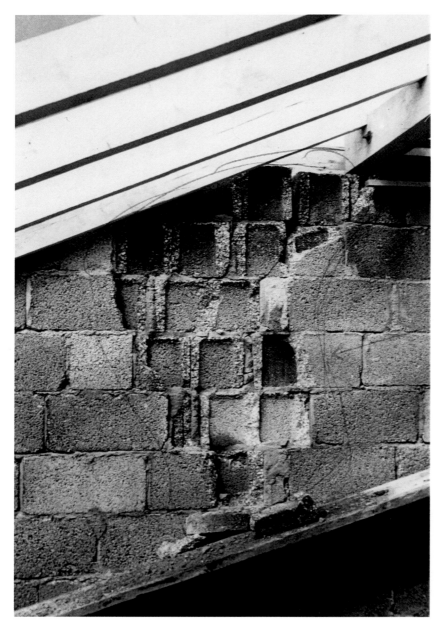

Abb. 7.7 Von einem Blitzschlag beschädigte Hauswand (*ummalt* und *Pfeil*). (Historische Sammlung des Ausschusses für Blitzableiterbau für das vereinigte Wirtschaftsgebiet e. V.)

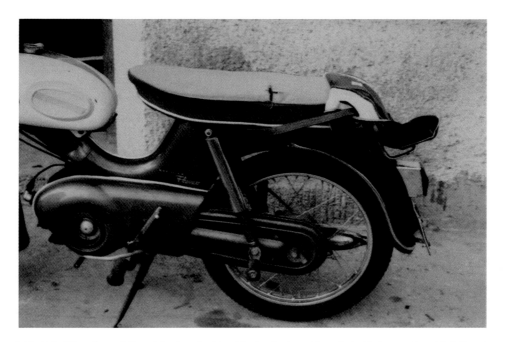

Abb. 7.8 Von einem Blitzschlag beschädigte Sitzbank eines Mopeds im Rahmen eines Unfalls mit Personenschaden. (Historische Sammlung des Ausschusses für Blitzableiterbau für das vereinigte Wirtschaftsgebiet e. V.)

7.1.2 Bekleidung und Schmuck des Opfers

Nach einer gründlichen Inaugenscheinnahme der unmittelbaren Umgebung der Leiche folgt eine sorgfältige Inspektion der getragenen Bekleidung einschließlich der Tascheninhalte und, soweit vorhanden, des angelegten Schmucks, einer getragenen Uhr und anderer körpernaher Gegenstände (Zack und Büttner 2020). Dabei werden am häufigsten mechanische Zerreißungen und/oder thermische Schädigungen der Kleidung beobachtet. Eine unbeschädigte Oberbekleidung bedeutet keinesfalls, dass die darunter befindlichen Kleidungsstücke ebenfalls keine Befunde durch Blitzschlag aufweisen (Pollak et al. 1988). Durch die explosionsartige Druckwelle (s. Kap. 4) verursachte Zerreißungen können in der Intensität und Lokalisation fallabhängig sehr unterschiedlich auftreten. Sie werden in der Fachliteratur jedoch in allen Bereichen der getragenen Kleidung, von der Kopfbedeckung bis zu den Schuhen, beschrieben (Abb. 7.9, 7.10, 7.11, 7.12 und 7.13) (Blumenthal 2021; Cooper et al. 2017; Krause 2004; Ohashi et al. 2001). Es kann auch zum Ausziehen und Wegschleudern von getragenen Socken und Schuhen kommen (Wetli 1996).

Auch die thermischen Beschädigungen der Kleidungsstücke der Opfer sind nicht uniform und reichen von diskreten Perforationen bis zu einem in Flammen stehen von ganzen

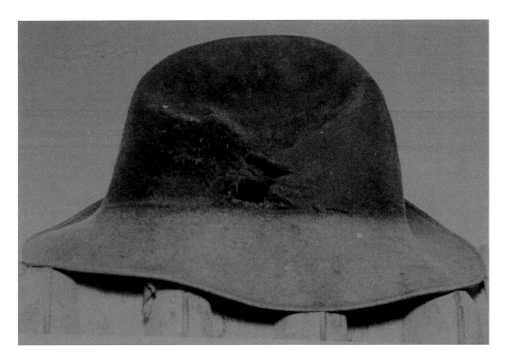

Abb. 7.9 Lochartige Beschädigungen eines Hutes nach einem direkten Treffer in den Kopf. (Historische Sammlung des Ausschusses für Blitzableiterbau für das vereinigte Wirtschaftsgebiet e. V.)

Teilen der Bekleidung (McCrady-Kahn und Kahn 1981; Pollak et al. 1988; Spaar 1955). Weiterhin wurden schwärzliche Verfärbungen an den Rändern von lochartigen Defekten eines langärmeligen Unterhemdes aus Baumwolle (Abb. 7.13), in der Umgebung eines Reißverschlusses sowie bräunlich-schwärzliche Verfärbungen nahe des Metallverschlusses eines Büstenhalters beobachtet (Zack et al. 2013). An zerrissenen Stellen eines Oberhemdes wurden makroskopisch sichtbare Verhärtungen und Einrollungen beschrieben (Pollak at al. 1988). Eine Rarität stellt bisher der Nachweis einer Lichtenberg-Figur auf der Außenseite eines Lederhalbschuhs dar (Weimann und Prokop 1963). Dass auch Tascheninhalte einen Hinweis auf einen Blitzschlag geben können, wurde beispielsweise anhand einer Zigarettenpackung aufgezeigt, die sich in der Brusttasche eines zerrissenen Oberhemdes eines getöteten Mannes befand und Schmelzspuren der Plastikhülle und des Stanniolpapiers der Packung aufwies (Schaidt 1977). Weiterhin wurden an einer Münze, die das Opfer eines Blitzschlags in seiner Hosentasche getragen hatte, Schmelzspuren festgestellt (Lifschultz und Donoghue 1993b).

Nicht selten kam es bei Personen, die Metallketten trugen, zu schweren Verbrennungen am Hals oder zu einem Verdampfen des getragenen Schmucks mit Niederschlag

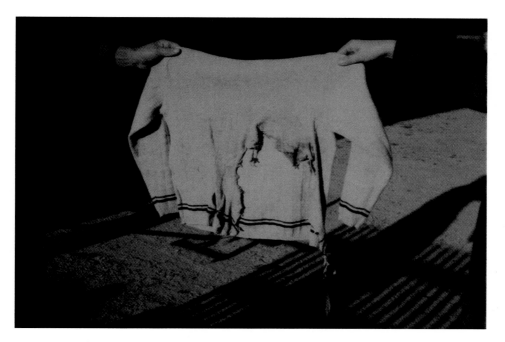

Abb. 7.10 Zerreißungen und thermische Schädigungen eines Pullovers. (Historische Sammlung des Ausschusses für Blitzableiterbau für das vereinigte Wirtschaftsgebiet e. V.)

des gasförmigen Metalls auf der Haut (Püschel et al. 2009; Zack et al. 2013). Weiterhin ist es nach dem Tragen von Metallhalsketten bei Blitzunfällen auch zu tattooartigen Einlagerungen von Metallpartikeln in die Haut und zu miteinander verschweißten Gliedern der Kette gekommen (Jonas et al. 2002; Just et al. 2002; Pollak 2000). Metallteile der Bekleidung, wie beispielsweise Gürtelschnallen, können Schmelzeffekte aufweisen (Pollak et al. 1988). Eisenhaltige Gegenstände können nach einem Blitzunfall magnetisch sein. So wurde von einem Opfer berichtet, bei dem der Metallverschluss des getragenen Büstenhalters magnetisiert worden war (Wetli 1996).

Auch wenn ein Leichenschauarzt möglicherweise keine Lupe im Einsatzkoffer hat, soll an dieser Stelle erwähnt werden, dass es auch mikroskopisch nachweisbare Veränderungen an Kleidungsstücken nach einem Blitzschlag geben kann. So wurden an den Rissstellen des Stoffes von beschädigten Oberhemden, die zumindest teilweise aus Kunststoff bestanden, kolbenartige Verdickungen festgestellt (Pollak et al. 1988; Schaidt 1977). Im Rahmen einer retrospektiven Analyse von 223 letalen Blitzschlagereignissen aus Deutschland fanden sich an der getragenen Bekleidung und/oder dem getragenen Schmuck in 200 (89,7 %) Fällen Befunde, die charakteristisch für eine Blitzeinwirkung waren (Bingert et al. 2024).

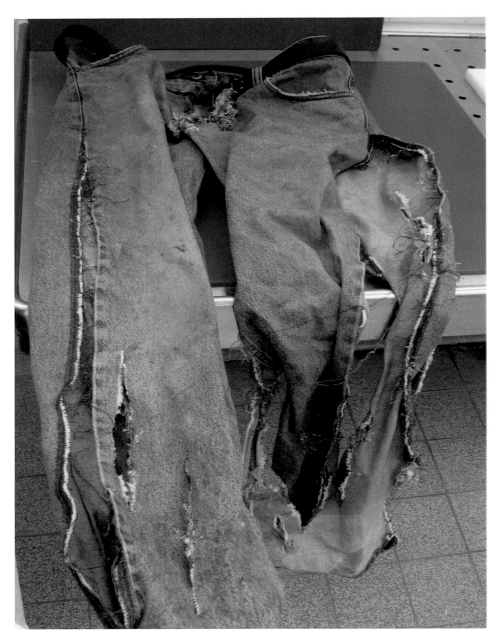

Abb. 7.11 Zerreißungen der Jeanshose eines verstorbenen Blitzschlagopfers. (Foto mit freundl.
Genehmigung: Thorsten Schwark)

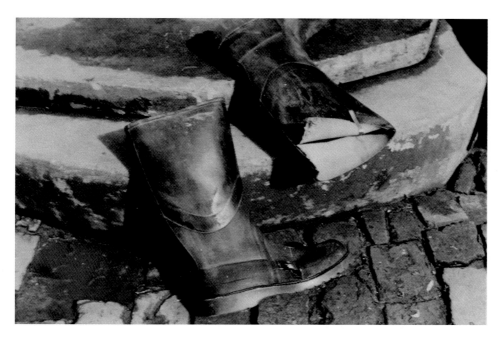

Abb. 7.12 Mehrfache Defekte der getragenen Gummistiefel nach einem direkten Treffer des Opfers (Historische Sammlung des Ausschusses für Blitzableiterbau für das vereinigte Wirtschaftsgebiet e. V.)

▶ **Merke** Durch die bei einem Unfall durch Blitzschlag auftretenden unterschiedlichen Energieübertragungen kommt es häufig zu Zerreißungen und/oder Verbrennungen der getragenen Kleidung des Opfers.

7.1.3 Befunde an der Leiche

Erst nach einer gründlichen Inspektion der Umgebung des Unfallortes und der getragenen Bekleidung des Opfers sollte die sorgfältige Untersuchung der vollständig entkleideten Leiche erfolgen. Dabei können zahlreiche charakteristische Befunde zur richtigen Diagnose führen, wobei nach einem Ausschluss eines Unfalls durch technische Elektrizität sowohl Lichtenberg-Figuren als auch Versengungen der Körperbehaarung als pathognomonisch für einen Tod durch Blitzschlag angesehen werden (Jellinek 1903; Zack und Büttner 2020). Im Rahmen einer retrospektiven Analyse von 270 letalen Blitzschlagereignissen aus Deutschland fanden sich bei der äußeren Besichtigung des unbekleideten Opfers in 259 (95,9 %) Fällen Befunde, die entweder pathognomonisch oder charakteristisch für eine Blitzeinwirkung waren (Bingert et al. 2024). Nachfolgend werden alle Befunde, die bei einer ärztlichen Leichenschau auf die Todesursache Blitzschlag hinweisen oder in der Zusammenschau aller Ergebnisse beweisen, vorgestellt.

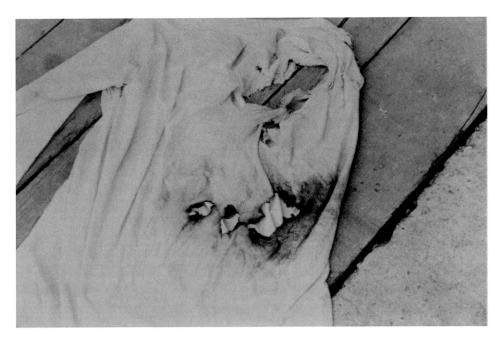

Abb. 7.13 Zerreißungen und thermische Schädigungen eines langärmeligen Unterhemdes (Historische Sammlung des Ausschusses für Blitzableiterbau für das vereinigte Wirtschaftsgebiet e. V.)

Lichtenberg-Figur

Lichtenberg-Figuren weisen unterschiedliche Muster auf, die baum-, farnkraut-, stern-, korallen- oder blumenförmig sein können (Abb. 7.14, 7.15 und 7.16). Sie sind das Ergebnis elektrischer Hochspannungsentladungen auf oder in isolierenden Materialien (Dielektrika) und wurden nach dem deutschen Physiker Georg Christoph Lichtenberg (1742–1799) benannt. Lichtenberg entdeckte dieses Phänomen zufällig in seinem Labor, als es sich als zweidimensionales Muster im Staub einer geladenen Isolierplatte gebildet hatte. Heute ist bekannt, dass Lichtenberg-Figuren typischerweise durch die rasante elektrostatische Entladung bzw. Umverteilung von auf der Oberfläche von Isolierplatten befindlichen elektrischen Ladungen verursacht werden (Schroeder 1991). Für die Entstehung von Lichtenberg-Figuren sind grundsätzlich drei Voraussetzungen notwendig:

- eine große Ladungsdifferenz (z. B. bei Gewitter zwischen Cumulonimbuswolke und Erde),
- eine Entladung (z. B. durch einen Blitz) und
- ein fester Isolator (z. B. die Haut des Menschen).

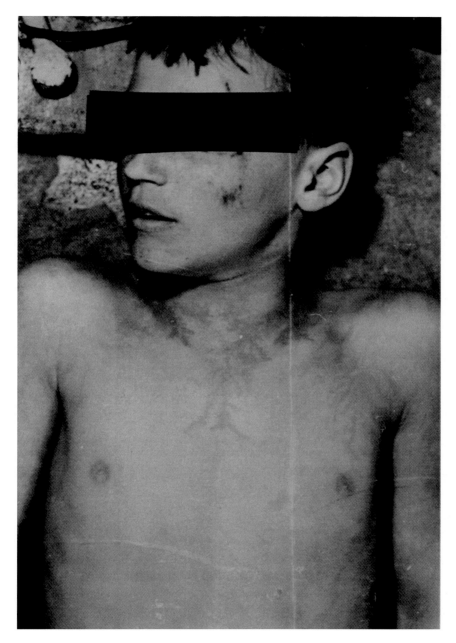

Abb. 7.14 Lichtenberg-Figuren am Hals und der oberen Brustregion links eines tödlich verunfallten Jungen. (Historische Sammlung des Ausschusses für Blitzableiterbau für das vereinigte Wirtschaftsgebiet e. V.)

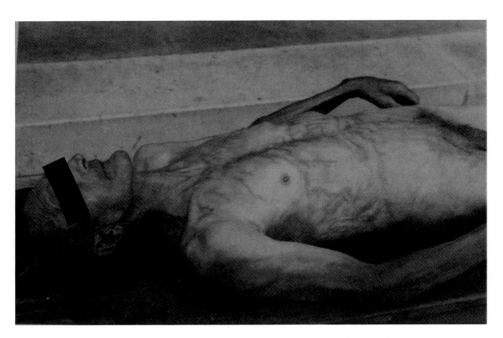

Abb. 7.15 Zahlreiche Lichtenberg-Figuren am Rumpf eines tödlich verunfallten Mannes. (Historische Sammlung des Ausschusses für Blitzableiterbau für das vereinigte Wirtschaftsgebiet e. V.)

Lichtenberg-Figuren sind bei Opfern von Blitzschlägen, mit Ausnahme der menschlichen Haut, die als fester Isolator fungiert, unabhängig von anatomischen Strukturen wie Blutge-fäßverläufe oder Nerven (ten Duis et al. 1987). Bis zu dieser wissenschaftlichen Erkenntnis war es ein langer Weg (s. Kap. 2). Derzeit wird davon ausgegangen, dass es sich bei den Lichtenberg-Figuren weder um Verbrennungen noch um Hämorrhagien handelt. Die Lichtenberg-Figuren auf der menschlichen Haut sind immer rötlich und am ehesten durch eine vorübergehende Hyperämie und Dilatation der Kapillaren in den obersten Schichten der Haut zu erklären (Byard 2023, Pollak und Thierauf 2015; Resnik und Wetli 1996).

In der Fachliteratur werden die Lichtenberg-Figuren nicht einheitlich benannt. Neben der häufigsten Verwendung Lichtenberg-Figur finden sich auch die Bezeichnungen *Blitzfigur* (Pollak und Thierauf 2015), *Lichtenbergblume* (Chao 1984), *keraunografische Marke* (Ritenour et al. 2008; ten Duis 1992; Tribble et al. 1985), *„feathering"* (Gefieder, Federkleid) (Andrews und Cooper 1992; Wetli 1996) oder *„arborescent skin mark"* (baumartige Haut-marke) (Eriksson und Örnehult 1988). Es wird für den deutschsprachigen Raum empfohlen, den Ausdruck Lichtenberg-Figur gegenüber Blitzfigur vorzuziehen, da vor wenigen Jahren der erste Unfall durch technische Hochspannung berichtet wurde, der zu einer Lichtenberg-Figur auf der Haut eines Opfers geführt hatte (Arnould und Le Floch 2011; Zack und Büttner 2016).

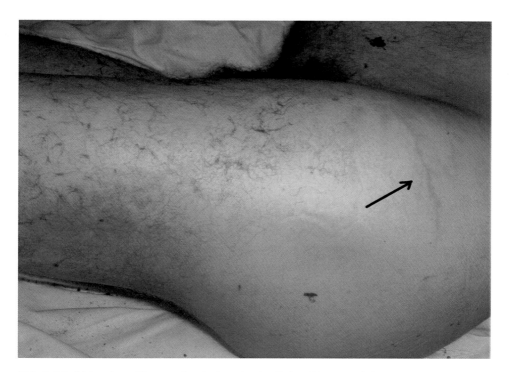

Abb. 7.16 Lichtenberg-Figur an der Außenseite des linken Oberschenkels *(Pfeil)* bei einem getöteten Opfer, das einen direkten Treffer erlitt. (Foto mit freundl. Genehmigung: Bernd Lerche)

Nach dem Auftreten bleiben die Lichtenberg-Figuren nicht permanent bestehen, sondern verblassen sowohl beim Überlebenden als auch beim tödlich verunfallten Opfer in der Regel nach Ablauf mehrerer Stunden bis zum vollständigen Verschwinden (Tab. 7.1) (Lifschultz und Donoghue 1993a; Myers et al. 1977; Perper 1976; Wetli 1996; Zack et al. 2010). Dabei hinterlässt das ehemalige Erythem keine Residuen (Bartholome et al. 1975; ten Duis 1992; Tribble et al. 1985).

Lichtenberg-Figuren sind bei Blitzopfern mit dunkler Hautfarbe entweder extrem selten oder nie zu sehen. Blumenthal (2005) berichtete von 38 letalen Blitzunfällen in der Zeit von 1997–2000 aus der südafrikanischen Region Highveld, von denen 35 eine dunkle Hautfarbe aufgewiesen hatten. Bei den durchgeführten rechtsmedizinischen Untersuchungen wurde bei keinem Opfer eine Lichtenberg-Figur festgestellt. Auch im Zeitraum von 2001–2022 fand der weiterhin in der Rechtsmedizin in Pretoria beschäftigte und in der Blitzforschung tätige Blumenthal ebenso keinen einzigen Fall eines dunkelhäutigen Opfers mit einer Lichtenberg-Figur (R. Blumenthal, persönliche Mitteilung, 7. Januar 2023). Dagegen dokumentierte Dutta (2016) eine Lichtenberg-Figur am Rücken einer 28-jährigen dunkelhäutigen Inderin,

Tab. 7.1 Zeitdauer vom Blitzunfall bis zum Beginn des Verblassens bzw. vollständigen Verschwinden einer Lichtenberg-Figur an der menschlichen Haut. (Eigene Darstellung)

Dauer einer Lichtenberg-Figur an der Haut		Autoren
Bis zum Beginn des Verblassens	Bis zum vollständigen Verschwinden	
n. a.	12 h	Wetli 1996
n. a.	12 h	Lifschultz und Donoghue 1993a
n. a.	19 h	Zack et al. 2010
4–6 h	n. a.	Tribble et al. 1985
17 h	24 h	Resnik und Wetli 1996
12 h	24–28 h	ten Duis et al. 1987
n. a.	24–48 h	Herold 1960
n. a.	48 h	Mutter und Langley 2019
n. a.	24–72 h	Domart 2000
n. a.	8 d	Langerhans 1862

n. a. nicht angegeben

die in ihrem Haus neben dem Bett stehend, von einem Blitzschlag getroffen wurde und den Unfall überlebte.

Die Lichtenberg-Figuren nach einem Blitzunfall haben eine überschätzte Relevanz für die rechtsmedizinische Praxis, da sie sich lediglich bei etwa 17–32,5 % aller Opfer feststellen lassen (Eriksson und Örnehult 1988; Iranyi et al. 1962; Möhle et al. 2015; Wetli 1996; Zack und Büttner 2016). Diese charakteristischen Muster auf der Haut treten unmittelbar nach dem Blitzschlag auf. Aufgrund der kurzen Zeitdauer zwischen dem Auftreten und dem vollständigen Verschwinden sollten die Lichtenberg-Figuren in jedem Fall baldmöglichst fotografisch dokumentiert werden. Bei der Untersuchung von Blitzschlagunfällen sind Lichtenberg-Figuren bisher auch außerhalb der menschlichen Haut beobachtet worden, beispielsweise auf einem Golfrasen, Lederschuh und einer Gehwegplatte (Cherington et al. 2003; Rakov und Uman 2006; Weimann und Prokop 1963; Zack und Büttner 2020).

Die genannte Häufigkeit des Vorkommens von Lichtenberg-Figuren von 17–32,5 % kann in der Praxis durchaus größer sein, da auf der einen Seite bekannt ist, dass Todesopfer bei der ärztlichen Leichenschau mitunter nicht vollständig entkleidet werden und die Lichtenberg-Figuren somit vom Untersucher nicht erkannt werden können. Auf der anderen Seite ist es möglich, dass bei unbeobachteten Unfällen die Zeitspanne zwischen Blitzschlag und ärztlicher Leichenschau so groß ist, dass primär vorhanden gewesene Lichtenberg-Figuren zur Zeit der Leichenschau bereits verschwunden sind.

Das Auftreten einer oder mehrerer Lichtenberg-Figuren auf der Haut eines Opfers ist, soweit ein Unfall durch technische Elektrizität nicht in Betracht kommt, beweisend für

einen Unfall durch Blitzschlag. In nahezu allen Fällen, in denen die ärztliche Leichenschau am Unfallort und nicht erst in einer Leichenhalle durchgeführt wird, dürfte die
Differenzialdiagnose zwischen Blitzschlag und technischer Elektrizität unproblematisch
sein.

Versengungen der Haare
Bereits vor mehr als 100 Jahren sah Jellinek (1903) in den versengten Haaren am Körper eines
Blitzschlagopfers einen *ganz charakteristischen* Befund. Bis heute fehlen jedoch Angaben
zur Häufigkeit des Auftretens von versengten Haaren nach letalen Blitzunfällen für größere
Fallzahlen.

Im Rahmen einer Studie über 45 Todesfälle durch Blitzschlag aus Florida stellte
Wetli (1996) bei 41 Opfern versengte Körperbehaarung und/oder Hautverbrennungen fest.
Eine Differenzierung zwischen den beiden unterschiedlichen Befunden wurde leider nicht
vorgenommen.

In einer Auswertung von 10 letalen Blitzunfällen aus Australien wiesen 7 Opfer Versengungen der Körperbehaarung auf, wobei die bevorzugten Lokalisationen die Kopf- und
Schambehaarung darstellten (Andrews und Cooper 1992).

In einer Dissertation aus Mecklenburg stellte Schniers (2005) bei 2 von 4 durch
Blitzschlag getöteten Personen versengte Körperbehaarung fest.

Lifschultz und Donoghue (1993a) fanden denselben Befund bei einem von 5 Blitzunfällen
mit schweren Folgen.

In der Gesamtheit fanden sich bei der Beschreibung der äußeren Befunde nach letalen
Blitzunfällen versengte Haare erheblich häufiger als Lichtenberg-Figuren.

Die vorgenannten geringen Fallzahlen fordern eine Untersuchung zur Häufigkeit des
Nachweises von Versengungen der Körperbehaarung und Lichtenberg-Figuren an einem
größeren Untersuchungskollektiv. Aktuell läuft eine Studie an einer historischen Sammlung
von Akten über Blitzunfälle mit Personenschaden, die sich in der Bundesrepublik Deutschland von 1951–1965 ereignet hatten. Diese Fallsammlung wurde vom ehemaligen Ausschuss
für Blitzableiterbau im vereinigten Wirtschaftsgebiet e. V. organisiert, anschließend an den
Ausschuss für Blitzschutz und Blitzforschung (ABB) des Verbandes der Elektrotechnik
Elektronik und Informationstechnik e. V. (VDE) weitergegeben und zunächst teilweise aus
elektrotechnischer Sicht ausgewertet (Harms 1956, 1961). Aufgrund der erheblichen Reduktion von letalen Blitzunfällen für Deutschland in den letzten Jahrzehnten ist diese Sammlung
von Daten auch heute noch überaus wertvoll. Nach einer Übergabe der Fallsammlung vom
ABB des VDE an das rechtsmedizinische Institut in Rostock wurden zunächst alle letalen
Blitzunfälle im Rahmen einer medizinischen Dissertation ausgewertet. Von den insgesamt
im Zeitraum 1951–1965 in der Bundesrepublik Deutschland durch Blitzschlag verstorbenen 752 Personen wurden für 412 Opfer Unterlagen in dieser Sammlung gesichtet (Bremer
2024; Schniers 2005). Von diesen 412 getöteten Personen fanden sich in 142 Fällen weder
Angaben noch Abbildungen über mögliche Befunde im Rahmen einer äußeren Besichtigung, falls es diese gegeben haben sollte. Von den verbliebenen 270 letalen Blitzunfällen,

die immerhin 35,9 % der in diesem Zeitraum in Deutschland durch Blitzschlag getöteten Personen darstellten, wiesen mit 129 (47,8 %) Opfern nahezu die Hälfte Versengungen der Körperbehaarung und mit 25 (9,3 %) Opfern erheblich weniger Lichtenberg-Figuren auf (Bingert et al. 2024; Bremer 2024). Nach diesen Ergebnissen muss davon ausgegangen werden, dass von den beiden diagnoseführenden äußeren Befunden die Versengungen der Körperhaare deutlich häufiger anzutreffen sind (Tab. 7.2). Bei der Lokalisation dieses Befundes dominieren die Kopf-, Brust-, Bauch-, Scham- und Beinbehaarungen (Abb. 7.17 und 7.18).

▸ **Merke** Sowohl das Auftreten von Versengungen der Körperbehaarung als auch Lichtenberg-Figuren der Haut gelten, unabhängig voneinander und nach Ausschluss eines Unfalls durch technische Elektrizität, als pathognomonisch für einen Unfall durch Blitzschlag. Dabei ist das Auftreten von versengten Körperhaaren erheblich häufiger zu beobachten.

Verbrennungen
Aufgrund der im Blitzkanal extrem hohen, bis über 30.000 °C reichenden Temperaturen können durch Blitzeinschläge Kleidungsstücke, Gegenstände, Fahrzeuge, Gebäude, Bäume,

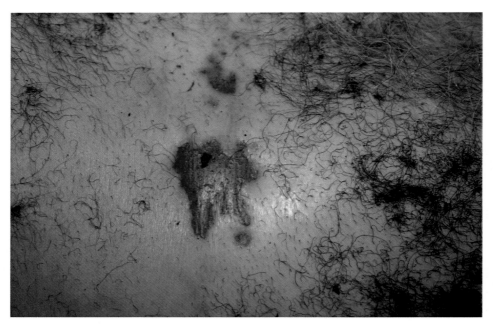

Abb. 7.17 Versengte Haare und Hautvertrocknungen im Brustbereich eines tödlich verunfallten Mannes. (Eigene Darstellung)

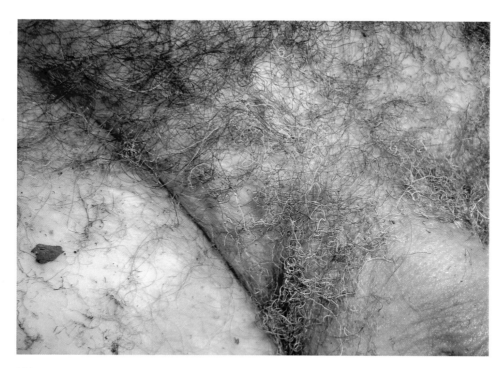

Abb. 7.18 Versengte Schamhaare eines tödlich verunfallten Mannes. (Eigene Darstellung)

Tab. 7.2 Vergleich der Häufigkeiten der pathognomonischen Befunde Versengungen der Haare vs. Lichtenberg-Figur nach letalen Blitzunfällen. (Eigene Darstellung)

Versengung der Haare	Lichtenberg-Figur/en	Anzahl der Fälle insgesamt	Autoren
129	25	270	Bremer 2024
26	0	38	Blumenthal 2005
7	2	10	Andrews und Cooper 1992
1	1	5	Lifschultz und Donoghue 1993a
2	1	4	Schniers 2005

Wälder, Felder, Heuschober und vieles andere mehr schlagartig in Brand geraten (Heidler und Stimper 2009; Uman 2008). Unmittelbar nach Blitzschlägen sind Personen mit brennenden oder noch qualmenden Kleidungsstücken beobachtet worden (McCrady-Kahn und Kahn 1981; Spaar 1955; Tadler et al. 2017).

Verbrennungen werden bei Blitzopfern relativ häufig festgestellt. In einer Studie aus Nebraska wiesen 48 von 54 schwerverletzten Personen (89 %) multiple Verbrennungen auf (Cooper 1980).

Dabei kann ein Opfer eines Blitzschlags vielgestaltige Hautverbrennungen aufweisen. Folgende Befunde wurden am häufigsten beobachtet:

- Blitzein- und Blitzaustrittsmarken („entry/exit burns") (Abb. 7.19),
- relativ geradlinige und bevorzugt vertikal verlaufende Verbrennungen („linear burns") (Abb. 7.20 und 7.21),
- punktförmige, schrotschussartige oder blumenartige Verbrennungen („punctate burns", „flower like burns") (Abb. 7.21),
- Kontaktverbrennungen („contact burns") (Abb. 7.22),
- flächenhafte oberflächliche Eritheme („flash burns"),
- tiefe Verbrennungen („full-thickness burns") (Abb. 7.19) und
- streifenförmige Verbrennungen (Abb. 7.21) (Andrews und Cooper 1992; Arden et al. 1956; Dürwald 1986; McCrady-Kahn und Kahn 1981; O'Keefe Gatewood und Zane 2004; Pollak et al. 1988; ten Duis 1992; Weimann und Prokop 1963).

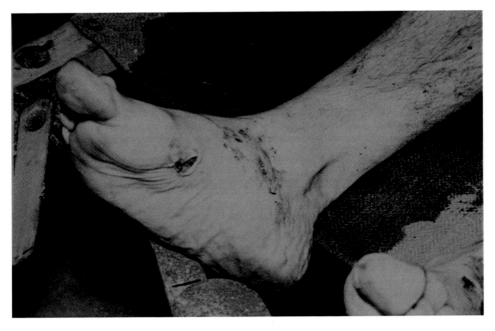

Abb. 7.19 Charakteristische Blitzaustrittsmarke an der Innenseite der rechten Fußsohle nach einem direkten Treffer. (Historische Sammlung des Ausschusses für Blitzableiterbau für das vereinigte Wirtschaftsgebiet e. V.)

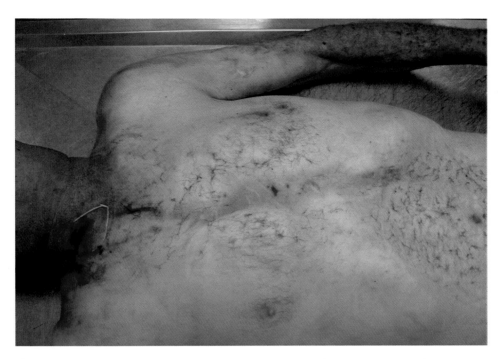

Abb. 7.20 Relativ geradlinige, in der Tendenz vertikal verlaufende Verbrennung eines getöteten Opfers nach einem direkten Treffer. (Foto mit freundl. Genehmigung: Thorsten Schwark)

Das größte Ausmaß der in der Fachliteratur bisher beschriebenen Verbrennungen im Zusammenhang mit einem Blitzschlag betrug 70 % der Körperoberfläche, wobei alle vier Schweregrade auftraten (Alyan et al. 2006; Browne und Gaasch 1992; Kharoshah et al. 2023; McCrady-Kahn und Kahn 1981; Peters 1983; Pollak und Thierauf 2015; Skan 1949; Stütz et al. 2006; Ventura et al. 2017). Verbrennungen 4. Grades finden sich jedoch äußerst selten. Wenn man die Fälle mit brennenden Kleidungsstücken ausschließt, liegen die berichteten Verbrennungen der Körperoberfläche in einem Ausmaß von 3,5–20 % (Kilbas et al. 2008; Sleihwah et al. 2018).

▶   **Merke** Ein Großteil der Blitzopfer weist Hautverbrennungen 1.–3. Grades auf.

Blitzeintrittsmarken werden, wenn vorhanden, im Bereich des Kopfes, des Halses, der Schultern, der oberen Abschnitte der Arme oder des Rumpfes festgestellt und stellen häufig umschriebene Hautverbrennungen unterschiedlicher Tiefe dar. Es wurden auch Fälle beschrieben, bei denen die Eintrittsmarken nur aus versengten Kopfhaaren bestanden. *Blitzaustrittsmarken* finden sich dagegen bevorzugt an den Füßen und gleichen in ihrem

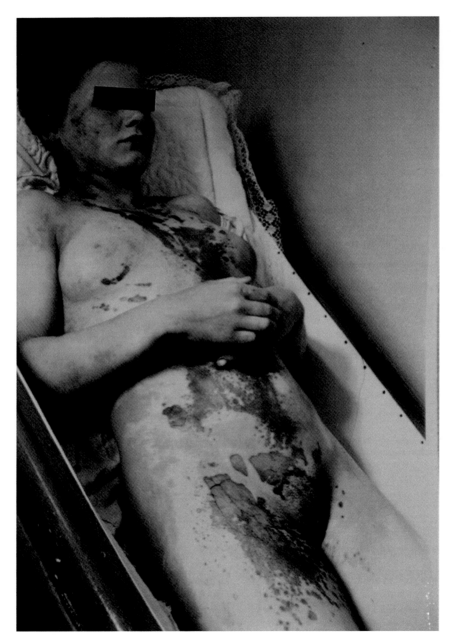

Abb. 7.21 Eine Mischung aus relativ geradlinigen (rechte Halsseite, obere Brustregion), streifen-
förmigen (Brust- und Bauchregion) und schrotschussartigen (Unterbauch und rechter Oberschenkel)
Verbrennungen. Die schrotschussartigen Verbrennungen ähneln den „Crocodile-skin-Befunden" bei
Hochspannungsunfällen durch Störlichtbogen. (Historische Sammlung des Ausschusses für Blitzableiterbau für das vereinigte Wirtschaftsgebiet e. V.)

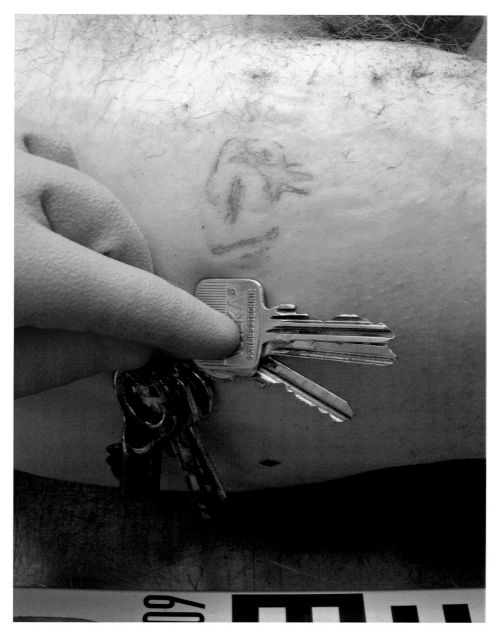

Abb. 7.22 Kontaktverbrennung durch einen Schlüsselbund in einer Jeanshosentasche nach einem direkten Treffer. (Foto mit freundl. Genehmigung: Thorsten Schwark)

Aussehen häufig den Hautverletzungen nach Unfällen durch elektrotechnische Hochspannung (Abb. 7.19). Sie weisen, wie auch die Eintrittsmarken, eine große Formenvielfalt auf (Andrews und Cooper 1992; Courtman et al. 2003; Kharoshah et al. 2023; Krauland 1951; Möhle et al. 2015; Murty 2007; Pollak und Thierauf 2015; Pollak et al. 1988; Sellier 1975; Zack et al. 2010). Das Auftreten von Ein- und Austrittsmarken soll bei Opfern mit trockener Oberfläche häufiger vorkommen als bei Personen mit durchnässter Bekleidung (Blumenthal 2021).

Relativ geradlinige Verbrennungen werden häufig am Rumpf festgestellt und sind in der Tendenz vertikal, entsprechend des Verlaufs des Stromflusses an der Körperoberfläche bis in die Erde bei einer aufrechten Körperhaltung zum Zeitpunkt des Blitzschlags (Abb. 7.20). Sie finden sich gelegentlich auch an den Armen und Beinen (Alyan et al. 2006; Amy et al. 1985; Andrews und Cooper 1992; Möhle et al. 2015; Püschel et al. 2009; Zack und Büttner 2020).

Schrotschussartige oder blumenartige Verbrennungen haben Ähnlichkeit mit den „Crocodile-skin-Befunden" beim Hochspannungsunfall durch technische Elektrizität mit Einwirkung eines Störlichtbogens. Möglicherweise sind hier Verbrennungen durch umherfliegende heiße Flüssigkeiten, die am Blitzeinschlagsort nicht verdampft sind, die Ursache (Abb. 7.21) (Blumenthal 2012; McCrady-Kahn und Kahn 1981; Zack et al. 2020).

Kontaktverbrennungen entstehen in der Regel durch mitgeführte Metallgegenstände, die durch den erlittenen Blitzschlag erhitzt werden. Die Lokalisation dieser Verbrennungen ist naturgemäß abhängig von der Position des Metalls am Körper zum Zeitpunkt des Unfalls. In der Literatur wurden dabei Kontaktverbrennungen durch Halskette, Gürtel-, Hosen- und Schuhschnallen, Reißverschluss, Korsettverstärkung, Verschluss eines Büstenhalters, Haarnadel, Stiefeleisen, Koppelschloss, Uhrarmband, Zigarettenetui und Schlüsselbund beschrieben (Abb. 7.22 und 7.23) (Pollak 2000; Sellier 1975; eigene Beobachtungen).

Flächenhafte oberflächliche Eryteme werden bevorzugt am Rumpf beobachtet, können im Randbereich auch Blasen aufweisen und heilen folgenlos ab. Sie befinden sich in der Regel im Verlauf des Blitzstroms zwischen Blitzeintritts- und Blitzaustrittsmarke (Apanga et al. 2017; Courtman et al. 2003).

Tiefe Verbrennungen sind bevorzugt 3. Schweregrades, können nahezu überall auftreten und bedürfen in der Mehrzahl der Fälle, je nach Lokalisation und Ausdehnung der Verletzung, einer Behandlung durch die plastische Chirurgie (Cooper 1980; Kannan et al. 2004; Stütz et al. 2006).

▶   **Merke** Hautverbrennungen durch Blitzschlag sind nicht uniform, sondern vielgestaltig.

Metallisation
Die Energie eines Wolke-Erde-Blitzes kann jedes Metall in der Nähe einer Person so stark erhitzen, dass anschließend verschiedene Befunde bei der äußeren Besichtigung eines

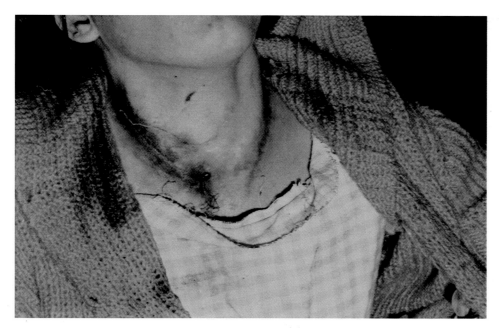

Abb. 7.23 Schwärzliche Verfärbung der Halshaut und der angrenzenden Abschnitte der Strickjacke durch verdampftes Metall bei zumindest einer getragenen Halskette. (Historische Sammlung des Ausschusses für Blitzableiterbau für das vereinigte Wirtschaftsgebiet e. V.)

Unfallopfers auftreten können. Dabei ist es möglich, dass der Metallgegenstand diese Veränderungen insbesondere an der Haut in einem festen, flüssigen oder gasförmigen Zustand verursacht. Dieses Phänomen wird in der Fachliteratur auch als Metallisation bezeichnet. Ob ein Metallgegenstand im Rahmen eines Blitzschlags fest bleibt, flüssig oder gasförmig wird, hängt offensichtlich von seinem Abstand zum Blitzkanal ab.

Insgesamt können drei Formen der Metallisation im Zusammenhang mit einem Blitzschlag des Menschen auftreten:

- eine Kontaktverbrennung an der Aufliegestelle metallischer Gegenstände (Abb. 7.22),
- ein flächenhafter Niederschlag in der Nähe von verdampftem Metall (Abb. 7.23) und
- eine intrakutane, wie eine Tätowierung erscheinende Einlagerung von Metallpartikeln (Duppel et al. 2009; Jonas et al. 2002; Peters 1983; Pollak 2000; Pollak et al. 1988; Püschel et al. 2009; Stütz et al. 2006; Wankhede 2022; Zack et al. 2013).

Zahlreiche Fallberichte aus der Fachliteratur zeigen, dass die Hals-Nacken-Region durch getragene metallene Schmuckketten am häufigsten betroffen ist.

Ein junges Ehepaar erlitt in Mecklenburg-Vorpommern (Deutschland) gemeinsam einen Unfall durch Blitzschlag. Während der Mann nach kurzer Bewusstlosigkeit wieder zu sich kam, erlangte die 24-jährige Ehefrau erst nach 24 h in einer Klinik das Bewusstsein zurück. Versengte Haare am Kopf, Verbrennungen 2. Grades am linken Fuß sowie ein zerfetzter linker Schuh der Frau sprachen für einen Unfall durch einen direkten Treffer.

Während über mögliche weitere Schädigungen des Mannes nichts bekannt wurde, wies das weibliche Opfer neben den beschriebenen Verletzungen zirkuläre Verbrennungen der Halsregion bevorzugt 2. Grades nach dem Tragen einer Halskette, eine Trommelfellperforation mit nachfolgender temporärer pancochleärer Innenohrschwerhörigkeit sowie einen Tinnitus auf. Nach einer konservativen Therapie in einer Hals-Nasen-Ohren-Klinik war das Trommelfell nach 3,5 Monaten wieder geschlossen und das Unfallopfer zeigte eine beiderseitige Normakusis (Just et al. 2002).

Aufgrund einer persistierenden tatooartigen Veränderung am Hals suchte die Frau nach ihrer Klinikentlassung Dermatologen auf. Dabei wurde bekannt, dass die zum Unfallzeitpunkt getragene Edelmetallkette als Gegenstand nicht mehr existierte.

Eine 6 Monate nach dem Unfall durchgeführte Hautbiopsie zeigte die Ansammlung von Goldpartikeln unterschiedlicher Größe in der Dermis, tief bis in das subkutane Fettgewebe reichend. In Semidünnschnitten waren Histiozyten, vielkernige Fremdkörperriesenzellen und Fibroblasten mit aufgenommenen Metallpartikeln feststellbar. In der Transmissionselektronenmikroskopie waren außerhalb der Zellen, in der kollagenen Matrix des Bindegewebes, Goldkügelchen von bis zu 30 µm Durchmesser neben bis zu 5 nm kleinen Metallpartikeln im Inneren von Lysosomen und Restkörpern von Phagozyten sichtbar. Dabei konnten vier verschiedene Arten von Goldpartikeln unterschieden werden: Kügelchen, körnige unregelmäßige Partikel, Röhren und knotenartige Bahnen. In der Rasterelektronenmikroskopie wurden Goldpartikel im Bindegewebe der Subkutis nachgewiesen. Hier zeigte die energiedispersive Röntgenspektroskopie-Elementaranalyse starke Signale von Gold, Silber und Kupfer. Die nachgewiesenen Metalle wurden mittels Atomabsorptionsspektrometrie als 70 % Gold, 21 % Silber und 9 % Kupfer quantifiziert, was der Zusammensetzung der Goldlegierung der Halskette der Patientin entsprach. Die Untersucher der Hautbiopsie empfahlen den Dermatologen, keine therapeutischen Versuche zur Entfernung der Metallpartikel zu unternehmen, da deren Lokalisation zu tief und zu verbreitet war (Jonas et al. 2002).◄

Blutung aus einem oder beiden Ohren

Ein weiterer Befund, der bei einer ärztlichen Leichenschau auf die Diagnose *Tod durch Blitzschlag* hinweist, ist eine Blutung aus dem äußeren Gehörgang nach Trommelfellruptur durch das mit einem Blitzschlag einhergehende Barotrauma (Blumenthal 2021; Cherington et al. 2001; Hunt et al. 2020). Diese Verletzung kann dabei ein- oder beidseitig auftreten, wobei

Rupturen beider Trommelfelle seltener beschrieben werden. Über die Häufigkeit des Auftretens von Trommelfellrupturen im Zusammenhang mit einem Unfall durch Blitzschlag gibt es in der Fachliteratur unterschiedliche Angaben, die von 10 % (das untersuchte Kollektiv umfasste 5 Fälle) über 50 % (66 Fälle) bis über 80 % (45 Fälle) reichen (Cooper 1980; Lifschultz und Donoghue 1993a; Wetli 1996). Eine Blutung aus dem äußeren Gehörgang wird bei einem unbeobachteten Unfall durch Blitzschlag nur selten als diagnoseführender Befund ausreichen, da es beispielsweise mit Schädelbasisfrakturen, Gehirntumoren, Ohrfurunkeln oder Fremdkörpern zahlreiche andere Ursachen für eine Blutung aus dem äußeren Gehörgang gibt. Bei beobachteten Ereignissen kommt hingegen neben einer Trommelfellruptur ggf. noch eine Schädelbasisfraktur nach einem schweren Sturz als Ursache in Betracht. Cherington et al. (2001) berichtet von einem Fall, bei dem beidseitige Trommelfellrupturen in Kombination mit einer thermischen Schädigung eines getragenen Joggingschuhs die einzigen Befunde bei einem unbeobachteten Tod durch Blitzschlag waren.

Fallbeispiel

Nachdem ein 20-jähriger Mann zum Joggen aufgebrochen war, kehrte er nicht aus den Bergen Colorados (USA) zurück. Seine Freunde benachrichtigten die Polizei und bei der nachfolgenden Suchaktion am nächsten Tag wurde der Jogger an einem ungeschützten Abhang tot aufgefunden. Bei der Leichenschau und der Obduktion fielen lediglich ein thermisch geschädigter Joggingschuh mit geschmolzenem Obermaterial und beidseitige Trommelfellrupturen mit Hämatotympanon auf. Durch umfangreiche Zusatzuntersuchungen wurde eine andersartige Todesursache ausgeschlossen. Die Freunde berichteten, dass der Himmel beim Aufbruch des Joggers an einem späten Nachmittag im Juli wolkenlos gewesen war. Auch in der Folgezeit hatten sie weder Blitze noch Donner wahrgenommen, so dass die Untersucher einen Tod durch das „Bolt-from-the-blue-Phänomen" diagnostizierten (Cherington et al. 2001).◄

Fakultative charakteristische Leichenschaubefunde beim Tod durch Blitzschlag

- Tote Tiere in der unmittelbaren Umgebung
- Beschädigungen von Objekten in der unmittelbaren Umgebung
- Zerreißungen und/oder thermische Beschädigungen der Bekleidung
- Thermische Effekte an Metallgegenständen, die sich an der Leiche befinden
- Versengungen von Teilen der Körperbehaarung
- Lichtenberg-Figuren der Haut
- Verbrennungen der Haut
- Metallisationseffekte auf oder in der Haut

7.1.4   Probleme bei der Diagnosestellung

Insbesondere die rechtsmedizinische Fachliteratur zeigt auf, dass es im Zusammenhang mit einer ärztlichen Leichenschau zu zahlreichen Problemen und Fehldiagnosen kommen kann (Rothschild 2009; Zack et al. 2017). Dabei sind die Ursachen für nicht korrekte Diagnosen vielfältig. So gibt es Fälle, bei denen der Arzt einen Abstand von mehreren Metern zum Verstorbenen hält und anschließend trotzdem eine Todesbescheinigung ausstellt und die „Leichenschau" abrechnet, obwohl er wesentliche Befunde nicht gesehen hat (eigene Beobachtungen).

Ein anderer Fehler, der nicht selten festgestellt wird, ist die alleinige Konzentration des Arztes auf den Leichnam und das Außerachtlassen der unmittelbaren Umgebung des Auffindungsortes (s. Abschn. 7.1.1) (Blanco-Pampin et al. 1997; Schaidt 1977).

Ebenfalls ein häufiger Fehler, der zu einer falschen Diagnose führen kann, ist das Nichtentkleiden des Verstorbenen (s. Abschn. 7.1.2) (Pollak et al. 1988; Pollak 2000). Ein weiterer Kritikpunkt ist eine unzureichende Sorgfalt einzelner Ärzte bei der äußeren Besichtigung der verstorbenen Person. So war es in einem Fall aus Mecklenburg-Vorpommern vorgekommen, dass ein Arzt einen Suizid durch elektrischen Strom nicht erkannt und eine nicht korrekte Todesursache dokumentiert hatte. Auch das Elektrokabel, bei dem der Suizident an einem Ende die Isolierung zuvor entfernt hatte, übersah der Leichenschauarzt. Die auf Anregung der anwesenden Polizisten angeordnete gerichtliche Obduktion erbrachte zweifelsfrei die Diagnose *Tod durch elektrischen Strom,* die allein durch die äußere Besichtigung (Blickdiagnose) zu stellen gewesen wäre (Zack et al. 2020).

Der nächste Punkt, der trotz Berücksichtigung der unmittelbaren Umgebung, vollständiger Entkleidung der verstorbenen Person und sorgfältiger Leichenschau zu einer fehlerhaften Diagnose bei der Todesursache führen kann, ist eine unzureichende Kenntnis über pathognomonische oder charakteristische Befunde (Ebertz 1891; Pollak et al. 1988; Pollak 2000; Schaidt 1977).

Nicht zuletzt kann es auch bei einer korrekt durchgeführten ärztlichen Leichenschau in befundarmen oder befundlosen Fällen, auch nach einem Blitzschlag, zu erheblichen Problemen beim Stellen der richtigen Diagnose kommen (Cherington et al. 1998; Sellier 1975).

Fallbeispiel

Ein Ehepaar wurde bei der Arbeit auf einem Feld in Deutschland von einem Gewitter überrascht. Bei der Suche nach einem schützenden Ort trennten sie sich. Während der Mann in einen nahegelegenen Wald lief, blieb die Frau auf dem Acker und legte sich in eine Furche. Nach dem Gewitter fand die Frau ihren Ehemann im Wald tot auf. Die zuständige Berufsgenossenschaft veranlasste eine Obduktion des etwa 55-jährigen Mannes, die von einem Arzt eines Instituts für Pathologie durchgeführt wurde. Bei bereits vorliegenden fortgeschrittenen Leichenveränderungen wurden im Obduktionsprotokoll keine Hautveränderungen beschrieben, die auf einen Blitzschlag zurückzuführen gewesen wären. Als Todesursache wurde unter der Annahme, dass sich der Mann durch die Feldarbeit und den schnellen Lauf in den Wald zu sehr angestrengt hätte, ein akuter Herztod angegeben. Daraufhin lehnte die Berufsgenossenschaft die Zahlung einer Unfallrente ab, welches die Witwe nicht akzeptierte und dagegen klagte. Sie behauptete, dass ihr Mann durch einen Blitzschlag verstorben sei. Vier Jahre nach dem Tod des Mannes und nach mehreren Instanzen wurde die Bekleidung des Verstorbenen, die die Witwe aufbewahrt hatte, einem Rechtsmediziner zur Begutachtung vorgelegt. Der Arzt stellte eine Perforation am Obermaterial und eine inkomplette Ablösung der Sohle des linken Lederschuhs fest. Zahlreiche Zerreißungen fanden sich an der Hose und am linken Socken. Der Gutachter wertete diese Befunde als klassische Zeichen eines Blitzschlags und der Fall wurde letztendlich zugunsten der Witwe entschieden (Sellier 1975).◄

Fehler, die bei der ärztlichen Leichenschau zum Verkennen der richtigen Diagnose führen können

- Trotz Aufsuchens des Ereignisortes keine Durchführung einer Leichenschau
- Keine ausreichende Berücksichtigung der unmittelbaren Umgebung der verstorbenen Person
- Keine vollständige Entkleidung der Leiche
- Keine Inspektion aller Körperregionen und Körperöffnungen
- Unzureichende Kenntnisse über festgestellte Befunde

7.1.5 Technische Unterstützung bei der Diagnosestellung

Sowohl Leichenschauärzte als auch behandelnde Mediziner, die sich aufgrund der äußeren Befunde der geschädigten Person nicht sicher sind, ob ein Blitzschlag als Ursache der Verletzungen in Betracht zu ziehen ist, können seit vielen Jahren auf die Unterstützung durch regionale Blitzortungssysteme zurückgreifen (s. Kap. 3). Bei Interesse kann jeder Arzt und jede andere Person recherchieren, ob für den in Frage kommenden Zeitraum und Ereignisort Wolke-Erde-Blitze registriert worden sind. Dieser Dienstservice (Tab. 7.3) hat bisher dazu beigetragen, ungeklärte Todesfälle richtig einzuordnen und für wissenschaftliche Publikationen konkrete Daten über Zeitpunkte, Orte und Stromstärken der festgestellten Blitze zu liefern (Diepenseifen et al. 2009; Hunt et al. 2020; Kleiter et al. 2007; Püschel et al. 2009; Zack et al. 2013). So konnte beispielsweise mithilfe der National Lightning Detection Network der USA nachgewiesen werden, dass der

Tab. 7.3 Ausgewählte Beispiele für regionale Blitzortungssysteme. (Eigene Darstellung)

Land/Region	Abkürzung	Nomenklatur/Erklärung
Deutschland	BLIDS	Blitzinformationsdienst
Österreich	ALDIS	Austrian Lightning Detection Information System
Schweiz	–	MeteoSchweiz
Europa	EUCLID	European Cooperation for Lightning Detection
USA	NLDN	U.S. National Lightning Detection Network Database
Kanada	CLDN	Canadian Lightning Detection Network
Südafrika	SALDN	South African Lightning Detection Network

akute Herzstillstand eines Radfahrers, der sich bei wolkenlosem Himmel ereignete, auf einen Blitzschlag zurückzuführen war, der sich 16 km entfernt von der dazugehörigen Gewitterzelle ereignete (*„bolt from the blue“*) (Cherington et al. 1997).

7.1.6 Verschlüsselung der Diagnose

Auch wenn die 11. Version der internationalen statistischen Klassifikation der Krankheiten und verwandter Gesundheitsprobleme der Weltgesundheitsorganisation in Vorbereitung ist, erfolgt die Verschlüsselung der Todesursache und des Unfallereignisses, beispielsweise auf der Todesbescheinigung, derzeit noch nach der 10. Version. Dabei ist für die Todesursache Blitzschlag der Code T75.0 (Schäden durch Blitzschlag) und für das Unfallereignis der Code X33 (Opfer von Blitzschlag) vorgesehen (World Health Organisation 2022).

7.1.7 Interdisziplinäre Unfallanalyse

Während in der Vergangenheit häufig Wissenschaftler als Einzelpersonen versuchten, letale Blitzunfälle möglichst umfassend aufzuarbeiten (Jellinek 1903; Harms 1956; Krauland 1951; Wetli 1996), wird die komplexe Thematik der Unfallanalyse in den letzten Jahren bevorzugt von interdisziplinären Teams bearbeitet. Dabei kooperieren nicht nur Notärzte, weiterbehandelnde Ärzte und forensische Mediziner untereinander, sie suchen auch die Zusammenarbeit mit Elektrotechnikern, Meteorologen, Statistikern, Polizisten und andern Berufsgruppen. Der daraus resultierende breite Erkenntnisgewinn kommt allen Beteiligten und somit auch den Leichenschauärzten zugute (Cooper et al. 2017; Hunt et al. 2020; Zack et al. 2013).

7.2 Pathophysiologie der Todesursache

Bei einem letalen Blitzschlagunfall kann der Tod, ähnlich wie bei anderen Unfallarten, unmittelbar am Ereignisort oder aber nach einem nicht definierten zeitlichen Intervall eintreten.

7.2.1 Akuter Tod

Bei Todesfällen durch Blitzschlag sind nicht alle Arten der Energieübertragung gleichermaßen vertreten. Bei den Fallberichten über letale Blitzunfälle finden sich in der Fachliteratur direkte Treffer und Seitenüberschlag am häufigsten. Dabei ist ein direkter Treffer aufgrund seiner nicht selten vorhandenen Ein- und Austrittsmarken leichter zu erkennen als ein Seitenüberschlag. Bei beiden Energieübertragungsformen dürfte der elektrische Blitzstrom für den sofortigen Tod am Unfallort verantwortlich sein. Dabei sind die Pathomechanismen bis heute nicht zweifelsfrei geklärt. Neben einer unmittelbar einsetzenden Lähmung des Atemzentrums werden auch ein Kammerflimmern oder eine Asystolie genannt. Es wird auch diskutiert, ob der beim Eintreffen des Notarztes häufig beobachte Herzstillstand oder das Kammerflimmern die Folgen einer generalisierten Hypoxie aufgrund eines Atemstillstands sind (Andrews und Cooper 1992; Cooper 1980; Eadie 1992; Karobath et al. 1977; Pollak et al. 1988; Pollak und Thierauf 2015; Wetli 1996).

Die zuvor genannten Pathomechanismen dürften auch bei den deutlich seltener berichteten Energieübertragungsformen Kontakteffekt, leitervermittelter Blitzunfall und Aufwärtsblitz für den akuten Tod am Unfallort verantwortlich sein.

Ob eine Abnahme der Schrittspannung beim Menschen, im Gegensatz zu großen Säugetieren, zum Tode führen kann, ist ebenfalls nicht geklärt. Verlässliche Fallberichte über Todesfälle durch eine abgenommene Schrittspannung finden sich in der Fachliteratur nur für Säugetiere. Der deutlich größere Abstand der Beine bei großen Tierarten führt zu einem erheblich höheren Risiko, bei einem Blitzunfall durch die abgenommene Schrittspannung tödlich verletzt zu werden. Auch hier dürfte der Stromfluss über das Herz mit nachfolgendem Kammerflimmern oder Asystolie für den gleichzeitigen Tod mehrerer Tiere am ehesten verantwortlich sein (Badagliacca et al. 2017; Carte et al. 2002; Rakov und Uman 2006; Stoff et al. 2020).

Ein Mensch kann im Rahmen eines Blitzunfalls jedoch auch unabhängig von der elektrischen Energie versterben. Dabei finden sich sowohl durch thermische als auch durch mechanische Energie verursachte Sterbefälle am Unfallort.

Für alle Blitzunfälle, bei denen es nicht zu einem Brand am Unfallort gekommen ist, reichen die an der Körperoberfläche der Opfer beobachtete Intensität und Ausdehnung der Hautverbrennungen nicht aus, um den Tod eines Menschen zu verursachen (Zack und

Büttner 2020). Blitzunfälle, die jedoch zu einem offenen Feuer führen, haben bereits wiederholt den Tod von Personen hervorgerufen (Holle 2010; Ventura et al. 2017). Dabei kann der Tod entweder durch eine Rauchgasvergiftung oder durch eine lokale Hitzeschädigung der Haut und der darunter gelegenen Gewebe und Organe im Sinne eines akuten Verbrennungstodes eintreten. Beim Tod durch eine Rauchgasvergiftung steht die Inhalation des Kohlenmonoxids im Vordergrund, das durch seine deutlich höhere Affinität zum Hämoglobin den Sauerstoff aus seinen Bindungen zum roten Blutfarbstoff verdrängt und so über ein „inneres" Ersticken tödlich wirkt.

Die Einwirkung erheblicher mechanischer Energie ist eine weitere Energieübertragungsform beim Blitzunfall, die zum unmittelbaren Tod am Ereignisort führen kann. Durch die explosionsartige Ausdehnung der stark erhitzten Luft im Blitzkanal und die darauffolgende Druckwelle können Personen gegen harte Gegenstände oder Untergründe geschleudert werden oder gelöste Gegenstände den Körper eines Menschen treffen. Dabei sind in der Regel intrakranielle Blutungen oder Hirnkontusionen die zum Tode führenden Verletzungen (Blumenthal 2021; Bremer 2024).

Weiterhin muss zum Thema Pathophysiologie der Todesursache erwähnt werden, dass dem in der unmittelbaren Umgebung einer Entladungsphase auftretenden Magnetfeld akute Todesfälle bei Personen, die keine äußerlich sichtbaren Verletzungen aufweisen, angelastet werden. Auch in derartigen Fällen werden für den Eintritt des Exitus letalis Kammerflimmern oder Asystolie verantwortlich gemacht (Cherington et al. 1998; Heidler und Stimper 2009).

Ein Sterbefall, bei dem es unmittelbar nach einem Blitzschlag zu einer vollständigen Zerstörung des Körpers gekommen sein soll, wie es in einem Fortbildungsbeitrag ohne dazugehörige Kasuistik behauptet wurde (Bartsch 2013), findet sich in der Fachliteratur bisher nicht.

Häufige pathophysiologische Mechanismen beim akuten Tod durch Blitzschlag

- Kammerflimmern oder Asystolie
- Zentrale Atemlähmung
- Akuter Verbrennungstod
- Akute Rauchgasvergiftung
- Intrakranielle Blutung
- Hirnkontusion

7.2.2 Todeseintritt nach einem Zeitintervall

Bei den nicht akut verstorbenen Opfern eines letalen Blitzschlagunfalls ist das Intervall zwischen Unfallzeit und Todeseintritt unterschiedlich lang (Tab. 7.4). Eine Auswertung von 30 Fallberichten aus der Fachliteratur, bei denen sich konkrete Angaben zu diesem zeitlichen Intervall fanden, zeigt eine Spanne, die von 10,5 h bis zu 6 Jahren reicht. Dabei trat der Tod in 24 von 30 Fällen (80 %) innerhalb der ersten 2 Wochen nach dem Unfall ein. Bei einem Todesfall durch ein Glioblastom nach einem 14 Monate zuvor erlittenen Blitzschlag wurde der Kausalzusammenhang von den Untersuchern bejaht (Cherington et al. 1994). Diese Bewertung blieb jedoch nicht unwidersprochen (Andrews und Reisner 2017).

Wie aus zahlreichen epidemiologischen Studien bekannt ist (s. Abschn. 7.4), war auch in dieser Auswertung das männliche Geschlecht mit 26 Fällen (86,7 %) am häufigsten betroffen. Das Lebensalter der verstorbenen Personen reichte von 8–79 Jahren.

Bei den mittelbar zum Tode führenden Krankheiten oder Verletzungen wurden überwiegend blitztraumatische Myokardnekrose/akuter Myokardinfarkt/intramyokardiale Blutung (11-mal) und/oder hypoxische Hirnschädigung (9-mal) angegeben, gefolgt von Pneumonie (5-mal), multiples Organversagen (4-mal), intramyokardiale Blutung im Sinne einer Contusio cordis (3-mal) und/oder intrakranielle Blutung (3-mal) (Aydin et al. 2018; Blumenthal 2021; Cherington et al. 1994, 1995, 1998; Davidson und Deck 1988; Figgis und Alvarez 2012; Forster et al. 2013; Gruhn et al. 2016; Hanson und McIlwraith 1973; Harwood et al. 1978; Karadas et al. 2013; Kotagel et al. 1982; Krauland 1951; Kravitz et al. 1977; Mann et al. 1983; Möhle et al. 2015; Schwab et al. 1989; Spaar 1955; Wetli 1996; Zack et al. 1997, 2013). Alle weiteren Diagnosen, wie beispielsweise Rhabdomyolyse, Kompartmentsyndrom, akutes Nierenversagen oder akute respiratorische Insuffizienz aufgrund einer Schädigung der alveolokapillären Membran nach Magenperforation wurden nur in Einzelfällen als die zum Tode führende Folge eines Blitzschlags genannt (Geary et al. 2015; Kilbas et al. 2008; Whitcomb et al. 2002).

▶ **Merke** Beim akuten Tod verstirbt eine Person am ehesten durch Kammerflimmern, Asystolie oder zentrale Atemlähmung. Bei einem Todeseintritt nach einem zeitlichen Intervall sind häufig eine hypoxische Hirnschädigung und/oder eine akute blitztraumatische Myokardnekrose für den Todeseintritt verantwortlich.

7.3 Obduktion

Im Gegensatz zu anderen Unfallarten wird die korrekte Todesursache nach einem Blitzschlag viel seltener mithilfe einer Obduktion als durch eine gründliche Leichenschau festgestellt (s. Abschn. 7.1). Das liegt insbesondere daran, dass die häufigsten Befunde, die zu einer korrekten Diagnose führen, nach einem Unfall aufgrund eines Blitzschlags nicht durch eine innere, sondern durch eine sorgfältige äußere Leichenschau nachweisbar sind (Blumenthal 2021; Zack und Büttner 2020). Es hat jedoch auch Fallberichte gegeben, bei denen die Obduktion die entscheidenden Befunde für die Klärung eines rätselhaften

Tab. 7.4 Zeitliches Intervall und Todesursache nach einem zunächst überlebten Unfall durch Blitzschlag. (Eigene Darstellung)

Nr	Zeitliches Intervall	Lebensalter (Jahre)	Geschlecht	Todesursache	Autoren
1	10,5 h	19	m	Intramyokardiale Hämorrhagie	Wetli 1996
2	12 h	9	m	Aspirationspneumonie und blitztraumatische Myokardnekrose	Hanson und McIlwraith 1973
3	20 h	21	m	Akuter Myokardinfarkt	Aydin et al. 2018
4	24 h	44	m	Bronchopneumonie bei Verbrennungen 3. Grades und intrakraniellen Blutungen	Spaar 1955
5	24 h	24	w	Disseminierte intravasale Gerinnung und blitztraumatische Myokardnekrose	Ekoe et al. 1985
6	27 h	36	m	Intramyokardiale Hämorrhagie	Wetli 1996
7	36 h	26	m	Hypoxie, metabolische Azidose, Rhabdomyolyse und abdominales Kompartmentsyndrom	Geary et al. 2015
8	3 Tage	15	m	Hypoxische Hirnschädigung nach Kammerflimmern bei subepikardialer Umblutung einer Koronararterie	Wetli 1996
9	3 Tage	29	m	Pneumonie bei Hirnschädigung	Krauland 1951
10	3 Tage	8	m	Hypoxische Hirnschädigung und akuter Myokardinfarkt	Harwood et al. 1978
11	3 Tage	57	m	Hypoxische Hirnschädigung nach Herzstillstand	Cherington et al. 1995

(Fortsetzung)

Tab. 7.4 (Fortsetzung)

Nr	Zeitliches Intervall	Lebensalter (Jahre)	Geschlecht	Todesursache	Autoren
12	4 Tage	50	w	Hypoxische Hirnschädigung und Multiorganversagen	Zack et al. 2013
13	4 Tage	55	m	Hypoxische Hirnschädigung, akuter Myokardinfarkt und akutes Nierenversagen	Whitcomb et al. 2002
14	4 Tage	35	m	Aspirationspneumonie und Multiorganversagen	Möhle et al. 2015
15	5 Tage	44	m	Hypoxische Hirnschädigung und akuter Myokardinfarkt	Karadas et al. 2013
16	5 Tage	27	m	Hypoxische Hirnschädigung und blitztraumatische Myokardnekrose	Zack et al. 1997
17	7 Tage	9	m	Hypoxische Hirnschädigung und akuter Myokardinfarkt	Kotagel et al. 1982
18	8 Tage	20	m	Multiorganversagen	Gruhn et al. 2016
19	9 Tage	15	m	Hypoxische Hirnschädigung und blitztraumatische Myokardnekrose	Hanson und McIlwraith 1973
20	10 Tage	15	m	Multiorganversagen nach blitztraumatischer Myokardnekrose	Kravitz et al. 1977
21	10 Tage	10	w	Intramyokardiale Hämorrhagie	Blumenthal 2021
22	11 Tage	17	m	Hypoxische Hirnschädigung nach Herzstillstand	Schwab et al. 1989
23	11 Tage	22	m	Akutes Respiratorisches Distress Syndrom nach Magenperforation	Kilbas et al. 2008

(Fortsetzung)

Tab. 7.4 (Fortsetzung)

Nr	Zeitliches Intervall	Lebensalter (Jahre)	Geschlecht	Todesursache	Autoren
24	13 Tage	20	m	Subarachnoidalblutung und intrazerebrale Blutung	Mann et al. 1983
25	18 Tage	32	m	Hypoxische Hirnschädigung nach Herzstillstand	Cherington et al. 1998
26	29 Tage	79	m	Esophagusperforation	Figgis und Alvarez 2012
27	84 Tage	24	m	Bronchopneumonie nach Subarachnoidalblutung	Forster et al. 2013
28	4 Monate	22	m	Myelopathie	Davidson und Deck 1988
29	14 Monate	64	w	Glioblastom	Cherington et al. 1994
30	6 Jahre	n. a	n. a	Hypoxische Hirnschädigung	Wetli 1996

m männlich, w weiblich, n. a. nicht angegeben

Sterbefalls lieferte, nachdem bei der ärztlichen Leichenschau am Körper des Verstorbenen keine Hinweise auf einen Tod durch Blitzschlag aufgefallen waren (Cherington et al. 2001; Zack et al. 1997).

Die Ergebnisse einer Obduktion können aber auch fehlgedeutet werden, wenn die Untersucher keine oder unzureichende Kenntnisse über charakteristische Befunde des Opfers nach einem Blitzschlag besitzen. So beschrieb Ebertz (1891) einen letalen Blitzunfall aus Baden-Württemberg (Deutschland), bei dem der Obduzent trotz einer festgestellten Lichtenberg-Figur am rechten Rippenbogen der Verstorbenen zu dem Ergebnis gekommen war, dass die Leichenöffnung kaum eine Erklärung für den akuten Tod erbracht hätte. Über 80 Jahre später, nachdem das Fachwissen über charakteristische Befunde nach einem Blitzunfall eines Menschen im Vergleich zu 1891 erheblich vermehrt worden war, berichtete Sellier (1975) von einer Obduktion, bei der die diagnoseführenden Beschädigungen an der getragenen Bekleidung des Opfers außer Acht gelassen worden waren. Die Untersucher kamen zur Fehldiagnose „akuter Herztod", die erst durch eine Nachbegutachtung des Sterbefalls durch einen erfahrenen bzw. belesenen Arzt korrigiert wurde (s. Abschn. 7.1.4).

Eine Obduktion beinhaltet regelmäßig eine äußere und eine innere Besichtigung. Um Wiederholungen zu vermeiden, wird für alle Befunde, die im Rahmen einer äußeren Besichtigung bei einer Obduktion erhoben werden können, auf den Abschnitt zur ärztlichen Leichenschau verwiesen (s. Abschn. 7.1).

Nachfolgend werden ausgewählte, bevorzugt häufige Befunde, die bei einer inneren Leichenschau einschließlich histologischer Untersuchungen bei Opfern eines Blitzschlags festgestellt worden sind, vorgestellt.

Ohren

Eine uni- oder bilaterale Trommelfellruptur ist eine der häufigsten Verletzungen nach einem Blitzschlag und wird durch ein Barotrauma hervorgerufen (Blumenthal 2021; Murty 2009). In einem Sterbefall aus den USA war eine bilaterale Trommelfellruptur mit Einblutungen in die Paukenhöhlen der einzige zur richtigen Diagnose führende Befund bei der Obduktion eines 22-jährigen Mannes, der beim Joggen in den Bergen unbeobachtet verstorben war (Cherington et al. 2001) (s. Abschn. 7.1.3).

In einer retrospektiven Analyse von 45 nach Blitzunfällen verstorbenen Personen aus den USA fanden sich lediglich in 21 Fällen Angaben über Untersuchungen der Mittelohrregion. Dabei wurden in 17 (81 %) Fällen Rupturen des Trommelfells festgestellt, die in 10 Fällen unilateral und in 7 Fällen bilateral vorhanden waren (Wetli 1996).

Im Vergleich zu den nach einem Blitzunfall häufig festgestellten Trommelfellrupturen sind Dislokationen der Gehörknöchelchen selten beschrieben worden (Krauland 1951).

Schädel und Gehirn

Neben einem Hirnödem, das auch bei vielen anderen Todesursachen beobachtet wird und als uncharakteristisch gilt, waren bei Opfern eines Blitzschlags Blutungen die häufigsten pathologischen Befunde in der Schädel-Hirn-Region. Dabei dominierten die Angaben über Subarchnoidalblutungen, die sowohl bei Fällen mit beobachteten Sturzereignissen als auch ohne Hinweise auf ein schweres Schädel-Hirn-Trauma auftraten (Kleinschmidt-DeMasters 1995; Oruc et al. 2023). Wenn Subarchnoidalblutungen im Zusammenhang mit erheblichen stumpfen Gewalteinwirkungen gegen den Kopf festgestellt wurden, zeigten sich mitunter weitere intrakranielle Blutungen, die unterschiedliche Lokalisationen (subdural, epidural) aufwiesen (Spaar 1955; Strasser et al. 1977). Im Zusammenhang mit einer Trommelfellruptur kam es auch zu einer Blutung in das Felsenbein (Hunt et al. 2020). Neben den extrazerebralen Blutungen wurde wiederholt das Auftreten von intrazerebralen Blutungen beschrieben. Blutungen in den Basalganglien mit Einbruch in das Ventrikelsystem zeigten sich jeweils in Sterbefällen, die ein zeitliches Intervall von 24 h bzw. 13 Tagen zwischen Unfall und Todeseintritt aufgewiesen hatten (Jellinek 1903; Mann et al. 1983; Spaar 1955). Weiterhin wurden punktförmige Hirnrindenblutungen nach einer 4-tägigen Überlebenszeit eines 35-jährigen Mannes festgestellt, der am Unfallort mehrere Meter durch die Luft geschleudert worden war (Möhle et al. 2015). Dieser Befund war am ehesten durch eine Hirnkontusion verursacht worden. In seltenen Fällen wiesen Opfer mit intrakraniellen Blutungen gleichzeitig auch eine Schädelfraktur auf (Mann et al. 1983; Spaar 1955).

Die Interpretation der Ursachen aller im Zusammenhang mit einem Blitzunfall auftretenden Blutungen ist abhängig von Kenntnissen über die Auffindungssituation und der Rekonstruktion des Unfallgeschehens.

Andersartige makroskopische Befunde fanden sich in der Schädel-Hirn-Region von Blitzopfern äußerst selten. So wurden ein Ponsinfarkt bei einem 79-jährigen Mann nach einer Überlebenszeit von 15 Tagen sowie die Entwicklung eines Glioblastoms bei einer 64-jährigen Frau, die ihren Unfall 14 Monate überlebt hatte, beobachtet (Cherington et al. 1994; Eriksson und Örnehult 1988). Ein Kausalzusammenhang zwischen Unfall und Glioblastom wurde von anderen Wissenschaftlern kritisch gesehen (Andrews und Reisner 2017).

Bei den histologischen Untersuchungen des Gehirns wurden bisher vielfältige und wenig charakteristische Gewebsveränderungen beschrieben. Die Befunde reichen von Gewebsdurchtrennungen, Gefäßzerreißungen, Hämorrhagien unterschiedlicher Lokalisation, Ödemen, Schlängelungen von Hirngefäßen, Schwellungen der Endothelien, perivasalen Hofbildungen, pallisadenartigen Anordnungen von Endothelzellkernen bis Nervenzellschädigungen und anderen Veränderungen der anatomischen Strukturen (Jellinek 1903; Kleinschmidt-DeMasters 1995; Peters 1956; Spaar 1955). Dabei ist die Interpretation der Pathogenese zahlreicher histologischer Befunde bei Todesfällen nach durchgeführten Reanimationsmaßnahmen, einem zeitlichen Intervall vom Unfall bis zum Todeseintritt oder einer längeren Leichenliegezeit bis zur Obduktion besonders problematisch (Peters 1956).

Aufgrund des erheblichen Rückgangs der Anzahl der jährlichen Sterbefälle durch Blitzschlag in den Industrieländern und der häufig viel zu niedrigen Obduktionsraten dieser Staaten ist in der nächsten Zeit nicht zwingend ein relevanter Zuwachs an Fachwissen auf diesem Gebiet der Blitzforschung zu erwarten (Cooper und Holle 2019).

Fallbeispiel

Ein 35-jähriger Landarbeiter suchte während eines Gewitters in Nordrhein-Westfalen (Deutschland) am Nachmittag eines Erntetages im Jahr 1952 Schutz in einer Rübenmiete. Am Morgen des nächsten Tages wurde er dort in sitzender Position tot aufgefunden. Bei einer Obduktion des unbeobachteten Unfalls in einem gerichtsmedizinischen Institut fanden sich Zerreißungen der Schirmmütze, Jacke und des Hemdes des Mannes. Bei der äußeren Besichtigung der Körperoberfläche wurden sowohl Versengungen der Kopfhaare in der linken Schläfenregion als auch oberflächliche Hautverbrennungen von der linken Schläfenregion bis zur linken Wange sowie von der Fossa jugularis bis zum rechten Oberschenkel festgestellt. Bei der inneren Besichtigung zeigten sich, mit Ausnahme des Gehirns, keine pathologischen Befunde. Nach Hinzuziehung eines Neuropathologen wurden nach Formalinfixierung des Gehirns Veränderungen der Hirnoberfläche in Form von lehmartiger Konsistenz, Runzelung und Subarachnoidalblutung festgestellt, die sich jeweils korrespondierend zur Lokalisation der versengten Kopfhaare befanden. Die histologischen Untersuchungen zeigten eine Dilatation der meningealen Blutgefäße, pallisadenartige Anordnung von Endothelzellkernen, perivaskuläre Hofbildungen, Hämorrhagien und spongiöse Gewebsauflockerungen im subkortikalen Marklager (Peters 1956).◄

Herz

Bei den inneren Organen mit pathologischen Befunden nach einem Blitzunfall ist das Herz häufig beteiligt. Dabei existiert keine Uniformität der Schädigungen. Neben Hämorrhagien werden auch akute blitztraumatische Myokardnekrosen ohne krankhafte Veränderungen der Koronararterien und thermisch geschädigte Areale beschrieben. Die beobachteten Blutungen können dabei subepikardial, intramyokardial oder subendokardial auftreten (Abb. 7.24) (Blumenthal 2021; Möhle et al. 2015; Wetli 1996; Zack et al. 1997). Die Intensitäten und Lokalisationen der kardialen Hämorrhagien sprechen in zahlreichen Fällen, in Relation zu reanimationsbedingten Verletzungen, viel eher für eine Contusio cordis oder ein Barotrauma als Auslöser. Ischämische Ursachen wurden in den Fallberichten verneint (Blumenthal 2021; Wetli 1996; Zack et al. 1997). Ein 15 Jahre alt gewordener Junge, bei dem am Unfallort keine Reanimationsmaßnahmen durchgeführt worden waren, wies bei der Obduktion einen Riss des Perikards und 100 ml blutige Flüssigkeit im Herzbeutel auf (Wetli 1996).

Bei Personen, die einen Blitzschlag eine gewisse Zeit überlebt haben, können sich infarkttypische histologische Befunde finden. Dabei sind die Veränderungen des Gewebes von der Überlebenszeit abhängig. So wurden beispielsweise bei einem Intervall von 4 sowie 5

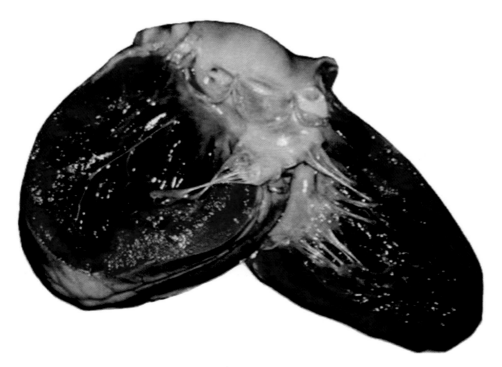

Abb. 7.24 Subendokardiale und intramyokardiale Hämorrhagien bei einem 27-jährigen Opfer eines Seitenüberschlags, das 5 Tage nach dem Unfall verstarb. (Eigene Darstellung)

Tagen zwischen Blitzunfall und Todeseintritt ausgedehnte Herzmuskelnekrosen mit Hämorrhagien, monogranulozytärer Infiltration und Kontraktionsbändern beobachtet (Abb. 7.25,
7.26, 7.27 und 7.28) (Dettmeyer 2018; Möhle et al. 2015; Zack et al. 1997). Bei einer Überlebenszeit von 10 Tagen zeigte das Herz eines 15-jährigen Jungen neben Myolysen zahlreiche
Fibroblasten im Interstitium (Kravitz et al. 1977). Das Myokard eines am Unfallort verstorbenen 53 Jahre alt gewordenen Mannes wies bei der histologischen Untersuchung eine
abnorme Anordnung und Fragmentation der Myozyten auf (Ventura et al. 2017). In einem
anderen Fall wurde eine wellenförmige Anordnung der Myozyten nach einem Blitzschlag
beobachtet (Janssen 1984).

Als pathophysiologischer Mechanismus, der für das Auftreten eines akuten Myokardinfarkts nach einem Blitzschlag verantwortlich ist, kommt am ehesten die fehlende
Durchblutung der Koronararterien in der Zeit der Asystolie oder des Kammerflimmerns
bis zum Einsetzen von suffizienten Reanimationsmaßnahmen in Betracht. Auch wenn in
zahlreichen Publikationen in der Fachliteratur die Diagnose *akuter Myokardinfarkt* genannt
wurde, handelt es sich pathophysiologisch nicht sicher um einen *Infarkt*, da eine ischämische
Ursache dieser Blitzschlagfolge nicht bewiesen ist. Demnach sollte man bei dem derzeitigen

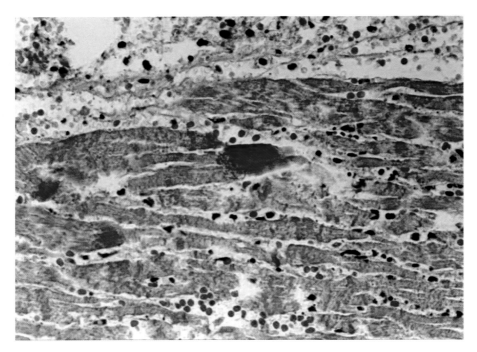

Abb. 7.25 Myokardinfarktartige Befunde 5 Tage nach einem Blitzschlag mit Eosinophilie einzelner Myozyten und entzündlich-resorptiver Reaktion auf die Myolysen (HE, 224:1). (Eigene Darstellung)

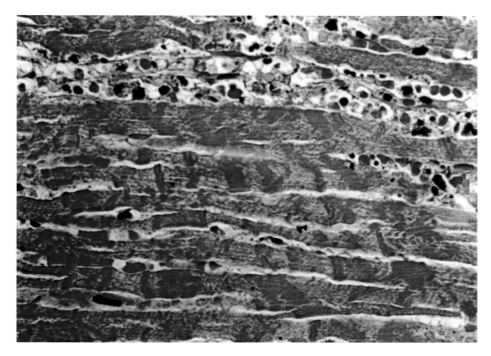

Abb. 7.26 Myokardinfarktartige Befunde 5 Tage nach einem Blitzschlag mit Kontraktionsbanden und gemischtzelliger Abräumreaktion der Myolysen (HE, 224:1). (Eigene Darstellung)

Stand der Wissenschaft eher von einer *blitztraumatischen Nekrose* als von einem Myokardinfarkt sprechen (R. B. Dettmeyer, persönliche Mitteilung, 6. April 2023; Pschyrembel 2020).

Lungen und Mediastinum

Pathologische Befunde des Respirationstrakts oder des Mediastinums bei tödlich verletzten Blitzopfern wurden bisher relativ selten beschrieben. Ein festgestelltes Lungenödem ist uncharakteristisch und kann durch das häufig in der Sterbephase beobachtete Kammerflimmern erklärt werden. Die Lungen und das Mediastinum können insbesondere durch das bei einem Blitzunfall häufig auftretende Barotrauma geschädigt werden. Dabei finden sich makroskopisch sichtbare Lungenblutungen und histologisch nachweisbare Alveolarwandrupturen (Ebertz 1891; Krauland 1951; Murty 2009). In seltenen Fällen kann auch ein Pneumomediastinum nach einem Blitzunfall auftreten (Blumenthal und Saayman 2017).

Nieren

Wenn ein Blitzschlag vorübergehend überlebt wird, können die Nieren aufgrund einer unzureichenden Durchblutung akute tubuläre Nekrosen vom ischämischen Typ oder aufgrund

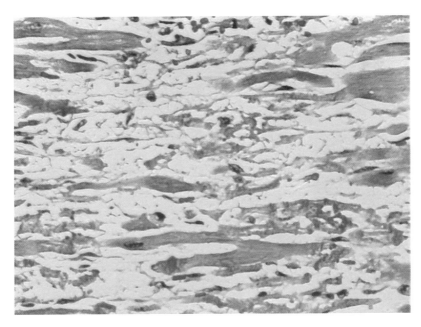

Abb. 7.27 Nekrosen der Myozyten mit Zerstörung der Myokardstrukturen 5 Tage nach einem Blitzschlag (HE, 224:1). (Eigene Darstellung)

einer Myoglobinfreisetzung bei Nekrosen der Skelettmuskulatur akute Gewebsuntergänge vom toxischen Typ an der gleichen Lokalisation entwickeln, die zu einem akuten Nierenversagen (Crush-Niere) und somit auch zum Tode führen können (Blumenthal 2021; Whitcomb et al. 2002).

Aorta
Wetli (1996) stellte bei 3 von 45 letalen Unfällen durch Blitzschlag pathologische Befunde an der Aorta fest. Dabei kam es zu Einrissen der Tunica media und nur histologisch nachweisbaren Abhebungen der Tunica intima von der Tunica media.

Skelettmuskulatur
Nach einem Blitzunfall durch Seitenüberschlag zeigte ein 27 Jahre alt gewordener Mann, der 5 Tage nach dem Ereignis aufgrund einer hypoxischen Hirnschädigung nach Kammerflimmern verstorben war, bei der Obduktion keine äußerlich sichtbaren Verletzungen. Nach Präparation der Haut im Bereich des Thorax wies das Opfer flächenhafte, nahezu weißliche Verkochungen der Brustmuskulatur links auf (Abb. 7.29). Histologisch fanden sich ausgedehnte areaktive Nekrosen (Abb. 7.30) (Zack und Büttner 2020).

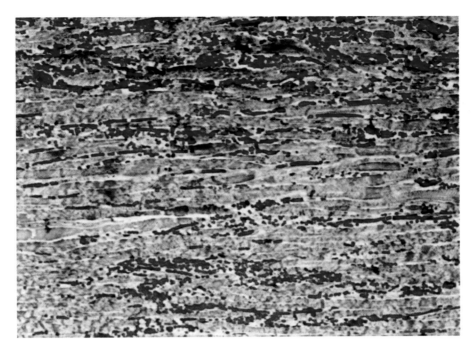

Abb. 7.28 Bevorzugt streifenförmige Hämorrhagien im Interstitium des Myokards 5 Tage nach einem Blitzschlag (CAB, 56:1). (Eigene Darstellung)

▶ **Merke** Auch wenn die Diagnose *Tod durch Blitzschlag* am häufigsten durch eine sorgfältige ärztliche Leichenschau gestellt wird, gibt es Unfälle, die nur durch eine Obduktion geklärt werden können.

Haut

Da die makroskopischen Befunde der Haut, die ein Opfer nach einem Blitzunfall aufweisen kann, bereits bei der ärztlichen Leichenschau beschrieben wurden (s. Abschn. 7.1.3), werden nachfolgend nur die histologischen Befunde der Hautverletzungen vorgestellt.

Für den Befund der Metallisation fanden sich sowohl flächenhafte Ablagerungen von Fremdmaterial auf der intakten Epidermis als auch Ablagerungen in der Haut mit Destruktion der Epidermis und büschelförmiger Elongation von Basalzellen, wie sie auch bei Strommarken durch technische Elektrizität beobachtet wurden (Pollak et al. 1988). Bei einem anderen Blitzunfall mit tattooartiger Einlagerung von Gold, Silber und Kupfer in die Haut des Opfers war die zum Zeitpunkt des Blitzschlags getragene Halskette vollständig verdampft. Sechs Monate nach dem Ereignis zeigten sich in einer Hautbiopsie, in der unmittelbaren Umgebung der Fremdpartikel, Histiozyten, Fibroblasten und mehrkernige Fremdkörperriesenzellen sowohl in der Haut als auch im subkutanen Fettgewebe (Jonas

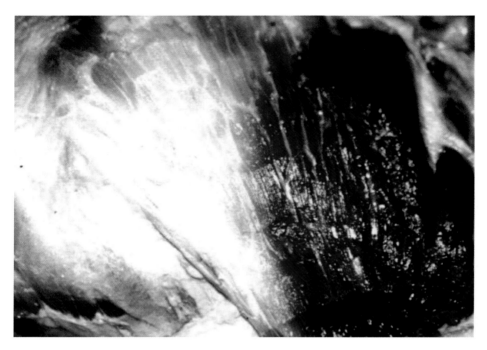

Abb. 7.29 Verkochung von Teilen des Musculus pectoralis major sinister unter intakter Haut 5 Tage nach einem Unfall durch Seitenüberschlag. (Eigene Darstellung)

et al. 2002). Bei einem ähnlichen Unfall durch Blitzschlag wurden auch Granulome mit Fremdkörperriesenzellen beschrieben (Saleem et al. 2013).

Eine histologisch untersuchte Blitzaustrittsmarke an einem Fuß eines Opfers wies eine Destruktion der Dermis mit zentraler Nekrose und peripheren Vakuolenbildungen auf (Pollak et al. 1988).

Bei einer Untersuchung einer Lichtenberg-Figur wurden Dilatationen der Blut- und Lymphgefäße sowie eine intravasale Thrombozytenaggregation festgestellt (Pollak et al. 1988).

Die mikroskopische Analyse einer blitzschlagbedingten Verbrennung der Haut zeigte eine blasenartige Abhebung der Epidermis von der Dermis ohne zelluläre Reaktion (Wetli 1996).

Auch wenn die Diagnose eines Todes durch Blitzschlag häufig durch eine sorgfältige ärztliche Leichenschau gestellt wird, können durchgeführte Obduktionen zu einem besseren Verständnis der Pathophysiologie des Todes und bei verkannten Fällen auch zur richtigen Diagnose führen (Cherington et al. 2001; Zack et al. 1997). Vor diesem Hintergrund ist die seit vielen Jahren zu beobachtende negative Entwicklung der Obduktionszahlen in Deutschland besorgniserregend. So verwundert es nicht, dass in den letzten 20 Jahren, bis auf eine

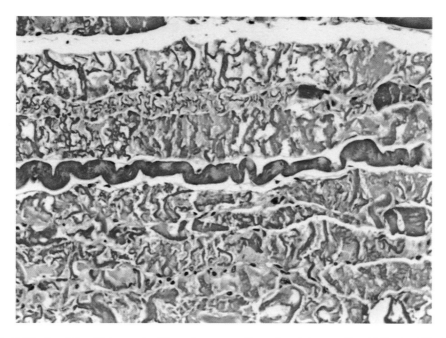

Abb. 7.30 Areaktive Nekrose des Musculus pectoralis major sinister, selber Fall wie Abb. 7.29 (HE, 112:1). (Eigene Darstellung)

Ausnahme, bei allen anderen, in Fachzeitschriften publizierten, letalen Blitzschlagunfällen aus Deutschland keine Obduktionen stattgefunden hatten (Möhle et al. 2015; Püschel et al. 2009; Zack et al. 2010, 2013).

Möglichkeiten und Grenzen der Obduktion beim Tod durch Blitzschlag

- Es gibt Blitzunfälle, die erst durch eine Obduktion geklärt werden konnten.
- Es existieren keine morphologischen Befunde, die in jedem Fall eines Blitzschlags mit gesundheitlicher Schädigung einer Person auftreten.
- Die bei einem Blitzunfall übertragenen möglichen Energieformen können zu einer großen Vielfalt möglicher pathomorphologischer Befunde führen.
- Nach einem überlebten oder zunächst überlebten Blitzunfall werden nicht selten akute Myokardnekrosen beobachtet. Dabei weisen die Opfer in der Regel keine pathologischen Befunde an den Koronararterien auf.
- Es gibt keinen histologischen Befund, der allein für sich pathognomonisch für die Diagnose *Tod durch Blitzschlag* ist.

7.4   Epidemiologische Daten

In der Fachliteratur existieren vielfältige epidemiologische Angaben über Verletzungen durch Blitzschlag in den verschiedenen Ländern der Erde. Dabei ist die tatsächliche Anzahl der weltweiten jährlichen Todesfälle und Verletzungen erwartungsgemäß nicht bekannt. Die dokumentierte Anzahl der durch Blitzschlag Verstorbenen auf der ganzen Welt wird derzeit aufgrund von veröffentlichten nationalen Datensätzen auf über 4000–6000 Fälle pro Jahr geschätzt. Unter Berücksichtigung zahlreicher fehlender Daten insbesondere aus den Entwicklungsländern, die nicht selten in einer Region mit einer hohen Gewitterhäufigkeit liegen, ist jedoch von einer Häufigkeit von bis zu 24.000 letalen Unfällen durch Blitzschlag pro Jahr auszugehen (Blumenthal 2018; Cooper und Holle 2019; Guha et al. 2021).

In der Humanmedizin wird die Inzidenz häufig als die Zahl der Neuerkrankungen angegeben, die in einer Population und einem Jahr pro 100.000 Menschen auftreten. Im Gegensatz dazu hat es sich bei der Auswertung von letalen Blitzunfällen im internationalen Vergleich als nützlich erwiesen, die Inzidenz der getöteten Personen in einem Jahr und Land pro 1 Mio. Einwohner zu berechnen.

7.4.1   Häufigkeit und Inzidenz

Deutschland
Mithilfe der Todesursachenstatistik des Statistischen Bundesamtes hat Schniers (2005) die blitzschlagbedingten Todesfälle von 1950–1989 für die alten Bundesländer ausgewertet. Dabei wurde ein stetiger Rückgang der letalen Unfälle festgestellt. Während im Zeitraum von 1950–1959 jährlich zwischen 33 und 101 Todesfälle dieser Unfallart registriert wurden, sank die Anzahl der durch Blitzschlag Getöteten im Zeitraum von 1980–1989 auf 2–19 pro Jahr ab. Da es im Zeitraum von 1950–1989 in den alten Bundesländern auch noch eine Zunahme der Einwohnerzahl gegeben hatte, nahm die Inzidenz der Verstorbenen pro 1 Mio. Einwohner in diesem Zeitraum von 1,71 für 1950 auf 0,03 für 1989 ab (Tab. 7.5). Seitdem hat sich die Anzahl der durch Blitzschlag Verstorbenen auf ein niedriges Niveau, das meist unter 10 Fällen pro Jahr liegt, eingependelt (Proportionen der Weltbevölkerung 2023; Statistisches Bundesamt Deutschland 2020; Zack et al. 2009).

Andere Industrieländer
Diese positive Entwicklung in Bezug auf die Inzidenz letaler Blitzunfälle sieht in den anderen Industrienationen gleichartig aus. So sank die Inzidenz dieser Todesursache beispielsweise in den USA von 6,6 für das Jahr 1900 auf 0,1 für 2010. In Absolutzahlen heißt das für die Vereinigten Staaten von Amerika, dass sich die Anzahl der durch Blitzschlag Verstorbenen von über 400 Todesopfern pro Jahr für die Zeit um 1900 auf jährlich unter 30 für die Zeit nach 2000 bei einer gleichzeitigen Zunahme der Bevölkerungszahl reduziert hat (Adekoya

Tab. 7.5 Verstorbene durch Blitzschlag pro 1 Mio. Einwohner in der Bundesrepublik Deutschland von 1950–1989. (Eigene Darstellung)

Jahr	Verstorbene durch Blitzschlag	Einwohnerzahl (Mio.)	Verstorbene pro 1 Mio. Einwohner
1950	86	50,336	1,71
1960	29	55,787	0,52
1970	25	61,001	0,41
1980	11	61,658	0,18
1989	2	62,679	0,03

und Nolte 2005; Holle 2015). Für andere Länder aus Europa und für Kanada hat es eine ähnliche Entwicklung gegeben (Tab. 7.6) (Cooper und Holle 2019).

Tab. 7.6 In der Fachliteratur angegebene Inzidenzen für letale Blitzunfälle pro 1 Mio. Einwohner, Zeitraum und Region. (Eigene Darstellung)

Land/Stadtstaat/Region	Jahr/Zeitraum	Inzidenz	Autoren
USA	1900	6,6	Cooper und Holle 2019
Südafrika	1997–2000	6,3	Blumenthal 2005
Mexiko	1979–2011	2,7	Raga et al. 2014
Wyoming	1968–1985	1,96	Duclos und Sanderson 1990
Kolumbien	2000–2009	1,78	Navarrete und Rodriguez 2016
Deutschland	1950	1,71	Bremer 2024
Singapore	1961–1979	1,7	Pakiam et al. 1981
England und Wales	1852–1859	1,13	Elsom 2001
Bangladesh	2003	0,9	Biswas et al. 2016
USA	1959–1994	0,42	Curran et al. 2000
England und Wales	1900–1909	0,41	Elsom 2001
USA	1995–2002	0,23	Adekoya und Nolte 2005
Schweden	1975–1984	0,2	Eriksson und Örnehult 1988
Kanada	1990–2004	0,2	Mills et al. 2006
USA	2010	0,1	Cooper et al. 2017
England und Wales	1990–1999	0,05	Elsom 2001
Deutschland	1999	0,01	Krause 2004
Australien	1980–1989	0,001	Coates et al. 1993

Ursachen für den Rückgang an letalen Blitzunfällen in den Industrieländern

Dieser kontinuierliche Rückgang der Sterbefälle durch Blitzschlagverletzungen in den Industrieländern hat offensichtlich multifaktorielle Ursachen.

Da ist zum einen die Zunahme an Gebäuden als relativ sichere Orte zu nennen, die heutzutage in der Regel zumindest ein inneres Blitzschutzsystem aufweisen. Dieses System besteht aus metallenen Installationen, elektrischen und elektronischen Systemen, Blitzschutzpotenzialausgleich und Trennungsabstand und soll eine gefährliche Funkenbildung innerhalb der zu schützenden Anlage verhindern. Das äußere Blitzschutzsystem, das auf eine Erfindung des US-amerikanischen Naturwissenschaftlers und Politikers Benjamin Franklin zurückgeht und von außen sichtbar ist, besteht aus einer Fangeinrichtung, einem Ableitungssystem und einer Erdungsanlage (Heidler und Stimper 2009; Uman 1986, 2008).

Als nächster Grund sind die seit Jahrzehnten steigende Zulassungsraten von Kraftfahrzeugen mit Metalldach aufzuführen, die im Fall eines Blitztreffers als Faradayscher Käfig fungieren und die Insassen vor Verletzungen durch den elektrischen Strom schützen.

Unter Berücksichtigung der großen Anzahl an letalen Unfällen durch Blitzschlag bei verschiedenen ungeschützten Tätigkeiten in der Landwirtschaft im letzten Jahrhundert sind das Einsetzen von Maschinen mit Führerkabinen und die gleichzeitige Reduktion der Anzahl der Beschäftigten in den zurückliegenden Jahrzehnten wesentliche Faktoren für den Rückgang der durch Blitzschlag Getöteten in den Industrienationen gewesen.

Weitere Ursachen dürften eine verbesserte erste Hilfe und notärztliche Versorgung am Unfallort, der schnellere Transport eines schwerverletzten Opfers in eine geeignete Klinik und bessere Behandlungsmöglichkeiten durch die moderne Intensivmedizin sein.

Aber auch die Vergrößerung des Fachwissens und die Rolle der modernen Medien bei der Verbreitung der Kenntnisse über das richtige Verhalten bei einem Gewitter sollten als mitursächliche Gründe nicht außer Acht gelassen werden. Nicht zuletzt sind in diesem Zusammenhang die professionellen Wettervorhersagen und die technischen Möglichkeiten eines potenziellen Empfangens von Informationen über kurzfristige Wetteränderungen und Gewitterwarnungen zu nennen.

Entwicklungsländer

Während die berichteten Inzidenzen für letale Blitzunfälle in den Industrieländern und den letzten Jahrzehnten immer unter 1 lagen, gilt diese positive Entwicklung keinesfalls weltweit. Cooper und Holle (2019) geben beispielsweise für die Entwicklungsländer Simbabwe und Malawi für die Zeit nach 1979 Inzidenzen von 14–84 an, ohne jedoch den genauen Erfassungszeitraum zu benennen. Aber auch die Inzidenzen für Südafrika (6,3 für 1997–2000), Mexiko (2,7 für 1979–2011) und Kolumbien (1,78 für 2000–2009) liegen weit oberhalb der berichteten Zahlen für die Länder Europas und Nordamerikas im vergleichbaren Zeitraum (Tab. 7.6).

Berücksichtigt man die zuvor angegebenen, am ehesten in Betracht kommenden, ursächlichen Faktoren für den Rückgang der letalen Blitzunfälle in den Industrieländern, wird offensichtlich, dass diese favorisierten Gründe nicht auf Entwicklungsländer übertragbar sind. Dabei kommt für die Länder mit hohen Inzidenzraten für Todesfälle durch Blitzschlag erschwerend hinzu, dass sie häufig im Bereich des tropischen Klimas liegen und somit eine viel höhere Blitzdichte pro Quadratkilometer Fläche und Zeiteinheit als die Industrieländer aufweisen, die bevorzugt in der gemäßigten Klimazone liegen (Cooper et al. 2017). So ist es nicht nur aus medizinischer Sicht zu begrüßen, dass sich die internationale interdisziplinäre Blitzforschung in den letzten Jahren zunehmend den Blitzschutz und die Aufklärung der Bevölkerung in den Entwicklungsländern zur Aufgabe gemacht hat (Cooper et al. 2017; Cooper und Holle 2019; Gomes und Gomes 2021; Guha et al. 2021; Holle et al. 2021).

7.4.2 Geschlechterverteilung

Dass von den 237 Todesopfern durch Blitzschlag in Deutschland im Zeitraum von 1980–2000 mit 82,2 % der Fälle das männliche Geschlecht erheblich häufiger betroffen war als das weibliche, ist keine Überraschung (Schniers 2005). Bei einer Auswertung von publizierten Studien mit konkreten Angaben über Fallzahlen und Untersuchungszeiträume aus verschiedenen Nationen fanden sich Anteile des männlichen Geschlechts von 72,7–90,9 % (Tab. 7.7). Eine Ursache für den gravierenden Unterschied in der Geschlechterverteilung ist möglicherweise darin zu sehen, dass Männer häufiger als Frauen im Freien arbeiten. Ein anderer Grund könnte eine erhöhte Risikobereitschaft männlicher Personen im Geschlechtervergleich sein (Diehl 2008).

Tab. 7.7 Anteil von männlichen Opfern an letalen Unfällen durch Blitzschlag. (Eigene Darstellung)

Gesamtzahl der Opfer	Anzahl der männlichen Opfer	Relative Häufigkeit (in %)	Land/Region	Zeitraum	Autoren
44	40	90,9	USA	1958–1994	Wetli 1996
101	88	87,1	Florida	1978–1987	Duclos et al. 1990
1916	1629	85	USA	1968–1985	Duclos und Sanderson 1990
236	194	82,2	Deutschland	1980–2000	Schniers 2005
757	608	80,3	Kolumbien	2000–2009	Navarrete-Aldana et al. 2014
38	30	78,8	Südafrika	1997–2000	Blumenthal 2005
19	15	78,9	Schweden	1975–1984	Eriksson und Örnehult 1988
22	16	72,7	United Kingdom	1993–1999	Elsom 2001

Fallbeispiel

An einem Junitag 2008 absolvierten 17 Männer und 3 Frauen auf einem Fußballplatz
in Nordrhein-Westfalen (Deutschland) bei einem 44-jährigen Lehrer eine Ausbildung
zum Fußballtrainer. Als am späten Vormittag Gewitterwolken aufzogen, waren noch
16 Männer auf dem Platz und trainierten. Der Fußballlehrer überlegte, ob er abbrechen
solle. Er entschied sich gegen einen vorzeitigen Abbruch der Übungen und ließ weiter
trainieren. Der Lehrer und einige andere Männer sahen noch ein bläuliches Aufleuchten, bevor der Blitz in den Boden des Sportplatzes schlug und zahlreiche Männer über
die von ihnen abgenommene Schrittspannung verletzte. Das Spektrum der Gesundheitsschäden reichte von sofortiger Bewusstlosigkeit bis zu anhaltenden Schmerzen,
ohne dass nähere Angaben dazu gemacht wurden. Nach Eintreffen der Rettungskräfte
folgte eine stationäre Aufnahme in eine Klinik von 5 männlichen Teilnehmern, die
alle den Unfall durch Blitzschlag überlebten. Die 3 teilnehmenden Frauen hatten sich
rechtzeitig an relativ sichere Orte begeben und blieben unverletzt (Diehl 2008; Zack
et al. 2009).◄

▶   **Merke** Bei letalen Blitzunfällen ist das männliche Geschlecht deutlich häufi-
      ger betroffen.

7.4.3   Verteilung nach Lebensalter

Eine Studie über das Lebensalter der Opfer letaler Blitzunfälle aus Deutschland für den
Zeitraum von 1980–2000 hat gezeigt, dass Kinder unter 10 Jahren und ältere Personen
über 70 Jahren relativ selten durch diese Unfallart verstarben. Die Dekade 10 bis unter
20 Jahre wies mit 59 (24,9 %) Getöteten die meisten Opfer auf, gefolgt von den Altersgruppen 20 bis unter 30 Jahre mit 42 (17,7 %) und 30 bis unter 40 Jahre mit 37 (15,6 %)
Todesopfern (Schniers 2005).

In der Fachliteratur fanden sich im Vergleich zu Angaben über die Geschlechterverteilung von getöteten Blitzopfern weniger Mitteilungen über Lebensaltersverteilungen.
Darüber hinaus unterscheiden sich nicht selten die Alterskategorien von Studie zu Studie,
sodass direkte Vergleiche, wie z. B. bei der Geschlechterverteilung, nicht ohne Weiteres möglich sind. Dennoch fällt in nahezu allen publizierten Studien auf, dass jüngere
Menschen am häufigsten von letalen Blitzschlagunfällen betroffen sind. So geben Mills
et al. (2006) an, dass 51 % aller getöteten Blitzopfer in Kanada in der Zeitspanne von
1986–2005 ein Lebensalter von 16–45 Jahren aufwiesen. In Singapur waren 58 % der
Todesopfer von 1922–1979 in einem Alter von 10–29 Jahren (Pakiam et al. 1981). Ohne
Benennung von konkreten Zahlen fanden Coates et al. (1993) eine Häufung bei 15- bis
34-jährigen Menschen für Australien, Thacker et al. (2008) bei 20- bis 34-jährigen Personen für die USA und Navarrete-Aldana et al. (2014) bei 11- bis 45-jährigen Opfern für

Kolumbien. In den genannten Studien wurde jedoch nur die Gesamtzahl der verstorbenen Personen berücksichtigt. Eine Berücksichtigung des prozentualen Anteils der gebildeten Altersgruppen an der Gesamtbevölkerung fand erst 2017 bei einer epidemiologischen Studie aus Bangladesh statt. Während bei den Absolutzahlen die Altersgruppe 20–29 Jahre am häufigsten betroffen war, zeigte eine Berücksichtigung der prozentualen Anteile der gebildeten Altersgruppen an der Gesamtpopulation des Landes, dass die Altersgruppe 30–39 die meisten Todesfälle durch Blitzschlag aufwies (Dewan et al. 2017).

Die Ursachen dafür, dass in den Industrieländern jüngere Menschen häufiger von einem letalen Blitzschlag betroffen sind als ältere, liegt auf der einen Seite offensichtlich auch am Freizeitverhalten der unterschiedlichen Altersgruppen. Beim Spielen, Sporttreiben und bei anderen Freizeitaktivitäten im Freien dürften Personen der jüngeren Altersgruppen häufiger anzutreffen und somit eher potenzielle Opfer sein als die ältere Generation. Auf der anderen Seite sind auch das Wissen über richtiges Verhalten bei Gewittergefahr und die Risikobereitschaft mitverantwortlich für die genannten Ergebnisse bei der Altersverteilung.

Jedoch sind auch in den Entwicklungsländern jüngere Personen häufiger betroffen als ältere. Hier wird die Statistik u. a. von zahlreichen Unfällen in Schulen insbesondere in afrikanischen Ländern belastet, da die Schulgebäude häufig offen sind und weder ein inneres noch ein äußeres Blitzschutzsystem aufweisen (Cooper und Holle 2019).

▶   **Merke** Jüngere Personen sind an letalen Unfällen durch Blitzschlag häufiger beteiligt als ältere.

7.4.4   Zeitliche Verteilung

Tageszeitliche Verteilung
Es gibt ein Maximum der letalen Unfälle durch Blitzschlag in den Nachmittags- und Abendstunden sowie ein Minimum in den Nacht- und Morgenstunden eines Tages. Diese Ergebnisse zahlreicher Studien gelten sowohl für die Nord- als auch für die Südhalbkugel der Erde. Dabei berichten sowohl Duclos und Sanderson (1990) für die USA (Studienumfang: 1916 Fälle) als auch Blumenthal (2005) für Südafrika (38 Fälle) übereinstimmend von einer Häufung derartiger Todesfälle zwischen 15:00 Uhr und 20:00 Uhr Ortszeit. Es gibt aber auch Ergebnisse, die geringfügig davon abweichen. So beschreibt Wetli (1996) für den US-Bundesstaat Florida (45 Fälle) einen Peak für 14 Uhr. Die genannten tageszeitlichen Häufungen der Todesfälle durch Blitzschlag in den USA korrespondieren mit der tageszeitlichen Verteilung der Häufigkeit von Wolke-Erde-Blitzen für das Territorium des Landes, auch wenn diese Statistik erst für den Zeitraum 2005–2012 erhoben wurde. Holle (2014) berichtet in seiner Auswertung der Daten des National Lightning Detection Network der USA eine Häufung dieser Blitze von 12:00 Uhr bis 00:00 Uhr.

Verteilung nach Wochentagen

Im Vergleich zur tageszeitlichen und monatlichen Verteilung gibt es in der Fachliteratur nur wenige Studien über die Distribution letaler Blitzunfälle nach Wochentagen. In einer Untersuchung über 53 Todesfälle aus Kanada fanden sich mit n = 14 (26, 4 %) die meisten tödlichen Blitzschläge an einem Samstag (Mills et al. 2006). Eine Studie aus Schweden mit einer noch kleineren Fallzahl zeigte, dass sich von 18 letalen Blitzunfällen jeweils 4 (22,2 %) an einem Samstag bzw. Sonntag ereigneten (Eriksson und Örnehult 1988). Diese Ergebnisse könnten ein diskreter Hinweis darauf sein, dass die Freizeitaktivitäten an den Wochenenden bei entsprechenden Wetterlagen ein erhöhtes Risiko für letale Blitzschlagunfälle darstellen.

Monatliche Verteilung

In allen Ländern mit epidemiologischen Angaben über letale Unfälle durch Blitzschlag findet sich eine Häufung derartiger Ereignisse in der warmen Jahreszeit, in der naturgemäß die Anzahl von Wärmegewittern am höchsten ist (s. Kap. 3). So sind das beispielsweise in Deutschland und weiten Teilen Europas und Nordamerikas, die in der gemäßigten Klimazone liegen, insbesondere die Monate Mai bis September und in zahlreichen Nationen der Südhalbkugel der Erde die Monate November bis März (Blumenthal 2005; Coates et al. 1993; Duclos und Sanderson 1990; Mills et al. 2006; Schniers 2005; Wetli 1996). Für Länder, in denen tropisches oder subtropisches Klima herrscht, gilt diese Einschätzung nicht. So fanden sich in Kolumbien in einer Studie über 757 Todesfälle im Zeitraum von 2000–2009 letale Unfälle in allen 12 Monaten, wobei eine deutliche Reduktion der fatalen Ereignisse nur in den Monaten Januar und Februar zu verzeichnen war. Dagegen fanden sich die meisten Sterbefälle in den Monaten April und Oktober (Navarrete-Aldana et al. 2014).

▶   **Merke** In Deutschland und anderen Ländern der gemäßigten Klimazone auf der Nordhalbkugel der Erde ereignen sich letale Blitzunfälle am häufigsten nachmittags oder in den Abendstunden des Tages in den Monaten Mai bis September.

7.4.5   Tätigkeiten der Opfer und Unfallorte

Tätigkeiten

Es gibt in der deutschsprachigen Fachliteratur eine Studie von Harms (1956), in der sich konkrete Zahlen über die Tätigkeiten und die Standorte der Opfer eines Blitzschlags zur Unfallzeit finden. Der Ingenieur aus Hannover wertete eine vom Ausschuss für Blitzableiterbau im vereinten Wirtschaftsgebiet e. V. organisierte inhomogene Sammlung von Informationen über Blitzunfälle aus, die sich im Zeitraum von 1950–1955 in Deutschland ereignet hatten. Dabei fand er für 135 von 173 Todesfällen Angaben über die Tätigkeiten der Opfer zur Unfallzeit. Die in dieser Studie angegebene Häufung von letalen Unfällen durch Blitzschlag in der Landwirtschaft, in der früher viele Menschen ungeschützt im Freien gearbeitet hatten, zeigte sich ebenso in Ergebnissen von Studien anderer Wissenschaftler (Cooper und Holle 2019; Holle et al. 2005). Es finden sich jedoch noch zahlreiche weitere Aktivitäten zu den Unfallzeiten, die häufig in Indoor- und Outdoor-Tätigkeiten eingeteilt werden. So finden sich bei den Aktivitäten außerhalb von Gebäuden beispielsweise Reiten, Campen, Bergsteigen, Angeln und Zirkusbesuch. Bei den Beschäftigungen innerhalb von Gebäuden werden Telefonieren mit einem Schnurtelefon, Schlafen oder Stehen am offenen Fenster bzw. der geöffneten Tür angegeben (Andrews 1992; Blanco-Pampin et al. 1997; Dinakaran et al. 1998; Holle et al. 2005; Mills et al. 2006). In der erwähnten älteren Studie aus Deutschland wurden 7 Todesfälle beim Treiben von Sport ohne Auflistung der einzelnen Sportarten genannt (Harms 1956). Im Gegensatz dazu finden sich in der Fachliteratur insbesondere die Sportarten Golf, Fußball, Baseball und Reiten. So ist es unter Golf- und Fußballspielern bei der Ausübung ihrer Sportarten weltweit wiederholt zu zahlreichen schweren Blitzunfällen gekommen (Cherington et al. 1998; Dollinger 1985; Mills et al. 2006; Zack et al. 2009, 2013).

Unfallorte

Die Orte, an denen Personen in den Industrieländern durch Blitzschlag am häufigsten verstorben sind, haben sich im Laufe der Zeit geändert. Vor mehr als 100 Jahren verstarben die Opfer derartiger Unfälle bevorzugt auf einem Acker, Feld, einer Viehweide oder in einem Gebäude. Statistische Erhebungen in den letzten Jahrzehnten aus den USA haben gezeigt, dass es in der gegenwärtigen Zeit kaum noch Todesfälle in geschlossenen Gebäuden und einen starken Rückgang bei letalen Unfällen durch Blitzschlag im Zusammenhang mit der ungeschützten Arbeit in der Landwirtschaft gibt. Dagegen haben die Sterbefälle im Freien insbesondere bei Sport und Erholung zugenommen (Holle et al. 2005; Walsh et al. 2013). Somit hat es einen Panoramawechsel in Bezug auf die Orte von fatalen Blitzschlagunfällen gegeben (Cooper und Holle 2019). In der bereits zitierten Studie aus Deutschland für den Zeitraum von 1950–1955 wurden 24,8 % der Unfälle unter frei stehenden Bäumen sowie ebenfalls 24,8 % beim Aufenthalt in einem freien Gelände festgestellt. Auf Straßen und Wegen (14,9 %) gab es zu dieser Zeit ebenso relativ häufig Todesfälle durch Blitzschlag, weiterhin in unfertigen Neubauten (8,1 %) (Harms 1956). Bremer (2024) stellt in ihrer Dissertation fest, dass sich im Zeitraum von 1951–1965 sogar 32,2 % der ausgewerteten 270 letalen Blitzunfälle in Deutschland unter frei stehenden Bäumen ereigneten. Dabei traten die tödlichen Unfälle unter 19 unterschiedlichen Baumarten auf, am häufigsten unter Fichten (15 Fälle), Pappeln (12 Fälle) und Eichen (10 Fälle). Die 5 letalen Ereignisse, die nachweislich unter Buchen festgestellt worden sind, führen das weit verbreitete Sprichwort „Buchen sollst du suchen, aber Eichen sollst du weichen" ad absurdum.

Durch den Einzug von modernen Blitzschutzsystemen beim Hausbau und der Industrialisierung der Landwirtschaft hat es sowohl einen erheblichen Rückgang der Inzidenzen für einen Tod durch Blitzschlag als auch eine Änderung der potenziell gefährlichsten Orte in den Industrieländern gegeben (Cooper und Holle 2019). In keiner der genannten Untersuchungen wurden bisher Todesfälle durch Blitzschlag unter Brücken berichtet (s. Kap. 8).

7.4.6   Fallzahlen pro Blitzunfall

Bei einem Unfall durch Blitzschlag kann es sowohl nur ein, einige wenige oder aber auch
sehr viele Opfer geben. Dabei wird ein erheblicher Unterschied in der Anzahl der durch
Blitzschlag getöteten oder verletzten Personen pro Ereignis zwischen Industrie- und Entwicklungsländern sowie bei den unterschiedlichen Aktivitäten der Menschen beobachtet.
So wurden in den USA von 1959–1994 bei 91 % der Blitzschlagunfälle nur eine Person
getötet und bei 68 % nur eine Person verletzt (Curran et al. 2000). Aus England und
Wales wurden 98 % und aus Singapore 72 % der Unfälle mit nur einer getöteten Person
gemeldet (Elsom und Webb 2014; Pakiam et al. 1981). Betrachtet man dagegen nur die
Unfälle bei Freizeitaktivitäten oder beim Sport, sinkt der relative Anteil von Unfällen mit
nur einer getöteten Person bis auf 31 % (Cooper und Holle 2019).

In den Entwicklungsländern gibt es viel häufiger Unfälle durch Blitzschlag mit mehreren Toten und/oder Verletzten. Dabei sind die Schulen und landwirtschaftlichen Felder
die bevorzugten Orte für Unfälle mit zahlreichen Opfern. So wird für landwirtschaftlich
genutzte Orte ein relativer Anteil an Unfällen mit nur einem Todesopfer von lediglich
50 % angegeben, während dieser Anteil bei letalen Ereignissen in Schulen bis auf 39 %
sinkt (Cooper und Holle 2019).

7.5   Letalität

Der Begriff Letalität beschreibt die tödlichen Krankheitsverläufe an der Gesamthäufigkeit
einer definierten Erkrankung (Pschyrembel 2020). Unter Berücksichtigung eines zuvor
festgelegten Zeitraums wird die Letalität auch als das Verhältnis der Anzahl der an einer
bestimmten Krankheit Verstorbenen zur Gesamtzahl neuer Erkrankungen definiert (Kundt
et al. 2012). Da für Unfälle keine vergleichbare Kategorie in der Humanmedizin existiert,
wird der Begriff Letalität in der Praxis auch auf diese Ereignisse, wie z. B. den Tod durch
Blitzschlag, bezogen (Puchstein 2016; Zack et al. 2016).

Eine korrekte Berechnung der Letalität nach Personenschädigungen durch Blitzschlag
ist aus unterschiedlichen Gründen nicht möglich. So liegt es einerseits daran, dass es
Todesfälle durch Blitzschlag gibt, die vom Leichenschauarzt verkannt werden und dadurch
nicht in die entsprechende Statistik eingehen. Andererseits existieren keine verlässlichen
Zahlen für überlebende Opfer. Während es in Deutschland keine amtliche Statistik für
Überlebende von Blitzunfällen gibt, wurden in den USA und Großbritannien Angaben
über die Anzahl von überlebenden Unfallopfern veröffentlicht. Aus den Publikationen
geht jedoch hervor, dass sich die Zahlen aus verschiedenen Quellen zusammensetzen und
keinesfalls vollständig sind (Cooray et al. 2007; Elsom und Webb 2014).

▶   **Merke** Die Letalität von Blitzunfällen ist in den letzten Jahrzehnten gesunken
und beträgt derzeit zwischen 8 und 27 %.

Die Angaben über die Letalität von Unfällen durch Blitzschlag differieren in der Fachliteratur erheblich und reichen von 3–90 % (Gurr und Brown 1998; Hinkelbein et al. 2013; Keil 2009; Kupfer et al. 1987; Muehlberger et al. 2001; Zimmermann et al. 2002). In den deutschen rechtsmedizinischen Lehrbüchern wurden bisher häufig 30–40 % angegeben (Dettmeyer und Verhoff 2011; Penning 2006; Pollak 2007; Reimann und Prokop 1980; Schwerd 1992; Sellier 1975). Im angloamerikanischen Schrifttum fanden sich bevorzugt Mitteilungen über 20–30 % (Carleton 1995; Cooper 1995; Cooper et al. 2001; Hauser et al. 2013; Lifschultz und Donoghue 1993a; Sanford und Gamelli 2014). In Japan hingegen wurde eine Letalität von 80 % genannt (Hayashi et al. 2005). Quellen für diese Angaben fanden sich in der Regel nicht. Diese hohe Diskrepanz der Literaturangaben führte am Rostocker Institut für Rechtsmedizin (Deutschland) zu einer wissenschaftlichen Überprüfung, deren Ergebnisse 2016 publiziert worden sind (Puchstein 2016; Zack et al. 2016). Dabei wurden mithilfe einer selektiven Literaturrecherche einerseits wissenschaftliche Publikationen ausgewertet, die für ein Land oder eine große Stadt konkrete statistische Angaben für Opfer eines Unfalls durch Blitzschlag in einem festgelegten Zeitraum enthielten. Andererseits wurden wissenschaftliche Arbeiten analysiert, die über Blitzunfälle mit mehr als einem Opfer berichtet hatten. Alle Ereignisse mit der Schädigung von nur einer Person wurden in der Rostocker Studie ausgeschlossen, weil Publikationen in Fachzeitschriften nach bestimmten Kriterien, wie z. B. Rarität der Befunde oder neue Ergebnisse, erfolgen und somit eine unerwünschte Selektion der Fälle im Vorfeld vorgenommen worden war. Die Auswertung der publizierten Statistiken erbrachte insgesamt 19.444 Personen, die durch einen Blitzschlag geschädigt worden waren. Von ihnen verstarben 5103 Opfer, sodass die Letalität dieser Gruppe 26,2 % betrug (Tab. 7.8). Die Analyse der in Fachzeitschriften veröffentlichten 102 Blitzunfälle mit mehr als einem Opfer erbrachte insgesamt 1256 verletzte Personen, von denen 105 verstarben. Die errechnete Letalität dieser Untersuchungsgruppe betrug 8,4 % (Puchstein 2016).

Zur Letalität von Unfällen durch Blitzschlag

- Die Beurteilung der Wahrscheinlichkeit, dass ein Mensch nach einem Blitzschlagunfall verstirbt, ist für die Unfallprävention, für versicherungsrechtliche Fragestellungen und für das Fachwissen von nicht unerheblicher Relevanz.
- Eine Letalität von 80–90 % für alle Unfälle durch Blitzschlag mit Personenschäden ist nach wissenschaftlicher Überprüfung der Angaben nicht nachvollziehbar.
- Die in den deutschsprachigen rechtsmedizinischen Lehrbüchern angegebene Letalität für Blitzschlagunfälle von 30–90 % ist nicht (mehr) korrekt. Nach einer Analyse der Fachliteratur der letzten Jahrzehnte ist von einer Letalität zwischen 8 % und 27 % auszugehen.
- Publikationen mit einer angegebenen Letalität von über 30 % liegen mehrere Jahrzehnte zurück. Bei jüngeren Veröffentlichungen findet sich eine niedrigere Letalität. Dieser Trend ist am ehesten auf eine verbesserte erste Hilfe und medizinische Notfallversorgung der Opfer zurückzuführen.

Tab. 7.8 Angaben zur Letalität bei Blitzschlagunfällen aufgrund statistischer Erhebungen. (Eigene Darstellung)

Zeitraum	Land/Stadt/ Region	Unfallopfer gesamt	Verstorbene Unfallopfer	Letalität in %	Autoren
1975–1998	Ankara	22	0	0	Aslar et al. 2001
2005–2015	Österreich/Alpen	64	4	6,2	Ströhle et al. 2018
1988–2012	United Kingdom	722	47	6,5	Elsom und Webb 2014
1965–1999	Japan	312	56	17,9	Ohashi et al. 2001
1949–1959	Budapest	26	5	19,2	Iranyi et al. 1962
n. a	n. a	221	43	19,5	Andrews et al. 1989
2007–2011	Uganda	734	150	20,4	Mary und Gomes 2012
1959–1994	USA	13.057	3239	24,8	Curran et al. 2000
1965–1969	Österreich	162	48	29,6	Karobath et al. 1971
n. a	n. a	66	20	30,3	Cooper 1980
1959–1960	Ungarn	156	50	32,0	Iranyi et al. 1962
1950–1958	USA	2373	828	34,9	Uman 1986
1965–1999	Japan	1125	440	39,1	Ohashi et al. 2001
1950–1955	BRD	404	173	42,8	Harms 1956
Gesamt		**19.444**	**5103**	**26,2**	

n. a. nicht angegeben

Literatur

Adekoya N, Nolte KB (2005) Struck-by-lightning deaths in the United States. J Environ Health 67:45–50

Alyan O, Ozdemir O, Tufekcioglu O, Geyik B, Aras D, Demirkan D (2006) Myocardial injury due to lightning strike – a case report. Angiology 57:219–223

Amy BW, McManus WF, Goodwin CW, Pruitt BA (1985) Lightning injury with survival in five patients. JAMA 253:243–245

Andrews CJ (1992) Telephone related lightning injury. Med J Australia 157:823–826

Andrews CJ, Cooper MA (1992) Clinical presentations of the lightning victim. In: Andrews CJ, Cooper MA, Darvenzia M, Mackerras D (Hrsg) Lightning injuries: electrical, medical, and legal aspects. CRC Press, Boca Raton, S 47–70

Andrews CJ, Reisner AD (2017) Neurological and neurophysiological consequences of electrical and lightning shock: review and theories of causation. Neural Regen Res 12:677–686

Andrews CJ, Darveniza M, Mackerras D (1989) Lightning injury: a review of clinical aspects, pathophysiology and treatment. Adv Trauma 4:241–252

Apanga PA, Azumah JA, Yiranbon JB (2017) A rare manifestation of burns after lightning strike in rural Ghana: a case report. J Med Case Rep 11:200

Arden GP, Harrison SH, Lister J, Maudsley RH (1956) Lightning accident at Ascot. BMJ 4981:1450–1453

Arnould JF, Le Floch R (2011) Lichtenberg figures associated with a high-voltage industrial burn. Burns 37:e13–e15

Aslar AK, Soran A, Yildiz Y, Isik Y (2001) Epidemiology, morbidity, mortality and treatment of lightning injuries in a Turkish burns units. Int J Clin Pract 55:502–504

Aydin F, Yildrim OT, Dagtekin E, Aydin AH, Aksit E (2018) Acute inferior myocardial infarction caused by lightning strike. Prehosp Disaster Med 33:658–659

Badagliacca P, Gentile L, Marruchella G (2017) Pathology in practice. J Am Vet Med Assoc 250:859–861

Bartholome CW, Jacoby WD, Ramchand SC (1975) Cutaneous manifestations of lightning injury. Arch Dermatol 111:1466–1468

Bartsch A (2013) Strom- und Blitzunfall. Notfall Rettungsmed 16:643–652

Bingert R, Bremer L, Büttner A, Nigbur S, Blumenthal R, Zack F (2024) A 15-year review of lightning deaths in Germany - with a focus on pathognomonic findings. Int J Legal Med 138:1343–1349

Biswas A, Dalal K, Hossain J, Baset KU, Rahman F, Mashreky SR (2016) Lightning injury is a disaster in Bangladesh? – Exploring its magnitude and public health needs (version 1; referees: 3 approved, 1 approved with reservations). F1000Research 5:2931

Blanco-Pampin JM, Suarez-Penaranda JM, Rico-Boquete R, Concheira-Carro L (1997) An unusual case of death by lightning. J Forensic Sci 42:942–944

Blumenthal R (2005) Lightning fatalities on the South African Highveld: a retrospective descriptive study for the period 1997 to 2000. Am J Forensic Med Pathol 26:66–69

Blumenthal R (2012) Secondary missile injury from lightning strike. Am J Forensic Med Pathol 33:83–85

Blumenthal R (2018) Lightning and the forensic pathologist. Acad Forensic Pathol 8:98–111

Blumenthal R (2021) Injuries and deaths from lightning. J Clin Pathol 74:279–284

Blumenthal R (2022) Electrocution and lightning. In: Madea B (Hrsg) Handbook of forensic medicine. Bd 2, 2. Aufl. Wiley, Chichester

Blumenthal R, Saayman G (2017) Case report: lightning-induced pneumomediastinum. Am J Forensic Med Pathol 38:94–96

Bremer L (2024) Retrospektive Analyse einer historischen Fallsammlung von letalen Unfällen durch Blitzschlag in der Bundesrepublik Deutschland im Zeitraum 1951–1965 aus rechtsmedizinischer Sicht. Med Diss. Universität Rostock, Rostock (im Druck)

Browne BJ, Gaasch WR (1992) Electrical injuries and lightning. Emerg Med Clin North Am 10:211–229

Byard RW (2023) Lichtenberg figures - morphological findings. Forensic Sci Med Pathol 19:269–272

Carleton SC (1995) Cardiac problems associated with electrical injury. Cardiol Clin 13:263–266

Carte AE, Anderson RB, Cooper MA (2002) A large group of children struck by lightning. Ann Emerg Med 39:665–670

Chao TC (1984) Lightning deaths in Singapore. Acta Med Leg Soc Liege 34:129–131

Cherington M, Yarnell PR, Todd HM (1994) Lightning injury and glioma. Int J Care Inj 25:687–688

Cherington M, Yarnell PR, London SF (1995) Neurologic complications of lightning injuries. West J Med 162:413–417

Cherington M, Krider EP, Yarnell PR, Breed DW (1997) A bolt from the blue: lightning strike to the head. Neurology 48:683–686

Cherington M, Wachtel H, Yarnell PR (1998) Could lightning injury be magnetically induced? Lancet 351:1788

Cherington M, Kurtzman R, Krider EP, Yarnell PR (2001) Mountain medical mystery. Unwitnessed death of a healthy young man, caused by lightning. Am J Forensic Med Pathol 22:296–298

Cherington M, Olson S, Yarnell PR (2003) Lightning and Lichtenberg figures. Injury 34:367–371

Coates L, Blong R, Siciliano F (1993) Lightning fatalities in Australia, 1824–1991. Nat Hazards 8:217–233

Cooper MA (1980) Lightning injuries: prognostic signs for death. Ann Emerg Med 9:134–138

Cooper MA (1995) Myths, miracles, and mirages. Semin Neurol 15:358–361

Cooper MA, Holle RL (2019) Reducing lightning injuries worldwide. Springer, Cham

Cooper MA, Andrews CJ, Holle RL, Lopez R (2001) Lightning injuries. In: Auerbach PS (Hrsg) Wilderness medicine: management of wilderness and environmental emergencies. 4. Aufl. Mosby, St. Louis, S 74–76

Cooper MA, Andrews CJ, Holle RL, Blumenthal R, Navarette-Aldana N (2017) Lightning-related injuries and safety. In: Auerbach P, Cushing T, Harris N (Hrsg) Auerbach's wilderness medicine. 7. Aufl. Elsevier, Philadelphia, S 71–117

Cooray V, Cooray C, Andrews CJ (2007) Lightning caused injuries in humans. J Electrostatics 65:386–394

Courtman SP, Wilson PM, Mok Q (2003) Case report of a 13-year-old struck by lightning. Paediatr Anaesth 13:76–79

Curran EB, Holle RL, Lopez RE (2000) Lightning casualities and damages in the United States from 1959 to 1994. J Climate 13:3448–3464

Davidson GS, Deck JH (1988) Delayed myelopathy following lightning strike: a demyelinating process. Acta Neuropathol 77:104–108

Dettmeyer RB (2018) Forensic Histopathology. Fundamentals and Perspectives. Springer, Heidelberg

Dettmeyer RB, Verhoff MA (2011) Rechtsmedizin. Springer, Heidelberg

Dewan A, Hossain F, Rahman M, Yamane Y, Holle RL (2017) Recent lightning-related fatalities and injuries in Bangladesh. Weather Clim Soc 9:575–589

Diehl J (2008) Eine Meldung und ihre Geschichte – warum ein Blitz 19 Fußballtrainer gleichzeitig traf. Spiegel 27:55

Diepenseifen CJ, Schewe JC, Malotki F, Conrad H (2009) Blitzunfall bei Flugschau. Notfall Rettungsmed 12:523–530

Dinakaran S, Desai SP, Elsom DM (1998) Telephon-mediated lightning injury causing cataract. Injury 29:645–646

Dollinger SJ (1985) Lightning-strike disaster among children. Br J Med Psychol 58:375–383

Domart N (2000) Lichtenberg figures due to lightning strike. N Engl J Med 343:1536

Duclos PJ, Sanderson LM (1990) An epidemiological description of lightning-related deaths in the United States. Int J Epidemiol 19:673–679

Duclos PJ, Sanderson LM, Klontz KC (1990) Lightning-related mortality and morbidity in Florida. Public Health Rep 105:276–282 ten Duis HJ (1992) Musculoskeletal system and skin, including burns. In: Andrews CJ, Cooper MA, Darvenzia M, Mackerras D (Hrsg) Lightning injuries: electrical, medical, and legal aspects. CRC Press, Boca Raton, S 101–111

ten Duis HJ, Klasen HJ, Nijsten MWN, Pietronero L (1987) Superficial lightning injuries: their „fractal" shape and origin. Burns 13:141–146

Duppel H, Löbermann M, Reisinger EC (2009) Aus heiterem Himmel vom Blitz getroffen. Dtsch Med Wochenschr 134:1214–1217

Dürwald W (1986) Gerichtliche Medizin 2. Aufl. Barth, Leipzig

Dutta B (2016) Lichtenberg figure and lightning. Indian J Dermatol 61:109–111

Eadie MJ (1992) Pathophysiology of lightning injury to the nervous system. In: Andrews CJ, Cooper MA, Darvenzia M, Mackerras D (Hrsg) Lightning injuries: electrical, medical, and legal aspects. CRC Press, Boca Raton, S 81–86

Ebertz M (1891) Ueber Blitzschlagverletzungen. Dtsch Med Wochenschr 36:1848–1852

Ekoe JM, Cunnigham M, Jaques O, Balgue F, Baumann RP, Humair L, de Torrente A (1985) Disseminated intravascular coagulation and acute myocardial necrosis caused by lightning. Intensive Care Med 11:160–162

Elsom DM (2001) Deaths and injuries caused by lightning in the United Kingdom: analyses of two databases. Atmos Res 56:325–334

Elsom DM, Webb JDC (2014) Death and injuries from lightning in the UK, 1988–2012. Weather 69:221–226

Eriksson A, Örnehult L (1988) Death by lightning. Am J Forensic Med Pathol 9:295–300

Figgis P, Alvarez G (2012) Delayed esophageal perforation following lightning strike: a case report and review of the literature. J Med Case Rep 6:244

Forster SA, Silva IM, Ramos MLC, Gragnani A, Ferreira LM (2013) Lightning burn – review and case report. Burns 39:e8–e12

Geary SP, Spencer T, Tilney PVR (2015) A 26-year-old man struck by lightning. Air Med J 34:8–11

Gomes C, Gomes A (2021) Public concepts and safety education. In: Gomes C (Hrsg) Lightning. Science, engineering, and economic implications for developing countries. Springer, Singapore, S 275–300

Gruhn KM, Knossalla F, Schwenkreis P, Hamsen U, Schildhauer TA, Tegenthoff M, Sczesny-Kaiser M (2016) Neurologische Erkrankungen nach Blitzschlag. Lightning strikes twice. Nervenarzt 87:623–628

Guha A, Liu Y, Williams E, Schumann C, Hunt H (2021) Lightning detection and warning. In: Gomes C (Hrsg) Lightning. Science, engineering, and economic implications for developing countries. Springer, Singapore, S 37–77

Gurr DE, Brown TC (1998) Zapped – recognition and treatment of lightning strike and electrical injuries. JEMS 23:66–74

Hanson GC, McIlwraith GR (1973) Lightning injury: two case histories and a review of management. Br Med J 4:271–274

Harms W (1956) Personenblitzschäden. Elektromedizin 1:153–158

Harms W (1961) Personenblitzschäden 1959 in der Bundesrepublik. Elektromedizin 6:44

Harwood SJ, Catrou PG, Cole W (1978) Creatine phosphokinase isoenzyme fractions in the serum of a patient struck by lightning. Arch Intern Med 138:645–646

Hauser R, Kaliszan M, Basir A, Basir ID (2013) Lightning strike as probable cause of death and determining identity based on the examination of skeletal remains. J Forensic Sci 58:527–529

Hayashi M, Yamada H, Aqatsuma T, Nomura H, Kitahara O (2005) A case of takotsubo-shaped hypokinesis of the left ventricle caused by a lightning strike. Int Heart J 46:933–938

Heidler F, Stimper K (2009) Blitz und Blitzschutz. VDE, Berlin Offenbach

Herold K (1960) Der Elektrotod. In: Prokop O (Hrsg) Lehrbuch der gerichtlichen Medizin. Volk und Wissen, Berlin, S 127–141

Hinkelbein J, Spelten O, Wetsch WA (2013) Blitzschlag und Blitzunfälle in der präklinischen Notfallmedizin. Unfallchirurg 116:74–79

Holle RL (2010) Lightning-caused casualities in and near dwellings and other buildings. https://www.vaisala.com/sites/default/files/documents/9.Holle-Lightning-Caused.pdf. Zugegriffen: 14 Dez. 2022

Holle RL (2014) Diurnal variations of NLDN-reported cloud-to-ground lightning in the United States. Mon Weather Rev 142:1037–1052

Holle RL (2015) Some aspects of global lightning impacts. https://www.weather.gov/media/safety/Global_Aspects_holle15.pdf. Zugegriffen: 3. Jan. 2023

Holle RL, Lopez RE, Navarro BC (2005) Deaths, injuries, and damages from lightning in the United States in the 1890s in comparison with the 1990s. J Appl Meteorol 44:1563–1573

Holle RL, Cooper MA, Navarrete-Aldana N (2021) Lightning injury: occurrence and medical treatment. In: Gomes C (Hrsg) Lightning. Science, engineering, and economic implications for developing countries. Springer, Singapore, S 263–273

Hunt HGP, Blumenthal R, Nixon KJ, Gomes C (2020) A multidisciplinary forensic analysis of two lightning deaths observed in South Africa. Int J Disaster Risk Reduct 51:101814

Iranyi J, Orovecz B, Somogyi E, Iranyi K (1962) Das Blitztrauma in neuer Sicht. Münch Med Wochenschr 104:1496–1500

Janssen W (1984) Forensic Histopathology. Springer, Berlin

Jefferiss WRS (1876) Three cases of lightning-stroke. Br Med J 1:102

Jellinek S (1903) Elektropathologie: Die Erkrankungen durch Blitzschlag und elektrischen Strom in klinischer und forensischer Darstellung. Enke, Stuttgart

Jonas L, Fulda G, Nizze H, Zimmermann R, Gross G, Zack F, Kröning G, Holzhüter G, Haas HJ (2002) Detection of gold particles in the neck skin after lightning stroke with evaporation of an ornamental chain. Ultrastruct Pathol 26:153–159

Just T, Kramp B, Pau HW (2002) Blitzschlaginduzierte Verletzungen des Ohres. HNO 50:170–171

Kannan RY, Chester DL, Titley OG (2004) Combined Bennett's fracture subluxation and scapho-trapezio-trapezoidal dislocation secondary to lightning strike. J Trauma 57:1351–1353

Karadas S, Vuruskan E, Dursun R, Sincer I, Gonullu H, Akkaya E (2013) Myocardial infarction due to lightning strike. J Pak Med Assoc 63:1186–1188

Karobath H, Undt W, Hofschneider H (1971) Zur Wirkung des Blitzschlages auf den Organismus mit besonderer Berücksichtigung der Auswirkungen auf das Herz. Verh Dtsch Ges Inn Med 77:455–457

Karobath H, Redtenbacher M, Hofecker G, Walde I, Syre G (1977) Zur Frage der Todesursache beim Blitzunfall. Münch Med Wochenschr 119:29–32

Keil W (2009) Basics Rechtsmedizin, 1. Aufl. Elsevier Urban & Fischer, München

Kharoshah M, Alsaif DM, Albouijan A, Almoghannam S (2023) A rare case of fatal lightning strike in Dammam with unusual cutaneous findings. Saudi J Forensic Med Sci 3:32–35

Kilbas Z, Akin M, Gorgulu S, Mentes O, Ozturk E, Kozak O, Tufan T (2008) Lightning strike: an unusual etiology of gastric perforation. Am J Emerg Med 26:966.e5–966.e7

Kleinschmidt-DeMasters BK (1995) Neuropathology of lightning-strike injuries. Semin Neurol 15:323–328

Kleiter I, Luerding R, Diendorfer G, Rek H, Bogdahn U, Schalke B (2007) A lightning strike to the head causing a visual cortex defect with simple and complex visual hallucinations. J Neurol Neurosurg Psychiatry 78:423–426

Kotagel S, Rawlings CA, Chen S, Burris G, Nouri S (1982) Neurologic, psychiatric and cardiovascular complications in children struck by lightning. Pediatrics 70:190–192

Krauland W (1951) Schäden und Todesfälle durch Blitzschlag. Dtsch Zeitschr Gerichtl Med 40:298–312

Krause D (2004) Todesfälle durch Blitzeinwirkung. In: Brinkmann B, Madea B (Hrsg) Handbuch gerichtliche Medizin. Bd 1. Springer, Berlin, S 835–837

Kravitz H, Wassermann MJ, Valaitis J, Anzinger RE, Naidu SH (1977) Lightning injury: management of a case with ten-day survival. Am J Dis Child 131:413–415

Kundt G, Krentz H, Glass Ä (2012) Epidemiologie und medizinische Biometrie. 7. Aufl. Shaker, Aachen

Kupfer J, Funke K, Erkens R (1987) Elektrischer Strom als Unfallursache, 1. Aufl. Tribüne, Berlin

Langerhans P (1862) Zwei Fälle von Blitzschlag. Arch Path Anat Physiol Klin Med 24:200–201

Lifschultz BD, Donoghue ER (1993a) Deaths caused by lightning. J Forensic Sci 38:353–358

Lifschultz BD, Donoghue ER (1993b) Electrical and lightning injuries. In: Spitz WU (Hrsg) Medicolegal investigation of death. Thomas Books, Springfield, S 516–527

Mann H, Kozic Z, Boulos MI (1983) CT of lightning injury. Am J Neuroradiol 4:976–977

Mary AK, Gomes C (2012) Lightning accidents in Uganda. International conference on lightning protection, Vienna, September 2012, Volume 978-1-4673-1898-3

McCrady-Kahn VL, Kahn AM (1981) Lightning burns. West J Med 134:215–219

Mills B, Unrau D, Parkinson C, Jones B, Yessis J, Spring K (2006) Striking back: an assessment of lightning-related fatality and injury risk in Canada. http://www.biology.ualberta.ca/facilities/safety/uploads/PDF/Lightning-relatedinjuriesandfatalitiesinCanada_FINAL-TECHNICAL_1-September-06.pdf. Zugegriffen: 3. Jan. 2023

Möhle F, Preuss J, Madea B, Doberentz E (2015) Vier Tage überlebter Blitzschlag nach zunächst erfolgreicher Reanimation. Rechtsmedizin 25:561–565

Muehlberger T, Vogt PM, Munster AM (2001) The long-term consequences of lightning injuries. Burns 27:829–833

Murty OP (2007) Dramatic lightning injury with exit wound. J Forensic Leg Med 14:225–227

Murty OP (2009) Lightning fatality with blast, flame, heat and current effects: a macroscopic and microscopic view. J Forensic Leg Med 16:162–167

Mutter E, Langley A (2019) Cutaneous Lichtenberg figures from lightning strike. CMAJ 191:E260

Myers GJ, Colgan MT, Van Dyke DH (1977) Lightning-strike disaster among children. JAMA 238:1045–1046

Navarrete N, Rodriguez N (2016) Epidemiologic charakteristics of death by burn injury from 2000 to 2009 in Colombia, South America: a population-based study. Burns Trauma 4:8

Navarrete-Aldana N, Cooper MA, Holle RL (2014) Lightning fatalities in Colombia from 2000 to 2009. Nat Hazards 74:1349–1362

Offiah C, Heran M, Graeb D (2007) Lightning strike: a rare cause of bilateral ossicular disruption. Am J Neurorad 28:974–975

Ohashi M, Hosoda Y, Fujishiro Y, Tuyuki A, Kikuchi K, Obara H, Kitagawa N, Ishikawa T (2001) Lightning injury as a blast injury of skull, brain and visceral lesions: clinical and experimental evidences. Keio J Med 50:257–262

Oruc M, Dündar AS, Samdanci ET, Celbis O (2023) A 9-year retrospective review of lightning deaths from the eastern Anatolian region of Turkey. Forensic Sci Med Pathol 19:139–145

O'Keefe Gatewood M, Zane RD (2004) Lightning injuries. Emerg Med Clin North Am 22:369–403

Pakiam JE, Chao TC, Chia J (1981) Lightning fatalities in Singapore. Meteor Mag 110:175–187

Penning R (2006) Rechtsmedizin systematisch. UNI-MED, Bremen

Perper JA (1976) Electrical injuries. Leg Med Annu 77:135–143

Peters G (1956) Über Gehirnveränderungen nach tödlichem Blitzschlag. Dtsch Z Ges Gerichtl Med 44:743–753

Peters WJ (1983) Lightning injury. Can Med Assoc J 128:148–150

Pollak S (2000) Verkennung von tödlichen Hochspannungs- und Blitzunfällen. Arch Kriminol 206:168–179

Pollak S (2007) Elektrotraumen, Blitzschlag. In: Madea B (Hrsg) Praxis Rechtsmedizin. 2. Aufl. Springer, Berlin, S 190–196

Pollak S, Thierauf A (2015) Elektrotraumen, Blitzschlag. In: Madea B (Hrsg) Rechtsmedizin. 3. Aufl. Springer, Berlin, S 324–332

Pollak S, Stellwag-Carion C, Binder R (1988) Zur Pathomorphologie tödlicher Blitzunfälle. In: Bauer G (Hrsg) Gerichtsmedizin – Festschrift für Wilhelm Holczabek. Deuticke, Wien, S 139–153

Proportionen der Weltbevölkerung (2023) Bevölkerungszunahme in Deutschland 1950 bis 2000. http://www.pdwb.de/deu50-00.htm. Zugegriffen: 3. Jan. 2023

Pschyrembel W (2020) Klinisches Wörterbuch, 286. Aufl. De Gruyter, Berlin

Puchstein S (2016) Zur Letalität von Blitzunfällen. Med Diss. Universität Rostock, Rostock

Püschel K, Kalka R, Schulz F, Zack F (2009) Tod durch Blitzschlag – Fahrrad als „(Faraday'sche) Falle". Rechtsmedizin 19:102–104

Raga GB, de la Parra MG, Kucienska B (2014) Deaths by lightning in Mexico (1979–2011): threat or vulnerability? Weather Clim Soc 6:434–444

Rakov VA, Uman MA (2006) Lightning physics and effects. Cambridge University Press, Cambridge

Reimann W, Prokop O (1980) Vademecum Gerichtsmedizin, 3. Aufl. Volk und Gesundheit, Berlin

Resnik BI, Wetli CV (1996) Lichtenberg figures. Am J Forensic Med Pathol 17:99–102

Ritenour AE, Morton MJ, McManus JG, Barillo DJ, Cancio LC (2008) Lightning injury: a review. Burns 34:585–594

Rothschild MA (2009) Probleme bei der ärztlichen Leichenschau. Sicht der niedergelassenen Ärzte, der Klinikärzte, der Notärzte und der Polizei. Rechtsmedizin 19:407–412

Saleem R, Riyaz N, Anupama MA (2013) Gold granuloma in a beaded pattern due to lightning strike: a unique presentation. Indian J Dermatol Venereol Leprol 79:430–431

Sanford A, Gamelli RL (2014) Lightning and thermal injuries. Handb Clin Neurol 120:981–986

Schaidt G (1977) Spuren an Kleidungsstücken beim Blitzunfall. Arch Kriminol 159:93–96

Schniers E (2005) Schädigungen und Tod nach Blitzschlag – eine Synopsis aus rechtsmedizinischer Sicht. Med Diss. Universität Rostock, Rostock

Schroeder M (1991) Fractals, chaos, power laws – minutes from an infinite paradise. Freeman, New York

Schwab M, Wiegand H, Bentsen P, Hochrein H (1989) Infarkt-EKG nach Blitzunfall. Z Kardiol 78:611–614

Schwerd W (1992) Rechtsmedizin. Deutscher Ärzte-Verlag, Köln

Sellier K (1975) Schäden und Tod durch Elektrizität. In: Mueller B (Hrsg) Gerichtliche Medizin. 2.Aufl. Teil 1. Springer, Berlin, S 538–563

Skan DA (1949) Death from lightning-stroke, with multiple injuries. Br Med J 1:666

Sleihwah A, Baker J, Gowers C, Elsom DM, Rashid A (2018) Lightning injuries in Northern Ireland. Ulster Med J 87:168–172

Spaar FW (1955) Hirnbefund nach Tod durch Blitzschlag. Virchows Arch 326:732–747

Statistisches Bundesamt Deutschland (2020) Gestorbene an Unfall durch Blitzschlag. Statistisches Bundesamt Deutschland, Zweigstelle Bonn

Stoff M, Baumgärtner W, Wohlsein P (2020) Blitzschlag auf der Pferdeweide – eine diagnostische Herausforderung?! Tierarztl Prax/G 48:268–274

Strasser EJ, Davis RM, Menchey MJ (1977) Lightning injuries. J Trauma 17:315–319

Ströhle M, Wallner B, Lanthaler M, Rauch S, Brugger H, Paal P (2018) Lightning accidents in the Austrian alps – a 10-year retrospective nationwide analysis. Scand J Trauma Resusc Emerg Med 26:74

Stütz N, Weiss D, Reichert B (2006) Verletzungen durch Blitzschlag. Unfallchirurg 109:495–498

Tadler M, Rüegg E, Niquille M, Gencer B, Gautschi OP, Pittet-Cuénod B, Modarressi A (2017) Multi-organ injuries due to a lightning strike: a case report highlighting the importance of a multi-disciplinary approach. Case Reports Plast Surg Hand Surg 4:1–4

Thacker MF, Lee R, Sabogal RI, Henderson A (2008) Overview of deaths associated with natural events, United States, 1979–2004. Disasters 32:303–325

Tribble CG, Persing JA, Morgan RF, Kenney JG, Edlich RF (1985) Lightning injuries. Compr Ther 11:32–40

Uman MA (1986) All about lightning. Dover Publications, New York

Uman MA (2008) The art and science of lightning protection. Cambridge University Press, Cambridge

Ventura F, Barranco R, Bonsignore A, De Stefano F (2017) A unusual lightning death in an indoor setting. A case report. Am J Forensic Med Pathol 38:1–4

Walsh KM, Cooper MA, Holle R, Rakov VA, Roeder WP, Ryan M (2013) National athletic trainers' association safety for athletics and recreation. J Athl Train 48:258–270

Wankhede AG (2022) A unique case of direct lightning strike. J Forensic Sci 67:1288–1293

Weimann W, Prokop O (1963) Atlas der gerichtlichen Medizin. Volk und Gesundheit, Berlin

Wetli CV (1996) Keraunopathology. An analysis of 45 fatalities. Am J Forensic Med Pathol 17:89–98

Whitcomb D, Martinez JA, Daberkow D (2002) Lightning injuries. South Med J 95:1331–1334

World Health Organisation (2022) International classification of diseases and related health problems (ICD). 10. Revision. WHO, Genf

Zack F, Büttner A (2016) Rechtsmedizinische Aspekte der Lichtenberg-Figuren nach Blitzschlag. Rechtsmedizin 26:425–428

Zack F, Büttner A (2020) Blitzunfall. Teil 2: Pathophysiologische und diagnostische Aspekte bei tödlichen Ereignissen. Rechtsmedizin 30:345–356

Zack F, Hammer U, Klett I, Wegener R (1997) Myocardial injury due to lightning. Int J Legal Med 110:326–328

Zack F, Rummel J, Püschel K (2009) Blitzschläge auf Fußballplätzen. Eine unterschätzte Gefahr. Rechtsmedizin 19:77–82

Zack F, Rammelsberg JO, Graf B, Büttner A (2010) Tod durch Blitzschlag – und wieder unter einem Baum. Rechtsmedizin 20:108–110

Zack F, Raphael T, Kupfer J, Jokuszies A, Vogt PM, Büttner A, Püschel K, Schalke B, Todt M, Dettmeyer R (2013) Vier Todesopfer nach einem Blitzunfall auf einem Golfplatz. Rechtsmedizin 23:114–118

Zack F, Puchstein S, Büttner A (2016) Letalität von Blitzunfällen. Rechtsmedizin 26:9–11

Zack F, Kaden A, Riepenhausen S, Rentsch D, Kegler R, Büttner A (2017) Fehler bei der Ausstellung der Todesbescheinigung. Eine Analyse von 10.000 Sterbefällen aus Mecklenburg. Rechtsmedizin 27:516–527

Zack F, Schau H, Dalchow A, Rock M, Blaas V, Büttner A (2020) Lesions and characteristic injury patterns caused by high-voltage fault arcs. Int J Legal Med 134:1353–1359

Zimmermann C, Cooper MA, Holle RL (2002) Lightning safety guidelines. Ann Emerg Med 39:665–670

Prävention

8

Insbesondere aufgrund der Möglichkeiten, dass eine Person durch einen Blitzschlagunfall versterben oder persistierende Spätfolgen aufweisen kann, ist die Prävention in jedem Fall besser als jede Therapie. Dabei stehen ein umfangreiches Basiswissen und dessen Anwendung im Mittelpunkt der Prävention.

8.1 Ortsabhängiges Risiko

Mit Ausnahme der Regionen um den Nord- und Südpol sind Gewitter ubiquitäre meteorologische Vorgänge auf der Erde, die jeden Menschen zu einem potenziellen Opfer eines Blitzschlags machen. Auch wenn einige Literaturquellen suggerieren, dass Häuser und geschlossene Fahrzeuge als Faradaysche Käfige sichere Orte seien, zeigen konkrete Unfälle, dass es vielleicht mit Ausnahme der Arktis und Antarktis keine absolut sicheren Orte für Verletzungen durch einen Blitzschlag für Menschen auf der Erde gibt (Angerer et al. 2009; Blanco-Pampin et al. 1997; Holle 2010; Uman 2008). Es existieren jedoch Bereiche, die sicherer sind als andere (Holle et al. 1999; Rakov und Uman 2006). Es ist in der Fachliteratur unbestritten, dass sich die meisten Unfälle durch Blitzschläge mit Personenschäden im Freien ereignen (Cooper und Holle 2019). Dabei zeigen retrospektive Studien, dass es eine ganze Reihe von Orten bzw. Aktivitäten gibt, an denen der Mensch bzw. bei deren Ausübung er besonders gefährdet ist (Harms 1956; Cherington 2001; Eriksson und Örnehult 1988).

▶ **Merke** Auch Häuser und geschlossene Fahrzeuge sind keine absolut sicheren Orte. Sie sind aber sicherer als andere Bereiche.

F. Zack, *Unfälle durch Blitzschlag*, https://doi.org/10.1007/978-3-662-68865-6_8

Orte, an denen gehäuft Unfälle durch Blitzschlag mit Personenschaden auftreten

- Unter einem freistehenden Baum, Baumreihen oder Baumgruppen
- Auf einem Acker, einer Wiese oder Weide
- Auf Fußball-, Golfplätzen und anderen großflächigen offenen Bereichen
- Im Gebirge
- An oder auf Gewässern
- Auf Hausdächern
- In Zelten

Aktivitäten, bei deren Ausübung eine Person besonders gefährdet ist, einen Blitzschlag zu erleiden

- Ungeschützte Arbeit in der Landwirtschaft
- Wandern und Bergsteigen
- Radfahren
- Golfspielen oder Fußballspielen im Freien
- Besuche von Open-Air-Veranstaltungen
- Angeln
- Campen
- Arbeiten auf Dächern
- Ausübung des Wehrdienstes im Freien

Allein durch die Existenz des Phänomens „Blitz aus heiterem Himmel" und der trotz aller technischen Fortschritte bestehenden Unmöglichkeit für die Meteorologen, bei gewittriger Wetterlage die Orte der Blitzeinschläge genau vorherzusagen, wird es auch in der Zukunft kein absolutes Vermeiden von Blitzunfällen für die Menschen geben können (Blumenthal 2022; Cherington et al. 1997; Kleiter et al. 2007). Jedoch zeigt der deutliche Rückgang an Ereignissen mit tödlichem Ausgang, der seit etwa 70 Jahren insbesondere in Europa und Nordamerika festzustellen ist, dass die Menschen hinsichtlich der Vermeidung von letalen Unfällen durch Blitzschlag auf einem guten Weg sind. Die Ursachen für diese Regression sind offenbar vielfältig (Cooper und Holle 2019; Schniers 2005).

Faktoren, die mutmaßlich mitursächlich für den Rückgang der Anzahl der letalen Unfälle durch Blitzschlag insbesondere in Europa und Nordamerika in den letzten Jahrzehnten gewesen sind

- Rückgang der Anzahl der ungeschützten Berufstätigen in der Landwirtschaft
- Zunahme der Zulassungen von geschlossenen Fahrzeugen
- Zunahme der Anzahl geschlossener Bauwerke
- Zunahme der Kenntnisse über richtiges Verhalten bei Gewitter
- Erhöhung der Medienpräsenz mit Aufklärungen, Wetterberichten und Warnungen
- Schnellere und verbesserte medizinische Behandlung

Da nach einem Unfall durch Blitzschlag niemand voraussagen kann, ob das Opfer leicht, mittelschwer, schwer oder tödlich verletzt wird, steht die Prävention immer an erster Stelle (Cooper et al. 2017; Blumenthal 2021).

8.2 Präventionsmaßnahmen

Offensichtlich auch aufgrund der deutlich größeren Anzahl an Blitzunfällen mit verletzten und getöteten Personen pro Nation haben sich insbesondere Mediziner aus den USA in den letzten Jahrzehnten Verdienste zum Thema Prävention erworben. Dabei haben die Ärzte mit Wissenschaftlern aus zahlreichen anderen Fachgebieten kooperiert (Cooper et al. 1999, 2017; Hunt et al. 2020; Zimmermann et al. 2002).

In Deutschland, wo seit etwa drei Jahrzehnten durch Blitzschlag weniger als 10 Personen pro Jahr verstorben sind, hat sich bevorzugt der Ausschuss für Blitzschutz und Blitzforschung des Verbandes der Elektrotechnik Elektronik und Informationstechnik e. V. um Prävention von Blitzunfällen gekümmert. In den deutschsprachigen Nachbarländern übernahmen Elektrosuisse und der Österreichische Verband für Elektrotechnik diese Aufgabe. Dabei liegen die Schwerpunkte bei der Aufklärung der Bevölkerung und dem Schutz von Gebäuden (Heidler und Stimper 2009; Verband der Elektrotechnik Elektronik Informationstechnik et al. 2023).

8.2.1 Basiswissen

Bei den meisten Blitzschlagunfällen mit Personenschäden ist nur ein Opfer verletzt. Die Möglichkeit eines Massenanfalls an Verletzten besteht dort, wo sich Menschenmengen beispielsweise bei Volksfesten, Sportveranstaltungen oder Open-Air-Konzerten versammeln. Das persönliche Verhalten zur Vermeidung von Unfällen durch Blitzschlag sollte grundsätzlich vorausschauend sein. Eine Reaktion auf Blitzeinschläge in der unmittelbaren Umgebung ist immer die schlechtere Lösung.

Ein weit verbreitetes Grundwissen ist wichtig, um in den gefahrvollen Zeiten, in denen ein Blitzschlag droht, die richtigen Entscheidungen zu treffen.

Die hohe Relevanz der Prävention ergibt sich zwingend aus den teilweise weitreichenden Folgen von Blitzschlagverletzungen (s. Kap. 1, 4–7). Dabei liegt der Schlüssel zu einer hohen Sicherheit in der individuellen Aufklärung und der praktischen Umsetzung des Wissens. Ergebnisse des National Lightning Data Network der USA über Wolke-Erde-Blitze offenbarten, dass Todesfälle und Verletzungen durch Blitzschlag im Allgemeinen zu gleichen Teilen vor, während und nach der stärksten Blitzaktivität in einem Gewitter auftreten (Holle et al. 1998; Lengyel et al. 2005). Schwache Gewitter fordern mindestens ebenso viele Opfer wie mittelschwere oder starke (Holle 1993). Eine Studie von Lengyel et al. (2005) erbrachte, dass fast die Hälfte der Opfer von Blitzschlägen zuvor ausreichend gewarnt war, um sich rechtzeitig in Sicherheit zu bringen. Im Juli 2014 ereigneten sich im Rocky Mountains National Park (USA) an zwei aufeinanderfolgenden Tagen bei Stürmen mit niedriger Blitzrate Unfälle mit insgesamt 12 verletzten Personen, von denen 2 verstarben. Der Abstand der beiden Unfallorte voneinander betrug 2,8 km (Hodanish et al. 2015).

Eine interdisziplinäre Gruppe von Blitzschutzexperten entwickelte 1998 in den USA neue Leitlinien, da diese seit mehreren Jahrzehnten nicht mehr sinnvoll angepasst worden waren (Holle et al. 1999; Zimmermann et al. 2002). Die Entwicklung nationaler Blitzortungsnetze und die Verfügbarkeit anderer meteorologischer Datensätze hatten zu einem grundlegenden Umdenken über bestehende Leitlinien geführt. Seit 1998 wurden die meisten Leitlinien evaluiert und weiter angepasst. Zum aktuellen Zeitpunkt gelten die meisten Empfehlungen aus der Zeit vor 1998 als auf fehlerhaften Annahmen beruhend und sind obsolet (Cooper et al. 2017).

8.2.2 Prävention durch Planung

Für eine Person, die den Wetterbericht verfolgt und den Himmel beobachtet, erscheint ein Blitz selten so plötzlich, dass keine Vorkehrungen getroffen werden könnten, um das Risiko zu minimieren. Gewitter brauchen mindestens 10 min, um sich zu entwickeln oder in ein Gebiet zu ziehen. Eine unangenehme Überraschung kann durch eine Reihe von Schritten vermieden werden. Ein Sicherheitsplan beinhaltet, den sichersten Ort zu kennen und abzuschätzen, wie weit im Voraus Maßnahmen ergriffen werden sollten, um diesen Ort zu erreichen.

Personen sollten sich über Wettervorhersagen und Blitzinformationsdienste erkundigen, bevor sie im Freien arbeiten oder einen Freizeitausflug unternehmen. Falls für eine spätere Tageszeit Gewitter vorhergesagt werden, wird die Kenntnisnahme von Aktualisierungen in den Medien dringend empfohlen (Mobiltelefon). Dabei sollte man auch berücksichtigen, dass Wetterdaten nicht immer ganz aktuell sind.

Die meisten Blitzschlagunfälle ereignen sich in der warmen Jahreszeit zwischen 12 und 18 Uhr (Schniers 2005; Wetli 1996). An Tagen mit Gewitterwarnung sollte man deshalb Wanderungen und andere Outdooraktivitäten am Morgen und frühen Vormittag vornehmen oder darauf verzichten. Sommerwärmegewitter können bis in die Abendstunden andauern. Leider ist dies auch die Tageszeit, in der sich Freizeitsportler und Erholungsuchende häufig im Freien aufhalten (Andrews 1995; Cooper et al. 2017).

In der freien Natur oder Wildnis, außerhalb eines Gebäudes oder eines vollständig geschlossenen Fahrzeugs mit Metalldach, gibt es keine relative Sicherheit vor einem Blitzschlag.

Die beiden Ansätze zum Blitzschutz in der freien Natur bestehen darin, zu akzeptieren, dass ein Blitzrisiko besteht, und dieses Risiko von vornherein zu vermeiden.

Sobald eine Wanderung oder die Besteigung eines Berges im Gange ist, sollte man auf sich entwickelnde Wolkenformationen achten, die auf zukünftige Blitze hinweisen, die Wanderung oder den Aufstieg stoppen und sich in Sicherheit bringen, wenn dies notwendig wird (Cooper et al. 2017).

8.2.3 Regeln bei einem nahenden Gewitter

Sich entwickelnde Cumulonimbuswolken, die höher sind als breit, sind zumeist die ersten Anzeichen eines bevorstehenden Gewitters (Abb. 8.1). Jede Person sollte danach mehr auf Blitze als auf Regen achten. Ungefähr 10 % aller Wolke-Erde-Blitze treten ohne Niederschlag am Boden auf, sodass bei Annäherung eines Gewitters das Warten auf Regen keinen Schutz vor Blitzschlag bietet. Donner ist bei ruhigen Bedingungen bis zu einer Entfernung von 16 km zu hören, bei Umgebungsgeräuschen oder in einem Gebäude jedoch nicht annähernd so weit. Die einfachste Regel zu Beginn eines Gewitters ist: *„When thunder roars, go indoors"* (Wenn Donner zu hören ist, gehe ins Haus) (Roeder et al. 2003). Diese Regel beseitigt jede Diskussion darüber, wann die richtige Zeit zum Handeln gekommen ist. Obwohl es aufgrund entfernter Blitze, die einen Ort möglicherweise nicht erreichen, zu Überwarnungen kommen kann, ist dies eine effektive und einfache Möglichkeit, die Blitzgefahr zu bewältigen. Eine Regel mit einem etwas objektiveren Ansatz ist die 30–30-Regel, die 1998 im Rahmen der Erarbeitung neuer Blitzschutzleitlinien durch ein interdisziplinäres Expertenteam in den USA entwickelt wurde (Cooper et al. 1999; Holle et al. 1999; Zaffren et al. 2005; Zimmermann et al. 2002). Die erste Zahl 30 bezieht sich auf die Zeit in Sekunden zwischen dem Sehen eines Blitzes und dem Hören des Donners des Blitzes. Wenn das Intervall vom Blitz bis zum Donner 30 s oder weniger beträgt, sind Menschen durch Blitzschlag gefährdet und sollten aktiv einen möglichst sicheren Ort aufsuchen. Gemessene oder auch gezählte 30 s zeigen an, dass ein Blitzeinschlag nicht weiter als 10 km vom Standort dieser Person entfernt erfolgt ist, wobei die Schallgeschwindigkeit von 343 m/s zugrunde gelegt wurde. Zehn Kilometer

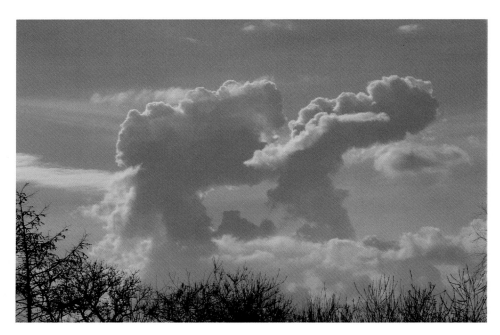

Abb. 8.1 Zwei typische Cumulonimbuswolken im März 2023 über Mecklenburg-Vorpommern (Deutschland) als Zeichen eines sich entwickelnden Gewitters. (Eigene Darstellung)

umfassen etwa 80 % aller nachfolgenden Wolke-Erde-Blitze eines Gewitters. Variationen der 30-s-Regel werden häufig auf Militär- und Zivilflughäfen für Radien zwischen 8 und 16 km verwendet, wo validierte Wolke-Erde-Blitzerkennungssysteme zur Anwendung kommen. In solchen Situationen können zu viele Warnungen aus einem großen Radius um einen Punkt zu mangelndem Vertrauen in die Methode führen, während bei einem zu kleinen Radius zu viele Gewitter und somit potenziell gefährliche Blitzschläge übersehen werden können (Cooper et al. 2017).

8.2.4 Regeln beim Ende eines Gewitters

Am Ende eines Gewitters sollte die Blitzgefahr keinesfalls unterschätzt werden, da in diesem Zeitraum genauso viele Menschen durch Blitzschläge getötet oder verletzt werden wie am Anfang oder mitten in einem Gewitter. Eine Reihe von Menschen sterben beispielsweise jedes Jahr, weil sie aus Ungeduld zu früh den relativ sicheren Bereich eines Hauses verlassen und nach draußen gehen (Cooper et al. 2017). Die zweite Zahl 30 der 30–30-Regel besagt, dass man 30 min nach dem Wahrnehmen des letzten Blitzes oder Donners warten soll, bevor man wieder ins Freie geht (Cooper et al. 1999; Holle et al.

1999; Zimmermann et al. 2002). In der Nacht können Blitze bei hohen Gewittern bis zu 80 km entfernt sichtbar sein. Diese sind für den Beobachter nicht gefährlich, es sei denn, dass der Blitzkanal selbst bis zum Erreichen der Erde sichtbar ist (Cooper et al. 2017).

Seit den Leitlinien von 1998 hat sich herausgestellt, dass die Zeitspanne von 30 min relativ großzügig bemessen war, denn in den meisten Situationen wurde die Blitzgefahr nach 15 min nur noch als minimal eingeschätzt. Daher wurde diese Empfehlung modifiziert. Eine einzelne Person oder auch kleine Gruppen können bereits 15 min nach dem letzten Blitz oder Donner den relativ sicheren Ort verlassen und in der Nähe bleiben, damit dieser bei einer Rückkehr des Gewitters in kürzester Zeit wieder erreicht werden kann. Für große Personengruppen und Menschenansammlungen gelten nach wie vor die zuerst empfohlenen 30 min.

Auch für die 30–30-Regel gibt es Ausnahmen, beispielsweise wenn ein ausgedehntes, hochgelegenes Gewitter stundenlang über einem Ort verweilt. Dann sollte immer „*safety first*" gelten (Cooper et al. 2017).

8.2.5 Relativ sichere Orte

Es gibt zwei relativ sichere Orte, an denen man sich vor einem Blitzschlag schützen kann: in einem großen, massiven, fertiggestellten Gebäude mit geschlossenen Fenstern und Türen sowie in einem geschlossenen Fahrzeug mit Metallkarosse oder zumindest einem Metalldach.

Wenn Personen im Freien von einem Gewitter überrascht werden, kann der Aufenthalt unter einer Brücke aus Metall möglicherweise auch einen gewissen Schutz bieten.

8.2.5.1 Gebäude

Große Gebäude, in denen Menschen leben und arbeiten, sind in entwickelten Ländern relativ blitzsicher. Obwohl auch Häuser direkt von Blitzschlägen getroffen werden, sind Todesfälle in ihnen äußerst selten, insbesondere wenn berücksichtigt wird, wie viel Zeit die Menschen darin verbringen. In einer Studie aus den USA wurden in einem 17-Jahres-Zeitraum (1992–2008) landesweit insgesamt 31 Todesfälle durch Blitzschlag, die sich in Häusern ereigneten, registriert. Dabei waren bevorzugt Kinder und ältere Menschen sowie Personen mit Handicap, die offensichtlich nicht in der Lage waren, bei einem nach Blitzschlag ausgebrochenen Feuer die Wohnung rechtzeitig zu verlassen, betroffen. Es gab keine Todesfälle in Schulen, Bahnhöfen oder anderen großen öffentlichen Gebäuden. Infolgedessen ist davon auszugehen, dass die Gefahr bei einem Gewitter für Menschen in geschlossenen Gebäuden ohne Blitzschutzeinrichtung am ehesten von offenem Feuer ausgeht (Holle 2010).

Der Schutz in modernen Gebäuden für Menschen und Inventar wird am besten durch ein äußeres und inneres Blitzschutzsystem gewährleistet. Dabei dient das äußere System

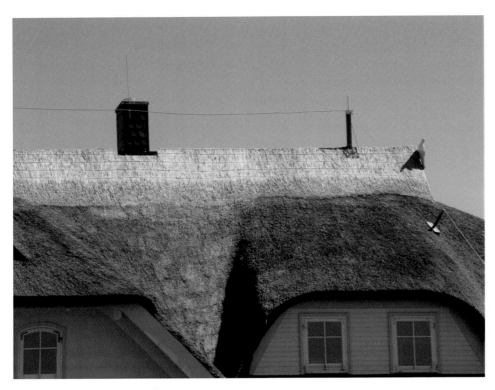

Abb. 8.2 Teile des äußeren Blitzschutzsystems mit Fangeinrichtung (z. B. senkrechter Metallstab am Schornstein) und Ableitungseinrichtung. (Eigene Darstellung)

zum Auffangen eines Blitzes vor dem Einschlag in das Gebäude, dem Ableiten des Stroms zur Erde und dem Verteilen des Stroms in der Erde (Abb. 8.2–8.3).

Das innere Blitzschutzsystem soll dagegen gefährliche Funkenbildungen innerhalb der zu schützenden Anlage verhindern (Heidler und Stimper 2009). Der Kontakt zu schnurgebundenen Telefonen und anderen, mit einer Steckdose verbundenen elektrischen Geräten kann genauso zu schweren Verletzungen führen, wie der Aufenthalt an geöffneten Fenstern oder Türen, und ist demnach zu vermeiden (Andrews 1992; Cooper et al. 2017).

In Deutschland gibt es für die Installation eines äußeren Blitzschutzsystems keine grundsätzliche Verpflichtung. Vorgeschrieben ist das äußere System nur für bestimmte Bauwerke nach einer Abschätzung des gebäudebezogenen Risikos. Dies betrifft insbesondere öffentliche Gebäude wie Kliniken, Schulen oder Theater, Hochhäuser, besonderes hoch und exponiert gelegen Häuser, ältere Häuser mit Dächern aus leicht entzündbaren Materialien wie Schilf oder Holz sowie denkmalgeschützte Gebäude. Die entsprechenden Regelungen finden sich u. a. in den Bauordnungen der Bundesländer.

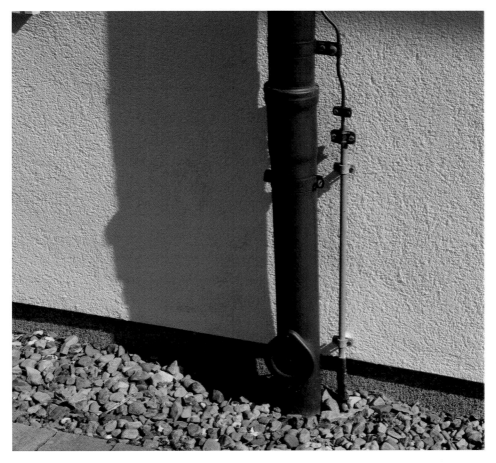

Abb. 8.3 Die Erdungsanlage neben einem Kupferfallrohr als ein Teil des äußeren Blitzschutzsystems. (Eigene Darstellung)

Grundsätzlich unsichere Innenbereiche sind offene Objekte wie Unterstände, Hütten, Haltestellen, Baustellen etc. Derartige Orte müssen zugunsten eines größeren Gebäudes oder eines sicheren Fahrzeuges aufgegeben werden. Auch Zelte bieten nur einen Schutz gegen Regen, aber keinen gegen Blitzschlag (Carte et al. 2002; Lindfort et al. 2017; Mutter und Langley 2019; van Zomeren et al. 1998; Zack et al. 1997). In weniger entwickelten Ländern können Wohnungen und Arbeitsplätze strohgedeckte Hütten sein, die ebenfalls keinen Schutz gegen Blitzschlag bieten, da sie in der Regel nicht geerdet sind und aus nichtleitendem Material bestehen (Holle 2010).

8.2.5.2 Fahrzeuge

Vollständig geschlossene Fahrzeuge mit Metalldach bieten als Faradayscher Käfig bei einem Blitzschlag einen guten Schutz vor dem elektrischen Strom und sollten dann als relativ sichere Orte genutzt werden, wenn keine Gebäude in der Nähe erreichbar sind. Neben Autos mit den beschriebenen Voraussetzungen bieten auch Kabinen von Baumaschinen, Eisenbahnwagen oder Metallkabinen von Seilbahnen diesen Schutz (Electrosuisse 2019; Verband der Elektrotechnik Elektronik Informationstechnik et al. 2023).

Bei einem direkten Treffer des Fahrzeugs können Insassen jedoch durch ein Knalltrauma oder eine Blendwirkung des Blitzkanals geschädigt werden. Im Schrifttum ist ein Fall dokumentiert, bei dem ein älterer Mann nach einem Blitzeinschlag in seiner Nähe mit seinem Auto in den Gegenverkehr gefahren und an den Unfallfolgen verstorben ist. Todesopfer durch die Übertragung von elektrischer Energie in das Fahrzeug hinein wurden bisher nicht berichtet. Die Schäden an getroffenen Fahrzeugen reichen von verdampften Antennen über Ausfälle von Motoren bis zu elektrischen Bränden (Angerer et al. 2009; Cooper et al. 2017). Bei einem direkten Treffer eines Fahrzeugs mit Metallkarosserie oder Metalldach wird die elektrische Energie über die Außenhülle mit anschließendem Lichtbogen zur Erde abgeleitet. Im Zusammenhang mit dem Aufenthalt in bzw. an einem Fahrzeug kann eine Person aber auch beim Ein- oder Aussteigen entweder durch einen direkten Treffer oder auch durch abgenommene Schrittspannung verletzt werden.

Zu den unsicheren Fahrzeugen, die keinen Faradayschen Käfig darstellen, gehören beispielsweise Cabriolets mit Stoffverdeck, Fahrzeuge ohne Metallkarosserie, Golfcarts und Fahrzeuge mit offenen Seiten (Cooper et al. 2017; Zimmermann et al. 2002).

8.2.5.3 Brücken

Harms (1956) stellte bei einer Auswertung von 267 Unfällen durch Blitzschlag mit 173 getöteten und 231 verletzten Personen in Deutschland im Zeitraum von 1950–1955 keinen Fall fest, der sich unter einer Brücke ereignete. Er schloss daraus, dass beim Herannahen eines Gewitters neben Gebäuden und Fahrzeugen auch Brückendurchgänge aufgesucht werden sollten. Auch bei eigenen Recherchen in der Fachliteratur wurde bisher kein Unfall unter einer Brücke aus Metall mit einer oder mehreren getöteten Personen gefunden. Eine Nachfrage beim Leiter des Fachgebietes Blitz- und Überspannungsschutz an der Technischen Universität Ilmenau (Deutschland) zu diesem Thema ergab, dass auch er bisher keine Kenntnisse über Blitzschlagunfälle mit der Verletzung einer Person beim Aufenthalt unter Brücken hat. Der Ort kann möglicherweise jedoch nur vor einem Unfall durch einen direkten Treffer schützen. Beim Aufenthalt unter einer Brücke bei Gewittergefahr ist zu beachten, möglichst einige Meter Abstand von den Enden, den Stützen oder den Masten zu halten. Die Brücke über der Person erzeugt einen Schutzraum, da ein von der Wolke heranwachsender Blitz am ehesten in die Brücke einschlägt und nur mit sehr geringer Wahrscheinlichkeit, eher von der Seite kommend, eine Person unterhalb der Brücke treffen kann. Damit auch weitere Arten der Einwirkungen des Blitzes (s. Kap. 4) durch die über die Brückenkonstruktion und die erdverbundenen Stützen abfließenden Blitzströme nach einem Einschlag in die Brücke möglichst vermieden werden, sollte der Abstand der schutzsuchenden Person zu allen Brückenteilen, auch nach oben, einige Meter betragen. Diese Vorstellung kann man in Anlehnung aus den Grundsätzen des Blitzschutzes baulicher Anlagen ableiten (M. Rock, persönliche Mitteilung, 8. Januar 2023).

Relevantes für die Prävention

- Eine absolute Sicherheit vor Unfällen durch Blitzschlag gibt es in den besiedelten Breitengraden der Erde nicht.
- Als relativ sichere Orte sind große, massive, fertiggestellte Gebäude mit geschlossenen Türen und Fenstern sowie geschlossene Fahrzeuge mit Metallkarosse oder zumindest einem Metalldach anzusehen.
- Die Folgen eines Blitzschlags für die Gesundheit eines Menschen sind unberechenbar.
- Da niemand voraussagen kann, ob ein Opfer nach einem Blitzschlagunfall leicht-, mittelschwer-, schwer- oder tödlich verletzt sein wird, ist die Prävention besser als jede Therapie.
- Insbesondere bei geplanter Aktivität im Freien sollten Wettervorhersagen beachtet und berücksichtigt werden.
- Die modernen Kommunikationsmöglichkeiten (z. B. Mobiltelefone) sind bei potenzieller Gewittergefahr in die Prävention miteinzubeziehen.
- Jede Person sollte die 30–30-Regel kennen und sich danach verhalten.

Literatur

Andrews CJ (1992) Telephon related lightning injury. Med J Australia 157:823–828

Andrews CJ (1995) Keraunomedicine: A discipline come of age. Ann Emerg Med 25:543–545

Angerer F, Hoppe U, Schick B (2009) Blitzeinschlag in einen PKW mit Schädigung des Hörorgans. HNO 57:1081–1084

Blanco-Pampin JM, Suarez-Penaranda JM, Rico-Boquete R, Concheira-Carro L (1997) An unusual case of death by lightning. J Forensic Sci 42:942–944

Blumenthal R (2021) Injuries and deaths from lightning. J Clin Pathol 74:279–284

Blumenthal R (2022) Lightning metallization injury. Am J Forensic Med Pathol 43:e93–e95

Carte AE, Anderson RB, Cooper MA (2002) A large group of children struck by lightning. Ann Emerg Med 39:665–670

Cherington M (2001) Lightning injuries in sports: situations to avoid. Sports Med 31:301–308

Cherington M, Krider EP, Yarnell PR, Breed DW (1997) A bolt from the blue: lightning strike to the head. Neurology 48:683–686

Cooper MA, Holle RL (2019) Reducing lightning injuries worldwide. Springer, Cham

Cooper MA, Holle RL, Lopez R (1999) Recommendations for lightning safety. JAMA 282:1132–1133

Cooper MA, Andrews CJ, Holle RL, Blumenthal R, Navarette-Aldana N (2017) Lightning-related injuries and safety. In: Auerbach P, Cushing T, Harris N (Hrsg) Auerbach's wilderness medicine. 7. Aufl. Elsevier, Philadelphia, S 71–117

Electrosuisse (2019) Blitze. So können Sie sich schützen. https://www.electrosuisse.ch/wp-content/uploads/2019/03/Electrosuisse_Blitzeschutz_Broschuere.pdf. Zugegriffen: 22. März 2023

Eriksson A, Örnehult L (1988) Death by lightning. Am J Forensic Med Pathol 9:295–300

Harms W (1956) Personenblitzschäden. Elektromedizin 1:153–158

Heidler F, Stimper K (2009) Blitz und Blitzschutz. VDE, Berlin Offenbach

Hodanish S, Wolyn P, Mozley K (2015) Meteorological analysis of the Rocky Mountain National Park lightning fatalities of 11 and 12 July, 2014. https://www.weather.gov/media/pub/pdf/Lightning/PDFs/RMNP_fatalities_AMS2015_MOD.pdf. Zugegriffen: 12. Dez. 2022

Holle RL (1993) The local meteorological environment of lightning casualities in central Florida. 17th Conference on severe local storms. 4.-8. Oktober, St. Louis, Missouri

Holle RL (2010) Lightning-caused casualities in and near dwellings and other buildings. https://www.vaisala.com/sites/default/files/documents/9.Holle-Lightning-Caused.pdf. Zugegriffen: 14. Dez. 2022

Holle RL, Lopez RE, Zimmermann C (1999) Update recommendations for lightning safety – 1998. Bull Am Meteor Soc 80:2035–2041

Hunt HGP, Blumenthal R, Nixon KJ, Gomes C (2020) A multidisciplinary forensic analysis of two lightning deaths observed in South Africa. Int J Disaster Risk Reduct 51:101814

Kleiter I, Luerding R, Dienhofer G, Rek H, Bogdahn U, Schalke B (2007) A lightning strike to the head causing a visual cortex defect with simple and complex visual hallucinations. J Neurol Neurosurg Psychiatry 78:423–426

Lengyel M, Brooks H, Holle RL (2005) Lightning casualities and their proximity to surrounding cloud-to-ground lightning casuality worldwide. 14th Symposium on education, 8.-14. Januar, San Diego, California

Lindfort A, Vuola J, Kankuri E (2017) Resuscitated unconscious male: Lichtenberg's sign lightning the way. Intensive Care Med 43:1148–1149

Mutter E, Langley A (2019) Cutaneous Lichtenberg figures from lightning strike. CMAJ 191:E260

Rakov VA, Uman MA (2006) Lightning. Physics and effects. Cambridge University Press, Cambridge New York Melbourne Madrid Cape Town Singapore Sao Paulo

Roeder WP, Cooper MA, Holle RL (2003) Updated lightning recommendations for lightning safety – 2002. Bull Am Met Soc 84:261–266

Schniers E (2005) Schädigung und Tod nach Blitzschlag – eine Synopsis aus rechtsmedizinischer Sicht. Med Diss. Universität Rostock, Rostock

Uman MA (2008) The art and science of lightning protection. Cambridge University Press, Cambridge New York Melbourne Madrid Kapstadt Singapur Sao Paulo Delhi

Van Zomeren AH, ten Duis HK, Minderhoud JM, Sipma M (1998) Lightning stroke and neuropsychological impairment: cases and questions. J Neurol Neurosurg Psychiatry 64:763–769

Verband der Elektrotechnik Elektronik Informationstechnik e V, Österreichischer Verband für Elektrotechnik, Electrosuisse (2023) Vor Blitzen schützen. https://www.vor-blitzen-schuetzen.eu/de. Zugegriffen: 22. März 2023

Wetli CW (1996) Keraunopathology. An analysis of 45 fatalities. Am J Forensic Med Pathol 17:89–98

Zack F, Hammer U, Klett I, Wegener R (1997) Myocardial injury due to lightning. Int J Legal Med 110:326–328

Zafren K, Durrer B, Herry JP, Brugger H, ICAR MEDCOM, UIAA MEDCOM, (2005) Lightning injuries: prevention and on-site treatment in mountains and remote areas. Official guidelines of the International Commission for Mountain Emergency Medicine and the Medical Commission of the International Mountaineering and Climbing Federation. Resuscitation 65:369–372

Zimmermann C, Cooper MA, Holle RL (2002) Lightning safety guidelines. Ann Emerg Med 39:660–664

Stichwortverzeichnis

© Der/die Herausgeber bzw. der/die Autor(en), exklusiv lizenziert an Springer-Verlag
GmbH, DE, ein Teil von Springer Nature 2024
F. Zack, *Unfälle durch Blitzschlag*, https://doi.org/10.1007/978-3-662-68865-6

9783662688649